针道——针刺治病解析

焦顺发 编著

中国中医药出版社
·北京·

图书在版编目（CIP）数据

针道：针刺治病解析 / 焦顺发编著 . —北京：中国中医药出版社，2018.6（2020.6重印）

ISBN 978 – 7 – 5132 – 4869 – 3

Ⅰ . ①针… Ⅱ . ①焦… Ⅲ . ①针灸疗法 Ⅳ . ① R245

中国版本图书馆 CIP 数据核字（2018）第 065440 号

中国中医药出版社出版

北京经济技术开发区科创十三街 31 号院二区 8 号楼

邮政编码 100176

传真 010-64405750

山东临沂新华印刷物流集团有限责任公司印刷

各地新华书店经销

开本 787×1092 1/16 印张 25.5 字数 457 千字

2018 年 6 月第 1 版 2020 年 6 月第 2 次印刷

书号 ISBN 978 – 7 – 5132 – 4869 – 3

定价 128.00 元

网址 www.cptcm.com

社 长 热 线 010-64405720

购 书 热 线 010-89535836

维 权 打 假 010-64405753

微信服务号 zgzyycbs

微商城网址 https://kdt.im/LIdUGr

官 方 微 博 http://e.weibo.com/cptcm

天猫旗舰店网址 https://zgzyycbs.tmall.com

如有印装质量问题请与本社出版部联系（010-64405510）

作者简介

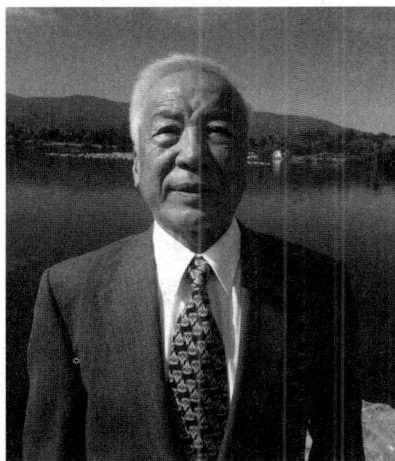

焦顺发，1938年12月25日生于山西省稷山县西社乡高渠村。教授、主任医师。现任世界中医药学联合会头针专业委员会负责人，中国针灸学会常务理事，山西省针灸学会会长。

1960年从事神经外科临床及研究工作。1970年发明"头针"，获1986年度国家中医药重大科研成果甲级奖。1976年发明了"颈动脉滴注药液治疗脑病"的新方法，并在全国推广应用。50年来一直在针灸治病的临床和理论方面进行着广泛的研究，活跃在国内外，见解独特。著有《头针》《颈动脉滴注药液治疗脑血管病》《中国针灸学求真》《中国针灸魂》《针灸原理与临床实践》《针道——读中医经典随笔》等十余部专著，已公开出版发行。人称之为"神针""针王"。

内容提要

　　本书由头皮针的创始人焦顺发编著。全书共4编11章。包括脉络经络、针刺部位、针刺技术、针刺部位治病等内容。第1编3章，论述了心络、脑络系统的结构、生成功能以及临床病症。第2编2章，结合现代解剖，按人体部位，即头面部、颈部、肩部、上下胸部、腰骶部、下肢部，介绍了343个穴位的针刺体位、位置、方向、深度、反应、经络以及主治病症。第3编2章，为针刺技术，重点诠释了针刺穴位和非穴位的治病思路和方法，并辅以案例解说，有图有文。第4编4章，为针刺部位治病，包括针刺治疗经络病症、躯肢病症、脏腑病症。值得一提的是各编均有札记内容，且单列章节，主要反映了作者的学术思想、不同见解和临床针刺治病的独到经验。具有较高的临床参考和指导价值。

　　全书共约45万字，80余幅插图，思路开阔，见解独特，临床有效，是一本少见的针灸参考专著，具有较高的指导价值，主要供从事针灸专业的人员参考。

目录

第一编　心脉络系统、脑经络系统

针道——针刺治病解析

目录

针道——针刺治病解析

目录

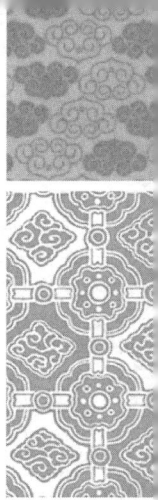

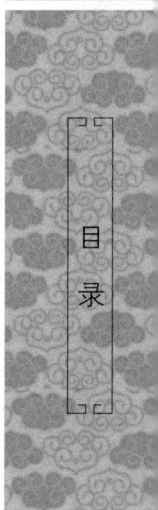

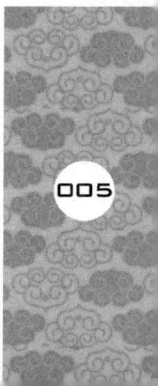

第三编　针刺技术

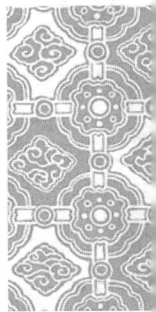

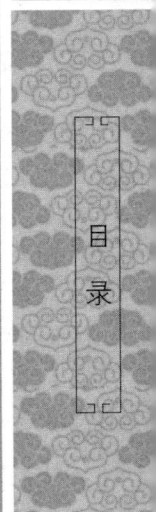

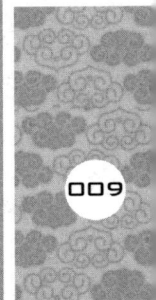

针道——针刺治病解析

目录

第一编
心脉络系统、脑经络系统

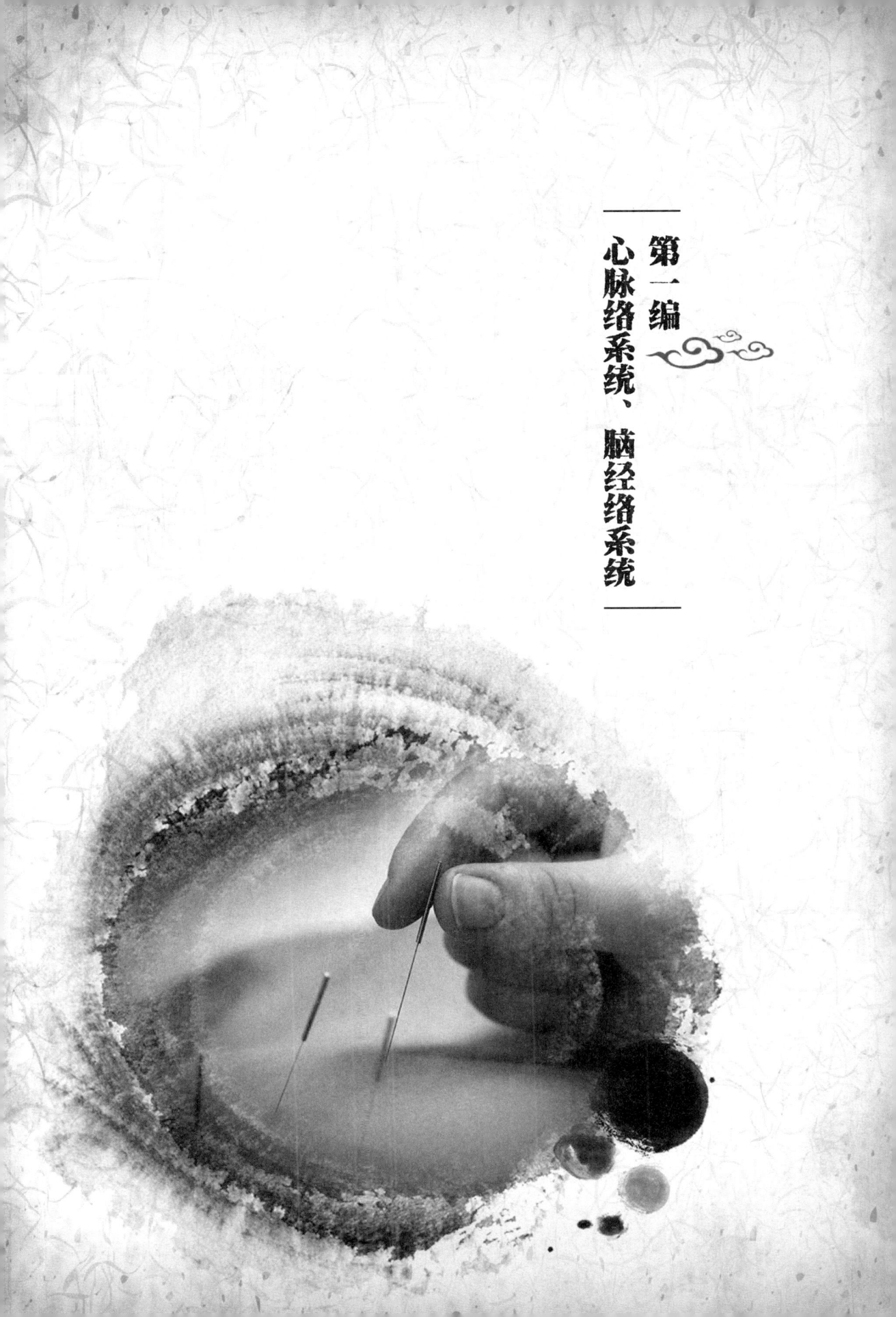

中国针灸学家早在数千年前，即通过临床实践、试验研究和解剖等，对人体的「心脉络系统」和「脑经络系统」，就已有很多重大发现和丰硕成果，有些应用于临床实践取得了惊人的效果。但遗憾的是，在《内经》成书年代，由于受历史原因和客观条件的限制，中国针灸学中出现了以肺-肝循行为特征的「经脉」。为了认真传承中国古代针灸学家有关「心脉络系统」和「脑经络系统」的发现和成就，笔者决心系统整理、归纳，使其恢复本来面目，发挥积极作用，以促进中国针灸学快速向前发展，更好地为人类健康服务。

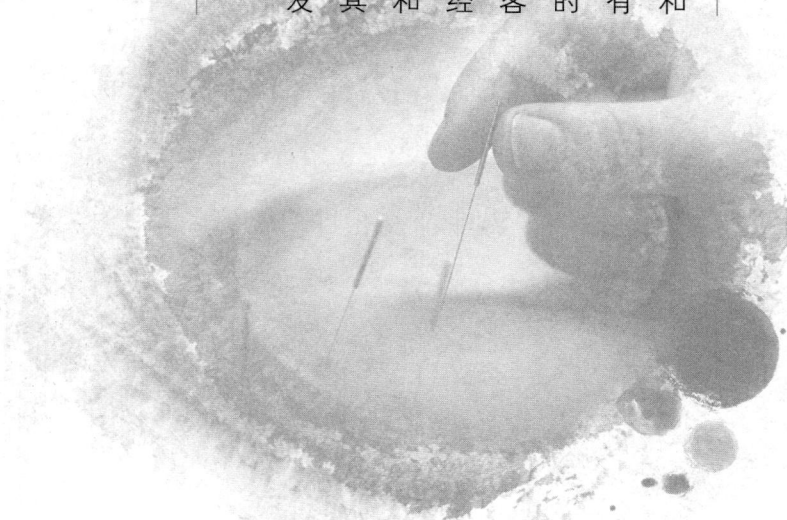

针道——针刺治病解析

第一编、心脉络系统、脑经络系统

第一章　心脉络系统

"心脉络系统"是由心、动脉、毛脉、络脉组成的系统，简称"心脉络系统"。中国的医学家，早在数千年前就研究人体的"心脉络系统"，他们经过长期广泛的深入研究后，在多方面取得了丰硕成果，但因研究的角度不同，感悟各异，记述比较零乱，受异常理念之影响，使描记显得支离破碎，难得正确系统化概念。现将经文中的零散描记，据实重整，摘述于后。

第一节　结构

"心脉络系统"的结构，主要由心、动脉、毛脉、络脉组成，现分别论述。

一、心

心位于胸内，是脉的起始处，又是络脉的汇合部位。《灵枢·经脉》曰："心手少阴之脉，起于心中……"又云："心者，脉之合也。"《足臂十一脉灸经》曰："臂泰（太）阴温（脉），循筋上兼（廉），以奏（凑）臑内，出夜（腋）内兼（廉），之心。"即是部分佐证。

二、动脉

"动脉"位于躯体较深之部位，因跳动不休，故称"动脉"。"动脉"多数按所在部位进行命名，举例说明：

头面部：两额之动脉（颞浅动脉——额支），耳前之动脉（上颌动脉——面横动脉），两颊之动脉（面动脉——下颌缘支），见《素问·三部九候论篇第二十》。

颈部：颈侧之动脉（颈总动脉），见《灵枢·寒热病第二十一》。

上肢：腋内动脉（肱动脉），见《灵枢·本输第二》；腋下动脉（肱动脉），见《灵枢·寒热病第二十一》；阴尺动脉（尺动脉），见《灵枢·本输第二》；肘中动脉（肱动脉），见《灵枢·本输第二》；寸口动脉（桡动脉）（经渠穴处），见《灵枢·本输第二》。

胸、腹部：下胸动脉（腹壁上动脉），脐左右动脉（腹壁下动脉），见《灵枢·杂病第二十六》。

下肢：足厥阴之也（股动脉）（五里之分，卧而取之，动应于手也），足少阴之也（胫后动脉）（在内踝后跟骨上陷中，脉动应手），足太阴也（足背动脉）（足跗之上，冲阳之分，脉动应手），见《素问·三部九候论篇第二十》。

三、毛脉

在脉络间有一种位于特殊部位，起特殊作用的脉，称"毛脉"。《素问·经脉别论篇第二十一》曰："毛脉合精，行气于府。"即是佐证。

四、络脉

位于躯肢表浅部位，能看见。《灵枢·经脉第十》曰："诸脉之浮而常见者，皆络脉也。""脉之见者，皆络脉也。"即是佐证。

五、流动的是血

心脉络系统流动的是"血"。《灵枢·经脉第十》曰："手少阴气绝，则脉不通……脉不通，则血不流。"即是佐证。

第二节　如环无端，周而复始

"心脉络系统"流动的是"血"，如环无端，周而复始。现以手少阴脉络为主，论述"血"的如环无端循行。

一、起于心

古代医学家发现，"心脉络系统"流动的"血"，最先起于心中，然后才开始如环无端地循行。《灵枢·经脉第十》曰："心手少阴之脉，起于心中。"这个发现是伟大的，它不仅确定了脉与心直接相连，而且证明了"心脉络系统"之循行起自于心中。这一重要发现，开创了"心脉络系统"循行的新局面，奠定了"心脉络系统"循行的基础。因为只有脉起于心，才能有"心脉络系统"之循行。

二、血离脏时非常突然而且力量大

古代医学家发现，血在离开心脏时非常突然，而且力量很大。《灵枢·动输第六十二》曰："气之离脏也，卒然如弓弩之发，如水下之岸……"该段经文描述的现象，应该是血离开心脏的情景。但遗憾的是在当时，受"呼吸不已，动而不止"等论述的影响，又写成为"气之离脏也"，这个"脏"不是指"心"，而特指的是"肺"。由于这种论述，致使《灵枢·经脉第十》描记的循行从"肺手太阴脉"开始。

三、心动

"心动"，现在听起来是再简单不过的事了，但在两千五百年前对此的认识却非常茫然，探索者们前心后继，始终没有彻底揭开这个"谜底"。从现代医学知识可知，心脏位于胸腔内两肺之间，正常情况下，在外表不能看出"心动"，只有在心脏扩大、心尖搏动弥散，才可在体表的特殊部位观测到"心动"。对这类异常之"心动"现象，中国古代医学家早已观察到。《素问·平人气象论篇第十八》曰："胃之大气，名曰虚里，贯鬲络肺，出于左乳下，其动应衣，脉宗气也。""盛喘数绝者，则病在中；结而横，有积矣；绝不至曰死；乳之下其动应衣，宗气泄也。"即是佐证。该段经文具体而生动地描记了在心脏扩大时，心尖搏动弥散、心律不齐等特殊现象及重要意义。遗憾的是，在当时虽认识到"宗气"为十二脉之尊主，与心功能很相似，但没有明确指出这就是"心搏动"。相反，认为是"胃之大络""病在腹中"等。可贵的是，真实描记的这类现象，仍然可视为古代医学家观察到"心动"的证据。为此，特用来证明古代医学家发现"心动"现象。

四、脉从心走手

古代医学家发现，脉从心走手。《灵枢·经脉第十》曰："心手少阴之脉，起于心中……从心系却上肺，下出腋下，下循臑内后廉，行太阴心主之后，下肘内，循臂内后廉抵掌后锐骨之端，入掌内后廉，循小指之内出其端。"即是佐证。现代医学解剖证明，这个论述即是指从心脏起，通过主动脉弓、锁骨下动脉、腋动脉、肱动脉、尺动脉及其分支，这些动脉里流的是"血"。

五、血从心流行远端

古代医学家发现，血从心起，沿脉流行远端。《灵枢·动输六十二》曰："气之离脏也，卒然如弓弩之发，如水之下岸，上于鱼以反衰，其余气衰散以逆上，故其行微。"该段经文之意即是指脉气从内脏输注外至经脉时，像箭突然离弦一样的迅速，如水冲决堤岸一样的迅猛，所以脉气开始时是很强盛的，当脉气上达鱼际后，就呈现由盛而衰的现象，但其衰散之力犹逆而上行，这种运行的脉气就微弱了。这段论述充分证明了"血"从心中起始，经过脉流向远端。

六、脉动

"脉动"是"心脉络系统"循行的基础。可以说"脉动"正常，血液循环则正常；反之，则不然。《素问·平人气象论篇第十八》曰："人一呼脉再动，一吸脉亦再动，呼吸定息脉五动，闰以太息，命曰平人……"即是佐证。

古代医学家视"脉动"为血循行的基础，并据此理论，结合临床观察，总结出根据脉的频率和节律的变化，来判断全身多种病证及愈后的"切脉"诊病法，这是中国医学家对"脉动"的发现和探索的巨大成就，对发展中国针灸学意义重大。

七、毛脉是脉与络出入交会处

古代医学家发现，脉与络之间的出入交会多数在脉的远端及皮肤中进行，毛脉就位于这些部位，并进行脉与络的交会。《素问·经脉别论篇第二十一》曰："毛脉合精，行气于府。"《灵枢·经脉第十》曰："诸络脉皆不能经大节之间，必行绝道，而出入复合于皮中，其会即见于外。"《灵枢·动输第六十二》曰："夫四末阴阳之会者，此气之大络也。""故络绝则径通，四末解则气从合，相输如环。""此所谓如环无端。"

八、络从指间注上合肘中

古代医学家发现，络从指间开始，往上走，合于肘中。《灵枢·经脉第十》曰："手阳明、手少阳之大络，起于五指间，上合肘中。"即是佐证。现代医学解剖证明，该段经文论述的与手背静脉网、桡静脉、肘正中静脉相似。

九、脉合于心

古代医学家发现"脉合于心。"《素问·阴阳应象大论篇第五》曰："在体为脉，在脏为心。"《灵枢·经脉第十》曰："心者，脉之合也。"《素问·五脏生成篇第十》曰："心之合脉也。""诸血者，皆属于心。"即是佐证。这一系列发现非常重要，因为它不仅证明了全身的血都属于心，也证明了脉起于心，又合于心。"合于心"属重大发现。由于发现"脉合于心"，才有了络脉的回流，心脉络系统才能完整循行。在《内经》成书年代，对此发现也很重视，并收入到《灵枢·经脉第十》中，但遗憾的是，没有充分认识到"脉合于心"，包含全身络脉汇于心这一关键问题。

十、如环无端，周而复始

古代医学家发现"心脉络系统"是如环无端，周而复始的。《灵枢·营卫生会第十八》曰："阴阳相贯，如环无端。"即是部分佐证。该段经文仅概述"如环无端"循行的是"阴阳相贯"。"阴阳之论"即有无限发挥和想象的空间，《灵枢·经脉第十》将"阴阳"利用到躯体阴面之经与阳面之经（含四肢）循行，出现了"肺-肝"循行。其实，《灵枢·营卫生会第十八》所述"阴阳相贯"特指脉络系统本身。"动脉"位于躯肢较深之部位，可称"阴脉"。"络脉"浮于体表，能看见，可称其为"阳脉"。如此，阴阳相贯，即为全身的脉起于心中，脉动使血向前流动，在脉之远端（多在四肢末端及皮肤中），通过"毛脉"进行特殊出入之会，血又沿络脉回流到心"如环无端"循行，才是真正的阴阳相贯。上述论点，在《灵枢·动输第六十二》"故络绝则径通，四末解则气从合，相输如环""此所谓如环无端"之论述，即是对本观点最有力的支持。现代医学解剖证明，"体循环"之内容与上述描记基本一致。

十一、肺朝百脉

古代医学家发现肺与心脉络循行关系特殊，故称"肺朝百脉"。《素问·经脉别论第二十一》曰："脉气流经，经气归于肺，肺朝百脉，输精于皮毛"。现代医学解剖在心血管循行中有"肺循环""肺朝百脉"及相关内容，与肺循环相似。

第三节　生成、功能

一、生成

"心脉络系统"在胚胎发育过程中即形成，开始先受精，然后形成脑、髓、骨、脉等。《灵枢·经脉第十》曰："人始生，先成精，精成而脑髓生，骨为干，脉为营……"即是佐证。

二、开始运行

古代医学家发现"心脉络系统"在胚胎期不单独运行，出生后开始进食，脉才单独运行。《灵枢·经脉第十》曰："谷入于胃，脉道以通，血气乃行。"即是佐证。

三、脉如何受血

谷入于胃消化后，再传至肺，最后将摄取的营养受纳到脉，运营全身。《灵枢·营气第十六》曰："营气之道，内谷为宝，谷入于胃，乃传之肺，流溢于中，布散于外。精专者，行于精隧……"《素问·经脉别论篇第二十一》曰："食气入胃，浊气归心，淫精于脉，脉气流经，经气归于肺，肺朝百脉，输精于皮毛。毛脉合精，行气于府。府精神明，留于四脏，气归于权衡，权衡以平，气口成寸，以决死生。"即是佐证。

四、脉受血后运营方式

脉在受血后，周而复始，不断运营全身。《灵枢·营气第十六》曰："精专者，行于精隧，常营无已，终而复始，是谓天地之纪。"即是佐证。

五、脉运营组织和器官的径路

脉虽然在全身运营，但各脉运营所行经之组织及器官。《灵枢·经脉第十》曰："营其所行"。《素问·五脏生成篇第十》曰："足受血而能步，掌受血而能握，指受血而能摄。"即是部分佐证。

六、"心脉络系统"之功能

"心脉络系统"受血后运营全身，保持人体健康。《灵枢·营卫生会第十八》曰："人受气于谷，谷入于胃，以传与肺，五脏六腑皆以受气。其清者为营，浊者为卫，营在脉中，卫在脉外，营周不休……""壮者之气血盛，其肌肉滑，气道通，营卫之行不失其常，故昼精而夜瞑。老者之气血衰，其肌肉枯，气道涩，五脏之气相搏，其营气衰少，而卫气内伐，故昼不精，夜不瞑。"《素问·调经论篇第六十二》曰："五脏之道，皆出于经隧，以行血气，血气不和，百病乃变化而生，是故守经隧焉。"即是部分佐证。

第四节　病证

"心脉络系统"的病损是严重的，证是复杂的，为了便于描记，分脉络、心、脑进行论述。

一、脉络病证

（一）脉之痹

"痹"是脉络的主要病证之一。《素问·痹论篇第四十三》曰："痹在骨则重，在于脉则血凝而不流……"《灵枢·周痹第二十七》曰："周痹之在身也，上下移徙随脉，相上下左右相应，间不容空，愿闻此痛在血脉之中邪""周痹者，在血脉之中，随脉以上，随脉以下，不能左右，各当其所。"《素问·五脏生成篇第十》曰："凝于脉者为泣（谓血行不利）。"即是佐证。

（二）脉中虚邪

脉中虚邪，可使血闭不通。《灵枢·刺节真邪第七十五》曰："虚邪之中人也……搏于脉中，则为血闭不通，则为痈……"即是佐证。

（三）脉气绝血先死

"脉气绝，则血不流，其面如漆柴，血先死。"《灵枢·经脉第十》曰："手少阴气绝，则脉不通。""脉不通，则血不流；血不流，则毛色不泽。故其面黑如漆柴者，血先死。"即是佐证。

二、心之病证

心之病证，是心脉络系统最严重而复杂的病证。

（一）心痛

心痛仅是一个证，很多病都可引起。这类证是常见而严重的。《足臂十一脉灸经》曰："臂太阴温（脉）……其病心痛，心烦而意（噫）。"《阴阳十一脉灸经》曰："臂钜（太）阴（脉）……是动则病，心滂滂如痛，缺盆中痛，甚交两手而战，此为臂蹶（厥）。"《阴阳十一脉灸经》曰："……是动则病，心痛……"《灵枢·经脉第十》曰："手少阴之脉……是动则病，嗌干心痛……"又曰："手心主之别……实则心痛，虚则为心烦。"即是部分佐证。

（二）真心痛

真心痛，为起病急，心痛甚，病情严重。《灵枢·厥病第二十四》曰："真心痛，手足清至节，心痛甚，旦发夕死，夕发旦死。"即是佐证。

（三）宗气泄

"宗气"与人体关系密切，"宗气泄"为之病也。《素问·平人气象论篇第十八》曰："胃之大络，名曰虚里，贯鬲络肺，出于左乳下，其动应衣，脉宗气也。盛喘数绝者，则病在中；结而横，有积矣，绝不至曰死，乳之下其动应衣，宗气泄也。"即是佐证。

三、脑之病证

脑脉引起的病证是复杂而严重的。

（一）脉癫疾

脉癫疾，为突然暴仆。《灵枢·癫狂第二十二》曰："脉癫疾者，暴仆，四肢之脉皆满而纵。"即是佐证。

（二）头脉痛

头脉痛是厥头痛的一种，较常见。《灵枢·厥病第二十四》曰："厥头痛，头脉痛，心悲善泣，视头动脉反盛者，刺尽去血……"即是佐证。

第五节　脉象

"脉象"是根据脉率和脉的节律变化及特征，诊断全身病证的依据。这一古

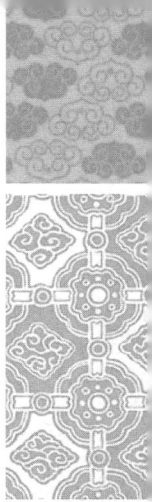

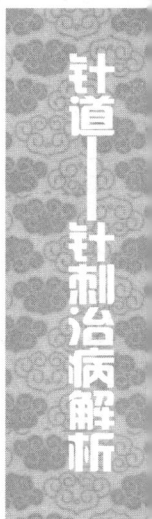

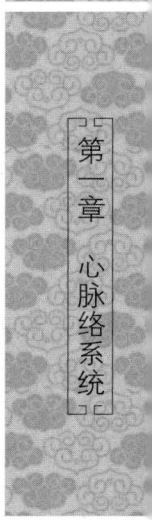

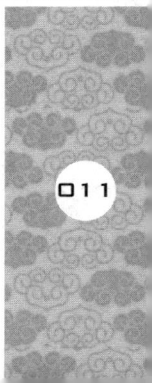

代医学家的可贵经验，对中国针灸学的发展有重要价值。不足之处，是受"呼吸不已，脉动不止"等认识之影响，没有彻底弄清楚"脉动"的部位和原因，更不知道心病证能直接引起脉率和节律的变化，所以在当时描述的"脉象"对心病证太少了。现仍按中医针灸学的习惯，将"脉象"单独列出论述，在其中特增补"心病证"，以弥补过去之不足。

一、脉诊法

用手指触摸病人的脉，根据脉率、节律及形状变化的特征判断病证。

古人采用有"三部九候法"和"寸口"切脉法。后人多用"寸口"诊脉法。

二、诊脉时机

一般诊脉要求是在"气未乱、脉未盛"的状态下较为理想，因在这种状态下易辨真伪。《素问·脉要精微论篇第十七》曰："诊法常以平旦，阴气未动，阳气未散，饮食未进，经脉未盛，络脉调匀，气血未乱，故乃可诊有过之脉。"即是佐证。

三、切脉是诊病的一种方法

切脉只是诊病的一种方法，应全面观察、综合分析，最后决断。《素问·脉要精微论篇第十七》曰："切脉动静，而视精明，察五色，观五脏有余不足，六腑强弱，形之盛衰，以此参伍，决死生之分。"即是佐证。

四、平人之脉

成人的平脉为一呼脉再动，一吸脉亦再动，呼吸定息脉五动，为平人之脉。《素问·平人气象论篇第十八》曰："人一呼脉再动，一吸脉亦再动，呼吸定息脉五动，闰以太息，命曰平人。"即是佐证。

五、观脉之法

常以医生的呼吸观测病人的脉率。《素问·平人气象论篇第十八》曰："常以不病调病人，医不病，故为病人平息以调之为法。"即是佐证。

六、切脉诊病

"切脉"是重要的诊病方法之一。凭借手指端感觉和经验积累，医生可以从异常的"脉象"中判断出病证所在部位和基本性质，所以这一部分应是其精粹的核心内容。古代中医针灸家对此皆有浓厚兴趣和深厚感情，不仅积累了丰富而有价值的经验，并且进行过精练简捷、洒脱自如的描写。本书限于特殊结构，只能以最简洁、明了的方式介绍。

在中医针灸学发现和应用的"脉象"大概近30种。常分浮、沉、迟、数四种表现。例举几种常见病的"脉象"。

（一）少气脉

认为在少气时，"脉象"以慢为特征。《素问·平人气象论篇第十八》曰："人一呼脉一动，一吸脉一动，曰少气。"即是佐证。

（二）温病脉

认为在温病时，"脉象"以快为特征。《素问·平人气象论篇第十八》曰："人一呼脉三动，一吸脉三动而躁，尺热，曰病温。"即是佐证。

（三）风病脉

脉滑是风病的特征。《素问·平人气象论篇第十八》曰："尺不热，脉滑曰病风。"即是佐证。

（四）痹证脉

痹证脉常涩。《素问·平人气象论篇第十八》曰："脉涩曰痹。"即是佐证。

（五）代脉之意

古人发现"代脉"非常有意义。《灵枢·根结第五》曰："五十动而不一代者，五脏皆受气；四十动一代者，一脏无气；三十动一代者，二脏无气；二十动一代者，三脏无气；十动一代者，四脏无气；不满十动一代者，五脏无气。予之短期，要在《终始》。所谓五十动而不一代者，以为常也，以知五脏之期。予之短期者，乍数乍疏也。"该段经文首先明确了五十动而不一代者，为五脏亦受气，为常脉。根据代脉出现频率的增加，脏腑功能较差者相对增多，如不满十动亦有代者，为五脏气衰。根据这些代脉的频率及特征，可预测死期。

（六）死脉

发现有多种"脉象"为死脉，其中脉动特别快、脉绝不至、乍疏乍数即为主要死脉之象。《素问·平人气象论篇第十八》曰："人一呼脉四动以上曰死；脉绝不至曰死；乍疏乍数曰死。"即是佐证。

（七）切脉诊心病

多种异常的"脉象"，本来就是心病证的一种特殊"脉象"，如心率和节律的变化，很多为心病证的首发或早期就能出现的"脉象"，所以根据异常之"脉象"诊断"心"之病证是最有价值的方法。为此，切脉时要根据"脉象"的特征和变化，首先考虑"心"之病证，然后再考虑其他病证引起"脉"的变化。这样不仅能确实发挥"脉象"的特殊作用，而且也弥补了过去"诊脉"的片面和不足。

第六节　针刺治疗

针刺脉络治疗病证，在古代是常运用的方法之一。

一、有些穴位即是"脉"

《灵枢·本输第二》曰："经渠，寸口中也，动而不居……尺泽，肘中之动脉……次任脉侧之动脉，足阳明也，名曰人迎……腋内动脉，手太阴也，名曰天府……阴尺动脉，在五里，五瑜之禁也。"该段经文论述之穴位，即是动脉。

二、刺动脉治疗

有些病证选动脉针刺治疗。《灵枢·厥病第二十四》曰："厥头痛，头脉痛，心悲善泣，视头动脉反盛者，刺尽去血……""厥头痛，意善忘，按之不得，取头面左右动脉……""厥头痛，头痛甚，耳前脉涌有热，写出其血……"《灵枢·杂病第二十六》曰："腰脊强，取足太阳腘中血络。""颛痛，刺手阳明与颛之盛脉出血。""颛痛，刺足阳明曲周动脉见血。""气逆上，刺膺中陷者与下胸动脉。""腹痛，刺脐左右之动脉。"即是部分佐证。

三、刺络放血

刺络放血为常用方法之一。《灵枢·血络论第三十九》曰："血脉者，盛坚横以赤，上下无常处，小者如针，大者如筋，则而泻之，万全也。"即是部分佐证。

四、刺脉络称补泻

在针刺脉络治病时，有称补泻者。《灵枢·厥病第二十四》曰："厥头痛，头痛甚，耳前脉涌有热，写（泻）出其血……"《灵枢·血络论第三十九》曰："血脉者……小者如针，大者如筋，则而写（泻）之，万全也……"即是部分佐证。

随着时间推移，由针刺脉络演变成针刺"经络"，但是针刺脉络的补泻二字和具体方法，仍影响深远，后来在临床形成的直接补虚证、泻实证的针刺方法，就与此影响有关（见札记五）。

五、禁刺心

心绝对不能刺，一旦误刺中，后果严重。《素问·刺禁论篇第五十二》曰："刺中心，一日死。"《素问·诊要经终论篇第十六》曰："凡刺胸腹者，必避五脏，中心者环死。"即是佐证。

六、刺脉络治病临床应用较少

刺脉络治病的方法，在古代应用得较多，后来在临床上应用逐渐减少。形成这种局面的原因诸多，其中主要有三条。

1. 治疗病种局限。
2. 对某些病证疗效不显著。
3. 针刺引起的损伤太大。

《素问·刺禁论篇第五十二》曰："刺臂太阴脉，出血多立死。""刺阴股中大脉，出血不止死。""刺跗上中大脉，血出不止死。""刺郄中大脉，令人仆脱色。""刺面中溜脉，不幸为盲。""刺匡上陷骨中脉，为漏为盲。"即是部分佐证。

七、探讨求证内容

1. 经脉十二条。
2. 经脉从肺手太阴脉→肝足厥阴之脉循行（见札记一、二）。
3. 脉十六丈二尺长。
4. 气营五十营于身。
5. 人一呼脉再动，气行三寸；一吸脉亦再动，气行三寸；呼吸定息，气行六寸。
6. 故人一呼脉再动，一吸脉亦再动，呼吸不已，故动而不止（见札记三）。
7. "血出而射……""血气俱盛，而阴气多者，其血滑……"
8. "心为君主之官。""心为五脏六腑之大主也。"
9. "心藏神""心舍神"（见札记四）。

第七节　余言

群贤毕至，艰苦卓绝。

异常理念，误导抉择。

肺肝循行，满腹苦涩。

据实整合，炫丽闪烁。

第八节　札记

一、古人描述的桡动脉、肱动脉及其与心相连

中国医学家在很久很久以前即应用"脉"诊病，但因无文字记载，很难确定发现"脉"的准确年代。

现有证据证明，中国医学家早在三千年前即描述了桡动脉、肱动脉及其与心相连。1973年在湖南长沙马王堆三号汉墓（墓葬于公元前168年）出土的《足臂十一脉灸经》（整理者定名）描记："臂泰阴温（脉），循筋上兼（廉），以奏（凑）臑内，出夜（腋）内兼（廉），之心。"即是佐证。《帛书》中描记的臂泰阴脉，从上肢内侧寸口（气口）处起，往上斜到肘内，再偏到腋下，然后与心相连。《灵枢·本输》记载："肺出少商……经渠，寸口中也，动而不居；尺泽，肘中之动脉也，为合，手太阴经也；腋内动脉，手太阴也，名曰天府。"这些穴位均为动脉，又都是手（臂）太阴脉。其部位完全与《足臂十一脉灸经》中描记的"臂泰阴温（脉）"相同。据此证明，在《黄帝内经》成书年代，针灸专家即确认了"臂泰阴温（脉）"，实指分布在该部位的桡动脉、肱动脉等（已经被现代解剖学证实）。

据考证，《足臂十一脉灸经》的手抄本形成于墓葬的公元前760年以前，证明中国医学家早在三千年前即描记了桡动脉、肱动脉等，并发现其直接与心相连。

二、破解"肺—肝循行"

《灵枢·经脉》描记的脉，从肺手太阴脉起，最后到肝足厥阴脉，如环无

第一章　心脉络系统

针道——针刺治病解析

端，周而复始。认为这就是人体"决死生、处百病、调虚实"的重要系统，值得进一步研究探讨。

（一）形成原因

《内经》成书年代，中国针灸学家研究人体脉络和经络，发现很多，其中有些现象是惊人的。由于观测的角度、方法不同，描记的内容和感悟各异。在那个年代，对脉络和经络本来都有很多重大发现，也可以说开创了新局面，遗憾的是由于当时对人体的探索仍很原始，有些还是茫然无知的，此时针灸家们对发现的现象和说法很难辨别真伪。

（二）"肺-肝循行"的"血气"不确切

《灵枢·经脉第十》记述"肺-肝循行"的是"血气"。"脉道以通，血气乃行"即是佐证。现代医学解剖证明，在人体心血管系统进行血液循环，包括中医针灸学研究的人都是如此。据此证明《灵枢·经脉第十》描述的"肺-肝循行"为"血气"的说法有待纠正。

（三）"肺-肝循行"

"肺-肝循行"的"血气"，不是先从肺手太阴脉的中焦开始的。现代医学解剖生理知识证明，血液由心脏收缩排出到动脉，然后在全身循行。离开心脏，任何部位和组织都不会使血液在血管中循行。

笔者在20世纪70年代，就著文呈述同仁，在人体就根本没有"肺-肝循行"，时隔30多年后的今天，"肺-肝循行"在中国针灸学理论中仍原封未动。

现在全世界都运用正确的医学科学知识，根本没有人用"肺-肝循行"。其他先不说，仅就"肺-肝循行"与"气口"脉动而论，也应放弃"肺-肝循行"。因"肺-肝循行"永远不会有"气口"的脉动。要坚持"肺-肝循行"，就必然没有"气口"脉动。要坚持"气口"脉动，就必然没有"肺-肝循行"。笔者想，不管哪一位都会自动放弃"肺-肝循行"，坚持"气口"脉动。如果中国针灸学研究的人偏执"肺-肝循行"，则必然没有"气口"脉动，人都没有"脉动"了，其结果将会如何？

（四）"气口"之脉动与"肺-肝循行"无关

《灵枢·经脉第十》曰："以气口知也。"经文中的"气口"是指"经渠穴处"的脉动。"知也"是根据其脉象可辨（真伪）虚实。现代医学解剖证实，"气口"的脉动与"肺-肝循行"无关，是心血管系统的桡动脉搏动。

（五）解剖发现人体无"肺-肝循行"

现代医学解剖证明，人体有心血管等九大系统，其中并没有"肺-肝循行"，这是医学界公认的事实。

（六）断指实验，可辨真伪

如果现在还有人继续怀疑现代医学解剖的结论，可用断指实验帮你解除疑虑。

所谓"肺-肝循行"，多处通过指（趾）尖而循行。如用刀将（一个或几个）指尖（趾）切断，彻底阻断"肺-肝循行"的通路，这时人体的经脉循行停止，理当很快死亡。相反，受试者仍安然无恙。这个显而易见的事实，使人亲眼目睹和领悟"血液"不是"肺-肝循行"的。

三、浅解"人一呼脉再动，一吸脉亦再动，呼吸不已，故动而不止"

在《灵枢·动输第六十二》载："黄帝曰：经脉十二，而手太阴、足少阴、阳明独动不休，何也？岐伯曰：是足阳明胃脉也。胃为五脏六腑之海，其清气上注于肺，肺气从太阴而行之，其行也，以息往来，故人一呼脉再动，一吸脉亦再动，呼吸不已，故动而不止。"该段经文之意是黄帝问，十二经脉中，为什么手太阴、足少阴、足阳明三经的脉动不止呢？岐伯说，是因足阳明脉之关系，因胃是五脏六腑的营养来源，胃中水谷精微所化生的清气，上行注入于肺，肺气从手太阴开始，而行于十二经。肺气之运行，是随着人的呼吸而往来的。故人一呼脉再动，一吸脉亦再动，呼吸不停，所以脉动也不止。

细品此段经文之意可知，古人认为因呼吸不止，才引起脉动不休的。现代解剖生理知识证明，心脏是血液循环的动力器官，通过节律性收缩，像水泵一样把从静脉吸入的血液不断地推送到动脉，脉动就是心脏收缩，使血射入动脉的冲动。

多数人认为此经文是两千五百年前的论述，其内容真正起源在什么年代，尚难考究。对探索者来说，在茫然无知的情况下，判断失误，在所难免。

在那时，要论述脉动之医并非易事，首先要有依据。《灵枢·动输第六十二》参考的文献可能很多，但其中肯定受到《灵枢·五十营第十五》中的"人一呼脉再动，气行三寸；一吸脉亦再动，气行三寸；呼吸定息，气行六寸"等论断的影响。

因上述描记强烈暗示，人在呼气时脉动，气行三寸；在吸气脉再动，气行三寸；人的呼吸与脉动，气行似有直接关系，所以论述者引用这类描述也不是没有道理。问题是，在《灵枢·五十营第十五》中的这类论述极不确切。因《灵枢·五十营第十五》在论述时要找依据，其中最重要的参考文献应为《素问·平人气象论篇第十八》中"人一呼脉再动，一吸脉亦再动，呼吸定息脉五动……"但是，将这段经文引为脉动与呼吸的直接关系是不确切的。因为该篇经文原意是呼吸本身与脉动无直接关系，仅是以呼吸测试脉动的一种方法。《素问·平人气象论篇第十八》："黄帝曰：何如？岐伯答曰：人一呼脉再动，一吸脉亦再动，呼吸定息，脉五动，闰以太息，命曰平人。平人者，不病也。常以不病调病人。医不病，故为病人平息以调之为法。人一呼脉一动，一吸脉一动，曰少气……尺热曰病温；尺不热脉滑曰病风；脉涩曰痹。人一呼脉四动以上曰死。脉绝不至曰死。乍疏乍数曰死。"这段经文充分证明人的呼吸与脉动无直接关系，只是运用呼吸的次数测试脉动频率的一种方法。

由此而知，"呼吸不已，脉动不止"之论述，事出有因。

四、破解"心"的含义

（一）相关文献

1. 现代字典对"心"主要有三种解释

（1）人和高级动物身体内推动血液循环的器官，称"心脏"。

（2）习惯指思想的器官和思想情感等。

（3）中心之意。

2. 社会生活中对"心"含义之应用

在实际生活中对字典解释的三种含义都在应用。其中对第二种应用比较广泛，发展演变的内容比较多。

中国在古代即有"心之官则思"之论述。此名句出自《孟子·告子上》："心之官则思，思则得之，不思则不得也。"

在日常生活中应用和演变的内容也比较丰富，如心得、心愿、心境、心醉、心宽体胖、心心相印、心甘情愿、心安理得、心旷神怡、心明眼亮、心悦诚服、心烦意乱、心领神会、心有灵犀一点通……

3. 中国医学描述

（1）心为"心脉络系统"的重要组成部分

心是脉的起点，也是脉的汇合之处。《灵枢·经脉第十》曰："手少阴之脉，起于心中。""心者，脉之合也。"《素问·五脏生成篇第十》曰："心者，脉之合也。"即是部分佐证。

（2）心指思想的器官、思想、情感等

在中国古代经典医著中，有关心与神和心与思想的描述，除心藏神、心舍神外，还特别论述了心为君主之官、心为五脏六腑之大主等。《灵枢·九针论第七十八》曰："心藏神。"《素问·灵兰秘典论篇第八》曰："心者，君主之官也，神明之出焉。"《灵枢·邪客第七十一》曰："少阴者，心脉也。""心者，五脏六腑之大主也。精神之所舍也，其脏坚固，邪弗能容也。容之则心伤，心伤则神去，神去则死矣。"

《灵枢·大惑论第八十》曰："心者，神之舍也。故精神乱而不转，卒然见非常处（幻视），精神魂魄散不相得，故曰惑也。"《素问·六节藏象论篇第九》曰："心者，生之本，神之变也，其华在面，其充在血脉，为阳中之太阳，通于夏气。"

《灵枢·本神第八》曰："凡刺之法，先必本于神。血脉、营、气、精、神，此五脏之所藏也。至其淫泆离藏则精失，魂魄飞扬，志意恍乱，智虑去身者……"

"何谓德、气、生、精、神、魂、魄、心、意、志、思、智、虑……岐伯答曰：天之在我者德也，地之在我者气也，德流气薄而生者也。故生之来谓之精，两精相搏谓之神；随神往来者谓之魂，并精而出入者谓之魄；所以任物者谓之心（应为脑），心有所忆谓之意，意之所存谓之志，因志而存变谓之思；因思而远慕谓之虑，因虑而处物谓之智。故智者之养生也，必顺四时而适寒暑，和喜怒而安居处，节阴阳而调刚柔，如是则僻邪不至，生长久视（寿命延长不易衰老之意）。"

"是故怵惕思虑者则伤神，神伤则恐惧流淫而不止。因悲哀动中者，竭绝而失生。喜乐者，神惮散而不藏。愁忧者，气闭塞而不行。盛怒者，迷惑而不治。恐惧者，神荡惮而不收。"

"心怵惕思虑则伤神，神伤则恐惧自失，破䐃脱肉，毛悴色夭，死于冬。脾愁忧而不解则伤意，意伤则悗乱（胸膈苦闷之意）。四肢不举，毛悴色夭，死于春。肝悲哀动中则伤魂，魂伤则狂忘不精，不精则不正当人，阴缩而挛筋，两胁骨不举，毛悴色夭，死于秋。肺喜乐无极则伤魄，魄伤则狂，狂者意不存人，皮革焦，毛悴色夭，死于夏。肾盛怒而不止则伤志。志伤则喜忘其前言，腰脊不可以俯仰屈伸，毛悴色夭，死于季夏。恐惧而不解则伤精，精伤则骨痠痿厥，精时自下。是故五脏主藏精者也，不可伤，伤则失守而阴虚，阴虚则无气，无气则死矣……心藏脉，脉舍神，心气虚则悲，实则笑不休。"

《灵枢·天年第五十四》曰："以母为基，以父为楯，失神者死，得神者生也。何者为神？血气已和，荣卫已通，五脏已成，神气舍心（应为脑），魂魄毕具，乃成为人。"

4. 现代医学结论

"心"为心血管系统的组成部分。是推动血液循环的器官。根本没有与神、思想有关之内容。

（二）讨论

纵观古今，对"心"指思想器官、思想、情感之含义，已经截然更替，特别是在现代医学中。如《新华词典》曰："心之官则思。"释为脑的功能是管思想的。引文为《孟子·告子上》："心之官则思，思则得之，不思则不得之。"现代医学解剖书中载"心"是推动血液循环的器官，是心血管系统的组成部分。除此之外，再无他意，根本找不到心为思想器官，与思想、情感有关等论述。

形成这种局面的原因诸多，其中主要是人体解剖和生理实验证明，思想的器官是脑，与心无关。脑管理思想和情感，心无此功能。也正因为如此，《新华词典》才出现"心之官则思"之脑的功能是管思想的变更。也由此而知，目前应用心是思想器官和有关心与思想情感之含义，源于古代医学界对"心"功能之认识的延续，它不仅违背了其"法于往古，验于来今"的独特理念，也使心与脉之研究仅停留在脉起于心，心合于脉阶段。由于受"心为君主之官""心为五脏六腑之大主"等论述之影响，使人体的经络主要局限在体表与脏腑之间，使经络系统出现"无脊梁"的尴尬局面。

其实，中医对神、思想、情感方面的认识本来就不只是与心有关的看法，而在当时就有脑与思维、情感相关的论述。《素问·脉要精微论篇第十七》曰："头者，精明之府，头倾视深，精神将夺矣。""夫精明者，所以视万物，别白黑，审短长。以长为短，以白为黑，如是则精衰矣。""言而微，终日乃复言者，此夺气也。衣被不敛，言语善恶，不避亲疏者，此神明之乱也。"《素问·八正神明论篇第二十六》曰："神乎神，耳不闻，目明开心而志先，慧然独悟，口弗能言，俱视独见，适若昏，昭然独明，若风吹云，故曰神。"《灵枢·海论第三十三》曰："髓海有余，则轻劲多力，自过其度；髓海为足，则脑转耳鸣，胫痠眩冒，目无所见，懈怠安卧。"

人非圣贤，孰能无过。肝胆相照，去伪求真，坚持对的，纠正错的，也只有这样才能振兴发展针灸事业。

（三）小结

从上述文献可知，对"心"含义之认识和变迁，源于中医对"心"功能之认识。早在二千五百年前，中医对思维、思想和情感就有与脑和心两种不同的联系和认识。

在二千五百年后的今天，科学证实心是推动血液循环的器官；是心血管系统的重要组成部分，它与思维、情感无关。这种发现即肯定和验证了中医学在二千五百年以前就发现并得出了脉起于心，心合于脉的结论。在继承这个事实的基础上发展完善了心"推动血液循环的功能"。同时从另一侧面也进一步证明中医对脑与思维、情感的认识。这无论对科学界还是对中医针灸界都是一件大好事。

中医针灸界应面对现实，承认现实，进一步改变现实。只有这样才能继续沿着中医"法于往古，验于来今"的独特理念，发展中医事业。

五、漫谈"针刺脉络放（出）血称补泻"

"针刺脉络治病"是中国针灸学在数千年前常用的一种方法。在针刺脉、络治病时，多数要求出血（特别对实或盛），所以还有称"刺络放血"。

因刺脉治疗包括盛和虚，判断盛、虚者，常以寸口脉和人迎脉之大小来局分。盛则泻之，虚则补之。泻即是刺脉出（放）血，补即是起针后急按针孔，不让出血。《素问·调经论篇第六十二》曰："神有余则泻其小络之血……神不足者，视其虚络按而致之，无出其血，无泄其气，以通其经，神气乃平。"即是佐证。

这类针刺治病技术在古代流传很广，应用时间也很久。由此补泻二字和补泻的具体方法，对针灸家影响极深。《灵枢·小针解第三》曰："满则泄之者，气口盛而当写之者。"《灵枢·经脉第十》曰："急取之以写其邪而出其血……"《灵枢·厥病第二十四》曰："厥头痛、头痛甚，耳前脉涌有热，写（泻）出其血……"《灵枢·血络论第三十九》曰："血脉者，盛坚横以赤，上下无常处，小者如针，大者如筋，则而写（泻）之，万全也。"即是佐证。

后来，随着时间的推移，针刺治病的方法悄然更替，即由刺脉络为主的方法逐渐变异成刺经络为主的方法。在这种特殊更替后，补泻二字和刺脉络补泻法，依然在针灸家脑子里印象很深。后来，受此类影响（多种因素），发展演变成直接补虚证、泻实证的针刺方法。

现在细想这个问题，在古代刺脉络时称补泻，在有些方面还能讲通，但是到后来用毫针直接刺经络治病，不是要求出血，主要依靠"气至"（得气）获得疗效。在这时还用直接补虚证、泻实证方法，当然是不对的，也是不灵的。

第二章　脑经络系统

"脑经络系统"是笔者新提出的观点。但是，它的具体内容在经文中均有描记。这类内容未能即时形成完整系统的原因诸多，其中受"心为君主之官""心为五脏六腑之大主""心藏神""心舍神"……之影响最大。然而就针灸学中当时倡导的"经脉"，也因受上述思想之影响，逐步变异成"心肺不正，魂魄飞扬，六神无主，身无脊梁"的"特殊经脉系统"。现以事实为依据，对"脑经络系统"重新立论，以恢复其本来真面貌和确立其在中医针灸学中的位置。

第一节　结构（解剖）

将经文中关于"脑经络系统"的零散内容整合起来，即可看出早期古人已有"脑经络系统"学说的认识。

脊骨空里髓称经络之海。脑为髓之海（脊骨空里髓之海）。胸、腹中的经络主要有冲脉、任脉等。在躯肢最大的经称"大经"，较大的经称"经"。浮在体表的多为络。

"脑经络系统"的结构可概括为：内连脏腑，外络肢节，会于脊骨空里髓，通向脑，布满全身的网络性系统。

一、中枢部分

古代医学家发现，人的"脑经络系统"有中枢部分。其内容包括脊骨空里髓和脑，现分别论述。

立"脑经络系统"中枢部分之据，是《针灸甲乙经·卷三》中"悬枢，在十三椎下间。"因经文中的"悬枢"，虽然仅是一个穴位名称，但其经文的真实含义是被悬吊的"枢"在第十三椎下间；即是从大椎穴以下第十三椎下间。概括讲，就是在第十三椎下间的脊骨空里被悬吊的"枢"。这种描述可能是在当时行解剖后，发现脊骨空里髓下端位于此处，并且被悬吊。所以，"悬枢"即指在脊骨空里被悬吊之髓，特称其为"枢"。时隔近两千年后，现代神经解剖证明：成人脊髓下缘悬吊在第十二胸椎棘突下，平第一腰椎椎体下缘。古代描记的"悬枢"和当代解剖证实，成人脊髓下缘的部位和悬吊的方式完全吻合。这种吻合绝不是偶然的巧合，而是历史科学辉煌的再现。有关"悬枢"之论述，确切证明了古人将脊骨空里髓，已定为"脑经络系统"的"枢纽"或"中枢"。又因"脑为髓之海"，即指脑为脊骨空里髓之海。脊骨空里髓为经络之海，脑又为脊骨空里髓之海。所以，脑经络系统中枢部分应包括脊骨空里髓和脑。

（一）脑

位于颅内，下端在颅际锐骨之下与脊骨空里髓相连；与头面、五官经络相属。

1. 脑位于颅内

脑位于颅内。《素问·骨空论篇第六十》曰："髓空在脑后三分，在颅际锐骨之下。"经文之意，即明确指出脑位于颅内，仅通过此髓空与脊骨空里髓相连系。

2. 脑的下端与脊骨空里髓相连

脑的下端与脊骨空里髓相连。《难经·第二十八难》曰："然，督脉……上至风府，入属于脑。"即指脊骨空里髓在上椎处（风府）与脑相连。这一结论，应属解剖之所见，意义非同一般。因其不仅证明脊骨空里髓的上端与脑的下端在上椎处相连，而且它是提出"脑经络系统"概念的确切证据。

3. 脑与头面、五官经络相属络

脑与头面、五官经络相属络。《灵枢·海论第三十三》曰："脑为髓之海，其输上在于其盖，下在风府。"《灵枢·卫气第五十二》曰："头气有街……气在于头者，止之于脑。"即指头和脑之间经络有联系。《灵枢·大惑论第八十》曰："精之窠为眼……而于脉并为系，上属于脑……"之论述，证明眼的经络与脑有直接联系。

（二）脊骨空里髓

脊骨空里髓，连脏腑经络，外络肢节经络，上通脑。

脊骨空里髓是"脑经络系统"中的重要组成部分，是"脑经络系统"的"枢纽"。

脊骨空里髓的发现，是中国古代医学家对"脑经络系统"的重大发现，脊骨空里髓的发现，使"脑经络系统"有了脊梁，有了枢纽，有了大脑。

有关脊骨空里髓之内容，在经文中有多处描记。现分脊柱、椎管、脊骨空里髓体味古人的描记。

1. 脊柱

经典医著中描述的背骨、上骨、脊骨、椎骨、尾骶、尻骨即指人体的脊柱。《灵枢·骨度第十四》曰："项发以下至背骨长二寸半，膂骨以下至尾骶二十一节长三尺，上节长一寸四分分之一，奇分在下，故上七节至于膂骨，九寸八分分之七，此众人骨之度也。"该段经文描述的上节、背骨、膂骨、尾骶骨即指脊骨。总的脊骨，现代医学称脊柱。

2. 椎管

在经文中已描述了"椎管"。《素问·骨空论篇第六十》曰："脊骨上空在风府上。脊骨下空在尻骨下空。"经文中论述了脊骨上空和下空的具体位置，说明古人已清楚地知道脊骨上空和下空之间为脊骨空。脊骨空即指脊椎管，简称"椎管"。

3. 脊骨空里髓

经文中对脊骨空里髓有多种描记（述），其中有髓、督脉、经络之海、经络之枢……现分列其描述。

（1）髓

在经文中多处描记脊骨空里为髓。《灵枢·海论第三十三》曰："脑为髓之海。"《素问·骨空论篇第六十》曰："髓空在脑后三分……"《素问·刺禁论篇第五十二》曰："刺脊间中髓为伛。"即是佐证。

（2）督脉

古代医学家称脊骨空里髓为"督脉"。《难经·第二十八难》曰："然，督脉者，起于下极之俞，并于脊里，上至风府，入属于脑。"经文中"下极之俞"是指长强穴，即尻骨下端之空。"并于脊里"即是就在脊骨空里。"上至风府"即是在脊椎管内（脊骨空内）上至上椎（风府穴水平）。"入属于脑"即是在上椎上缘处与脑相连。从督脉完全位于椎管内，在上椎上缘与脑相连，证明《难经·第二十八难》描述的督脉，就是脊骨空里髓。有关督脉之论述意义比较大，因其位置精确，属解剖观察之结论。将其命名为督脉，特别指出脊骨空里髓能总督全身之经络，因"督"字即是总督之意。

（3）海

古人又称脊骨空里髓为经络之海。《灵枢·五音五味第六十五》曰："冲脉任脉，皆起于胞中，上循背里，为经络之海。"《针灸甲乙经·奇经八脉》曰："冲脉任脉，皆起于胞中，上循脊里，为经络之海。"皆是佐证。

（4）枢

经文中有将脊骨空里髓称其"枢"。《针灸甲乙经·卷三》曰："悬枢在第十三椎下间。"即是佐证。

综上所述可知，中国医学家们早在二千五百年以前，就描记了人体的脊骨、脊椎、椎管及椎管内的髓。确定在上椎上缘处与脑相连，下端悬吊在第十三椎下间。明确指出脊骨空里髓为"脑经络系统"的重要组成部分，称督脉、髓、海、枢等。

二、周围部分

"脑经络系统"除"中枢部分"外，皆属"周围部分"。《灵枢·海论第三十三》曰："夫十二经脉者，内属于腑脏，外络于肢节"之论述的经络，皆属"周围部分"。

（一）脏腑经络

"脏腑经络"位于胸腹之为，分布在脏腑。它会于脊骨空里髓，上通脑，外络肢节经络。

在经文中没有专门章节论述"脏腑经络"。但是，从零散的描记中可知与脏腑有关的经络比较多，其中三要是冲脉、任脉。有关冲脉和任脉，有分开描记的，也有合在一起描述的。其中合在一起描述的不仅表明古人对此有进一步认识，而且有另外的含义，现列述于后。

《灵枢·五音五味第六十五》曰："冲脉任脉，皆起于胞中，上循背里，为经络之海。其浮而外者，循腹右上行，会于咽喉，别而络唇口。"《针灸甲乙经·卷二·奇经八脉》曰："冲脉任脉者，皆起于胞中，上循脊里，为经络之海。其浮而外者，循腹上行，会于咽喉，别而络唇口。"从两段经文可知，冲脉、任脉完全位于胸腹之内，分布在脏腑，上行时进入脊骨空里，与髓形成经络之海；再往上会于咽喉水平，往上与脑相连，别外络唇口。

（二）肢节经络

"肢节经络"布满躯肢呈网络性，双侧对称为节段性；会于脊骨空里髓，内与"脏腑经络"相连，上通脑。现据经文中对肢节经络相关描述的真实含义，进行归纳、整理和表述，概括为：

1. 头颅五官经络

"头颅五官经络"多数入颅直接与脑相连。因头和脑之间经络有直接连系，所以头盖部的穴位才能对脑的病证有较好的治疗效果。《灵枢·海论第三十三》

曰："脑为髓之海，其输上在于其盖，下在风府。"就是佐证。《灵枢·卫气第五十二》曰："头气有街……气在于头者，止之于脑。"《灵枢·大惑论第八十》曰："精之窠为眼……而于脉并为系，上属于脑。"即是部分佐证。

2. 颈部经络

"颈部经络"分布在颈部，会于脊骨空里髓，再而由此往上通向脑。

3. 上肢经络

上肢的经络，基本纵向分布在上肢内外；会于脊骨空里髓；与头面颈胸背部经络有密切联系，向上通于脑。

4. 上胸部经络

上胸部经络分布在胸前及大椎至五焦间；内与心、肺有特殊联系；向上通向脑。

5. 下胸部经络

下胸部经络分布在上腹部和背第六焦与十二焦之间；其内主要和六腑联系；会于脊里髓；往上通脑。

6. 下肢经络

下肢经络主要纵向分布在下肢内外；会于脊骨空里髓；内与六腑有联系；往上通向脑。

7. 腰骶部经络

腰、骶部经络，分布在下腹部及腰骶部，内与大肠、小肠、泌尿生殖器官有连系；会于脊里髓，通向脑。

关于肢节经络，在经文中没有这种分类和描记法。本书主要根据"脑经络系统"在全身分布及特征，突出节段性支配；结合古代和历代针灸家，在临床针刺穴位治疗脏腑和全身多种病证的习惯用法和实际经验，进行分类和描记的（这一类内容以后在针刺部位和治疗篇中还要论述）。因此本描记之方法，不仅符合"脑经络系统"的分布范围和特征，而且在临床非常实用。

关于每个部位之经络，没有进行详细论述，因在经文中，古人详细描记在全身300多个穴位治疗病证的方法和经验，全身300多个穴位，就是常用针刺肢节经络的点。这些针刺经络点，以后在腧穴和治疗篇中，还要详细具体论述，在此不赘。

第二节　生成、功能

一、生成

"脑经络系统"在胚胎发育早期即开始形成。《灵枢·经脉第十》曰："人始生，先成精，精成而脑髓生……"即是佐证。

二、功能

"脑经络系统"的功能是非常重要和复杂的。为了便于描记，分脑、脊骨空里髓、脏腑经络、肢节经络论述。

1. 脑的功能

脑的功能是"脑经络系统"中最复杂最重要的。它既是"脑经络系统"之大海，又生神、藏神、主神。

《灵枢·天年第五十四》曰："愿闻人之始生，何气筑为基？何立而为楯？何失而死？何得而生？岐伯曰：以母为基，以父为楯，失神者死，得神者生也。黄帝曰：何者为神？岐伯曰：血气已和，荣卫已通，五脏已成，神气舍心（应有脑），魂魄毕具，乃成为人。"

《灵枢·本神第八》曰："故生之来谓之精；两精相搏谓之神，随神往来者谓之魂；并精而出入者谓之魄；所以任物者谓之心（应为脑），心（应为脑）有所忆谓之意；意之所存谓之志，因志而存变谓之思；因思而远慕谓之虑，因虑而处物谓之智。故智者之养生也，必须四时而适寒暑，和喜怒而安居处，节阴阳而调刚柔。如是则僻邪不至，长生久视。"

《素问·八正神明论篇第二十六》曰："何谓神？岐伯曰：请言神，神乎神，耳不闻，目明心开而志先，慧然独悟，口弗能言，俱视独见，适若昏，昭然独明，若风吹云，故曰神。"

《素问·脉要精微论篇第十七》曰："夫精明者，所以视万物，别白黑，审短长。以长为短，以白为黑，如是则精衰矣。"

《素问·汤液醪醴论篇第十四》曰："嗜欲无穷，而忧患不止，精气弛坏，荣泣已除，故神去之而病不愈也。"即是部分佐证。

2. 脊骨空里髓的功能

脊骨空里髓的功能很重要，它不仅是经络之海，而且传递脏腑、肢节与脑的信息。《灵枢·五音五味第六十五》曰："冲脉任脉皆起于胞中，上循背（指脊）里，为经络之海。"《针灸甲乙经·卷二·奇经八脉》曰："冲脉任脉，皆起于胞中，上循脊里，为经络之海。"即证明脊骨空里髓为经络之海。另《难经·第二十八难》曰："……督脉……"《针灸甲乙经·卷三》曰："悬枢在第十三椎下间。"证明脊骨空里髓为中枢部分，统管经络之功能。

3. 脏腑经络的功能

脏腑经络支配脏腑，并通过脊骨空里髓，通达脑；又接受脑的指令。《灵枢·五音五味第六十五》曰："冲脉任脉，皆起于胞中，上循背（脊）里，为经络之海。其浮而外者，循腹右上行，会于咽喉，别而络唇口。"《针灸甲乙经卷二·奇经八脉》曰："冲脉任脉皆起于胞中，上循脊里，为经络之海。其浮而外者，循腹上行，会于咽喉，别而络唇口。"《灵枢·逆顺肥瘦第三十八》曰："夫冲脉者，五脏六腑之海也，五脏六腑皆禀焉。"即是部分佐证。

4. 肢节经络的功能

肢节经络的功能主要司知觉，理运动，分别传递各自的出入之信息，调节、执行神的控制及指令。《灵枢·九针十二原第一》曰："节之交，三百六十五会。知其要者，一言而终；不知其要，流散无穷。所言节者，神气之所游行出入也，非皮肉筋骨也。"即是佐证。

5. 脑经络系统的功能

"脑经络系统"之功能，应是"脑经络系统"各部分功能的总合。因为它是人体的主导系统，是神生成、神主宰一切的系统。因此，它能保持人的健康，决定人的死生。具体讲即"决死生、处百病、行神气、调阴阳、司知觉、理运动、掌全身、保健康"，文中内容即为佐证（文中司知觉，理运动在论述功能时谈的比较少。主要依据"经筋"及其他病证出现疼痛、不仁等判断其功能）。

第三节　病损

"脑经络系统"之病损是严重而复杂的，应该明确认识和认真论述。关于"脑经络系统"的病损，在中国针灸学中，从来没有系统论述过。现在提"脑经络系统"病损，应该是填补了中国针灸学的一个空白。既然过去没有系统描述过这方面内容，就没有现成的文献为依据。目前要论述"脑经络系统"病损，只能根据古代医学家常描述的病候和损害，进行整理和归纳。为了便于描记和应用，仍分脑、脊骨空里髓、脏腑经络、肢节经络进行列述。

一、脑病损

经文中描述脑的病损是严重而复杂的，现摘述于后。

《素问·长刺节论篇第五十五》曰："在头，头疾痛……"《灵枢·厥病第二十四》曰："真头痛，头痛甚，脑尽痛，手足寒至节，死不治。""头痛不可取于腧者，有所击堕，恶血在于内，若肉伤，痛未已，则可刺，不可远取也。"《灵枢·海论第三十三》曰："髓海有余，则轻劲多力，自过其度；髓海不足，则脑转耳鸣，胫痠眩冒，目无所见，懈怠安卧。"《素问·脉要精微论篇第十七》曰："以长为短，以白为黑，如是则精衰矣。"《素问·刺禁论篇第五十二》曰："刺头中脑户，入脑立死。"《灵枢·热病第二十三》曰："热病不知所痛，耳聋，不能自收，口干，阳热甚，阴颇有寒者，热在髓，死不可治。"《灵枢·癫狂第二十二》曰："癫疾始生，先不乐，头重痛，视举目赤，甚作极已而烦心……""癫疾始作而引口啼呼喘悸者。""癫疾始作先反僵，因而脊痛。""筋癫疾者，身倦挛急大……""脉癫疾者，暴仆……""癫疾者，疾发如狂者，死不治。""狂始生，先自悲也，喜忘，苦怒，善恐者……""狂始发，少卧、不饥、自高贤也，自辩智也，自遵贵也，善骂詈，日夜不休。""狂言、惊、善笑、好歌乐，妄行不休者；""狂，目妄见、耳妄闻、善呼者……""狂者多食，善见鬼神、善笑而不发于外者……"《灵枢·热病第二十三》曰："痱之为病也，身无痛者，四肢不收，智乱不甚，其言微知，可治；甚则不能言，不可治也。"

从上述文献可知，脑部的病损是严重而复杂的，应该深入研究，合理应用。概括讲是头痛、目眩、耳不聪、暴仆、倦挛、癫狂症，神乱、言障、肢不用，病损严重常死亡。

二、脊骨空里髓病损

经文中描述的脊骨空里髓病损，主要有脊强反折、脊强而厥、伛、严重者可死亡等。《素问·骨空论篇第六十》曰："督脉为病，脊强反折。"《难经·第二十九难》曰："督脉为病，脊强而厥。"经文中描述的"脊强反折"实指"角弓反张"，"脊强而厥"实指角弓反张并昏厥。《素问·刺禁论第五十二》曰："刺脊间中髓为伛。"是古人在针刺的实践中，发现在脊椎棘突间针刺过深，刺伤脊骨空里髓，引起双下肢或四肢痉挛性瘫痪，伴腰背蜷曲状。绝不是一些书上解释的形成驼背。《灵枢·热病第二十三》曰："髓热者死。"即指脊骨空里髓和脑发热者死。实指急性脑脊髓膜炎等病引起高热（在当时条件下）常死亡。

三、脏腑经络病损

在经文中单纯描述脏腑经络病损者比较少见，在冲脉和任脉中描记有内结七疝、带下瘕聚等。《素问·骨空论篇第六十》曰："任脉为病，男子内结、七疝、带下瘕聚。冲脉为病，逆气里急"即是佐证。

从上述文献可知，古人对脏腑经络病损论述的比较少，而且不太确切，有待进一步研究。

四、肢节经络病损

在经文中描述的肢节病候比较零乱，多散在治病的具体经验中，整理归纳可概括为疼痛、痛厥、不用、不仁、痿厥等。现摘述于后。

（一）《灵枢·经脉第十》有关论述

"肺手太阴之脉……臂内前廉痛厥……"

"大肠手阳明之脉……肩前臑痛，大指次指痛，不用……"

"胃足阳明之脉……膝膑肿痛、循膺、乳、气街、股、伏兔、骱外廉、足跗上皆痛，中指不用……"

"脾足太阴之脉……强立股膝内肿厥，足大指不用……"

"心手少阴之脉……胁痛、臑臂内后廉痛厥……"

"小肠手太阳之脉……不可以顾、肩似拔、臑似折……颈颌肘臂外后廉痛。"

"膀胱足太阳之脉……项背腰尻腘踹脚皆痛，小指不用。"

"肾足少阴之脉……脊骨内后廉痛……"

"心主手厥阴之脉……肩肘挛急……"

"三焦手少阳之脉……目锐眦痛、颊痛，耳后肩臑肘臂外皆痛，小指次指不用。"

"胆足少阳之脉……胸胁肋髀膝外至胫绝骨外踝前及诸节皆痛、小指次指不用。"

"肝足厥阴之脉……腰痛不可以俯仰……"

（二）《灵枢·经筋第十三》有关论述

"足太阳之筋……其病小指支，跟肿痛，腘挛，脊反折，项筋急，肩不举，腋支，缺盆中纽痛，不可左右摇。"

"足少阳之筋……其病小次指支转筋，引膝外转筋，膝不可屈伸，腘筋急，前引髀后，引尻……"

"足阳明之筋……其病足中指支，胫转筋……卒口僻，急者目不合，热则筋纵，目不开。"

足太阴之筋……其病足大指支，内踝痛，转筋痛，膝内辅骨痛，阴股引髀而痛，阴器纽痛……"

"足少阴之筋……其病足下转筋，及所过而结者皆痛及转筋。"

"足厥阴之筋……其病足大指支，内踝之前痛，内辅痛，阴股痛转筋，阴器不用，伤于内则不起，伤于寒则阴缩入，伤于热则纵挺不收。"

"手太阳之筋……其病小指支，肘内锐骨后廉痛，循臂阴入腋下，腋下痛，腋后廉痛，绕肩胛引颈而痛，应耳中鸣痛……"

"手少阳之筋……其病当所过者即支转筋，舌卷。"

"手阳明之筋……其病当所过者支痛及转筋，肩不举，颈不可左右视。"

"手太阴之筋……其病当所过者支转筋，痛甚成息贲，胁急吐血。"

"手心主之筋……其病当所过者支转筋，前及胸痛息贲。"

"手少阴之筋……其病当所过者支转筋，筋痛。"

"经筋之病，寒则反折筋急，热则筋弛纵不收，阴痿不用。阳急则反折，阴急则俯不伸。"

"足之阳明，手之太阳，筋急则口目为僻，眦急不能卒视。"

五、脑经络系统病损

脑经络系统病损有中枢和周围之分。

中国古代针灸家不仅将"脑经络系统"分为中枢和周围部分，而且在针刺治病临床实践中，观察并发现中枢（脑）和周围（分腠之间）损害是有区别的，并以此来判断病损的部位。这是一个重大发现，对确定病损部位，对症选穴均有重要价值和实际意义。

（一）中枢部分病损

中枢部分损害，分脑和脊骨空里髓论述。

1. 脑部病损

古人发现脑部病损出现神志障碍，语言损害，四肢瘫痪，不伴有痛觉障碍等。《灵枢·热病第二十三》曰："痱之为病也，身无痛者，四肢不收，智乱不甚，其言微知，可治；甚则不能言，不可治也。"经文中"痱"是指瘫痪。"痱之为病也"即是这种热病引起的瘫痪（脑炎等），是一种病。"身无痛者"即是全身没有疼痛感。"四肢不收"即指四肢不能动，瘫痪也。"智乱不甚，其言微知，可治"即是神志障碍不严重，没有完全昏迷，别人讲话还可知，则可以被针刺治疗。"甚则不能言，不可治也"即是语言完全障碍者，不可治疗。这段经文是在《灵枢·热病第二十三》描记的，因高烧时，只有病损害脑部，才能引起神志和语言障碍。在脑部因热病损害时，可出现四肢瘫痪，但不伴有疼痛。

2. 脊骨空里髓损害

脊骨空里髓损害时，可出现脊强反折、脊强而厥、伛等。《素问·骨空论篇第六十》曰："督脉为病，脊强反折。"《难经·第二十九难》曰："督脉为病，脊强而厥。"两句经文即指在脊骨空里髓病损时可出现角弓反张和昏厥。《素问·刺禁论篇第五十二》曰："刺脊间中髓为伛。"这句经文中的"伛"字，在现代字典和词典中都解释为"伛偻""曲背""弯腰曲背"等。总的意思是"腰背弯曲"之意。所以，在针灸书解释"伛"字时出现"驼背""伛偻""身蜷曲"等，其理由有刺中髓，则骨精气泄，故伛偻也。或述因刺中脊髓，便会发生伛偻背曲的症状等。上述种种解释虽然均有"伛"的含义，但仅为"伛"字的含义和表面现象之论述。其实，"刺脊间中髓为伛"指在脊骨（棘突一间）针刺，由于刺得过深，误刺伤脊骨空里髓后，出现双下肢或四肢屈曲状瘫痪，伴腰背弯曲的特殊体征。这即是脊骨空里髓损害后躯肢出现屈曲性（痉挛性）瘫痪的特殊表现。

（二）周围部分病损

中国古代医学家发现，周围部分损害出现肢体瘫痪伴肌肉萎缩和疼痛，不出现神志和语言障碍。《灵枢·热病第二十二》曰："偏枯、偏身不用而痛，言不变、志不乱，病在分腠之间。"这段经文之意是在热病时，出现偏瘫伴肌肉萎缩和肢体疼痛，但言语和神志没有变化，病损即在躯肢的肌肤之间。实指位于肌肤之间的经络。因在临床证实，只有躯肢经络（肌肤间）损害，才能引起瘫痪伴肌肉萎缩和肢体疼痛。

上述文献证明，"脑经络系统"病损后，因损害的部位不同，出现的体征不同。古代医学家在二千五百年前发现，脑在热病时，神志障碍，语言损害，四肢瘫痪不伴疼痛、脊骨空里髓损害出现的脊强、昏厥、躯肢屈曲状（痉挛性）瘫痪。周围部分损害神志和语言没有变化，仅出现偏瘫伴肌肉萎缩和肢体疼痛等。时至今日，它不仅被证明是科学的，而且在临床上仍然非常有价值。只要临床针灸家能充分运用古人的科研成果，就能提高诊断水平及疗效。

第四节　札记

一、从临床角度探索经络实质

中国针灸治病的临床史，就是探索经络实质的历史。

中国按摩治病的历史，就是探索按摩经络治病的历史。

中国火灸治病的历史，就是探索火灸经络治病的历史。

中国针刺治病的历史，就是探索针刺经络治病的历史。

中国针灸家，坚信和发现人体有能决死生、处百病、调虚实的经络系统，并一直在探索着，研究着……

中国针灸临床家，最早从远古时代即开始探索、研究经络系统，一直到今天。

他们有一个共同的体会和经验，即是只有用手指按住经络，只有用针刺中经络，在临床才能出现相对较好的疗效。

从上古时期到现在，世世代代的针灸临床家们，每天都用手指按压经络治病，每次都用针刺经络治病。在几千年的临床实践中，他们不仅承用而且积累了丰富的经验。他们知道先如何用手按压寻找经络；在何部位针刺易刺中经络；用何种方法针刺易刺中经络；什么能证明刺中了经络；在某部位刺中经络对某种（些）病证有较好疗效；刺中重要脏器出什么危险……不断探索、研究、发展……

几千年过去了，针灸临床家们已经积累了丰富经验和先进方法，使临床疗效不断提高。也正因为如此，中国针灸、按摩治病的方法，历经数千年不衰！它也可能就是中国针灸学能生存、发展的最大源泉和动力。

读到这里，同仁们就会惑悟到，中国针灸临床家早就肯定了人体有经络系统，而且创用了指按压经络、针刺经络、艾灸经络治疗病证的方法。从上古时期到春秋战国期间，由于针灸家发现，人体的经络被锐状物刺激后，疾病的疗效相对较好，所以医学家才特发明（特制）了能刺中经络的针，专门刺经络治病。

用针刺经络治病长达数千年之久，而且在临床有显著疗效。由于逐步积累的经验和总结的方法，使针刺治病的范围不断扩大，疗效相对提高。这一切一切，都是围绕着用手指按压经络，用针刺中经络，用火灸经络，出现相对较好之疗效而不断探索、发展、演变……

如此说来，历代针灸家不是没有发现经络，而是没有用科学道理说清楚被手按住的经络是什么？被针针刺的经络是什么？被火火灸的经络是什么？为什么刺中经络能出现"气至"现象？为什么刺中经络对某种（些）病证的疗效较好……

从这个角度考虑，从这个角度入手，从这个角度探索、研究……可能是最实际，最容易，也是最有价值的。这样做，首先符合针灸临床家的意愿，因他们期盼已久，最渴望说清楚被手按的经络是什么？被针刺中的经络是什么？

这样做也最容易，因这种理念首先将人体的经络锁定在"能被手按压住，能被针针刺中"的有形之物。在人体能被手按压住，能被针针刺中，刺中后又能出现"气至"的有形之物，当然是最容易研究的了。

再说最有价值，从此角度进行研究找到的物质，即是能被手按压住治疗病证的经络，能被针针刺中治疗病证的经络。得出的结论，不仅可以在临床使用，提高临床疗效，继续指导临床实践，而且可被现代医学科学知识证实。

所以，从临床用手按压经络治病，用针针刺经络治病，用火火灸经络治病的角度探索经络实质，对发展中国针灸学有深远的意义和极高的临床价值。

二、浅议"神与神气"

关于"神""神气"等论述，在中医针灸学中不仅面广，而且影响大。读有关描述和相关内容后，对其中的奥妙有所感悟，特论述于后。

（一）相关论述

1. 神的生成

"神"在胚胎发育早期即开始形成。《灵枢·本神第八》曰："故生之来谓之精，两精相搏谓之神……"《灵枢·天年第五十四》曰："以母为基，以父为楯，失神者死，得神者生也。"即是部分佐证。

2. 何谓神

神谓智慧和精灵的综合，包括思维、记忆、情感、意志、神志及相关延伸之内容。《素问·八正神明论篇第二十六》曰："神乎神，耳不闻，目明心开而志先，慧然独悟，口弗能言，俱视独见，适若昏，昭然独明，若风吹云，故曰神。"即是部分佐证。

3.　"神"位何处

根据描述内容，"神"分别位于"心"和"脑"。

（1）"神"位于"心"

有关"神"位于"心"的论述比较多，影响也比较大。《灵枢·本神第八》曰："凡刺之法，先必本于神。血脉、营、气、精、神，此五脏之所藏也……所以任物者谓之心，心有所忆谓之意……"《灵枢·天年第五十三》曰："血气已和，荣卫已通，五脏已成，神气舍心，魂魄毕具，乃成为人。"《素问·调经论篇第六十二》曰："心藏神……"《灵枢·九针论第七十八》曰："心藏神……"《灵枢·大惑论第八一》曰："心者，神之舍也。"《灵枢·五色第四十九》曰："积神于心，以知往今。"即是部分佐证。

与此相关的论述还有：

①五脏藏精、神、魂、魄：《灵枢·卫气第五十二》曰："五脏者，所以藏精、神、魂、魄者也。"《灵枢·本脏第四十七》曰："五脏者，所以藏精神、血气、魂魄者也。"

②神、魄、魂、意、精、志分别藏五脏：《灵枢·九针论第七十八》曰："心藏神、肺藏魄、肝藏魂、脾藏意、肾藏精志也。"《素问·宣明五气篇第二十三》曰："五脏所藏：心藏神、肺藏魄、肝藏魂、脾藏意、肾藏志，是谓五脏所藏也。"

③五脏病损与神相关内容之病损：《灵枢·本神第八》曰："心怵惕思虑则伤神，神伤则恐惧自失……""脾愁忧而不解则伤意，意伤则悗乱""肝悲哀动中则伤魂，魂伤则狂忘不精，不精则不正当人……""肺喜乐无极则伤魄，魄伤则狂，狂者意不存人……""肾盛怒而不止则伤志，志伤则喜忘其前言……""恐惧而不解则伤精，精伤则骨酸痿厥，精时自下。是故五脏主藏精者也。"

《素问·灵兰秘典论篇第八》曰："心者，君主之官，神明出焉。肺者，相传之官，治节出焉。肝者，将军之官，谋虑出焉。胆者，中正之官，决断出焉。膻中者，臣使之官，喜乐出焉。脾胃者，仓廪之官，五味出焉。大肠者，传道之官，变化出焉。小肠者，受盛之官，化物出焉。肾者，作强之官，伎巧出焉。三焦者，决渎之官，水道出焉。膀胱者，州都之官，津液藏焉，气化则能出矣。"

《素问·六节藏象论篇第九》曰："心者，生之本，神之变也……肺者，气之本，魄之处也……肾者，主蛰封藏之本，精之处也……肝者，罢极之本，魂之居也……脾胃大肠小肠三焦膀胱者，仓廪之本，营之居也，名曰器，能化糟粕，转味而入出者也。"

（2）"神"位于"脑"

仅根据描记内容，将其归为脑。

《素问·八正神明论篇第二十六》曰："帝曰：何谓神？岐伯曰：请言神，神乎神，耳不闻，目明心开而志先，慧然独悟，口弗能言，俱视独见，适若昏，昭然独明，若风吹云，故曰神。"

《素问·脉要精微论第十七》曰："头者精明之府，头倾视深，精神将夺也""夫精明者，所以视万物，别白黑，审短长。以长为短，以白为黑，如是则精衰矣""言而微，终日乃复言者，此夺气也""衣被不敛，言语善恶，不避亲疏者，此神明之乱也。"

4. 神异常

神可变成异常。

（1）神劳

《灵枢·大惑论第八十》曰："故神劳则魂魄散，志意乱。"

（2）神有余，神不足

《素问·调经论篇第六十二》曰："神有余有不足……神有余则笑不休，神不足则悲。"

（3）神异常

《灵枢·本神第八》曰："至其淫泆离脏则精失，魂魄飞扬，志意恍乱，智虑去身者……""是故怵惕思虑者则伤神，神伤则恐惧流淫而不止。因悲哀动中者，竭绝而失生。喜乐者，神惮散而不藏。愁忧者，气闭塞而不行。盛怒者，迷惑而不治。恐惧者，神荡惮而不收。"

5. 神决定生死

《灵枢·天年第五十四》曰："失神者死，得神者生也。""百岁，五脏皆虚，神气皆去，形骸独居而终矣。"

《素问·移精变气论篇第十三》曰："得神者昌，失神者亡。"

《素问·汤液醪醴论篇第十四》曰："神去之而病不愈也。""嗜欲无穷，而忧患不止，精气弛坏，荣泣卫除，故神去而病不愈也。"

6. 神气

论述中有专称"神气"，《灵枢·九针十二原第一》曰："所言节者，神气之所以游行出入也，非皮肉筋骨也。"

7. 针刺可平"神气"

《素问·调经论篇第六十二》曰："神有余，则泻其小络之血，出血勿之深斥，无中其大经，神气乃平。""神气不足，视其虚络，按而致之，刺而利之，无出其血，无泄其气，以通其经，神气乃平。"即是佐证。

（二）讨论

从上述文献可知，古代针灸家对"神"的论述和应用很多。首先明确了"神"是在胚胎早期即开始发育，直到五脏生成，魂魄毕具，"神"才完全形成。

关于对"神"的认识，古人描述的具体而深刻。它不仅包括了思维、记忆、情感、意志、神志，还对相关延伸的功能也有涵盖。如大脑是全身知觉和运动等活动的器官，全身与大脑相关经络之部位的知觉和运动都受"神"的支配，这种功能称"神气"的活动。

与神相关的魂、魄、意、志、思、虑，以及这些内容伤后的表现，历代文献都描述得比较多，主要论述了"神"决定死生，保护健康，延年益寿的相关内容和重要性。

关于"神"所在部位，多数论述位于心，并且由此而延伸有关五脏与"神"相关内容之论述。

现代多部字典载：心为心血管系统的组成部分，是推动血液循环的器官。脑是人体中管全身知觉、运动和思维、记忆等活动的器官。据此，应当机立断，确立"脑舍神"的观点。

"心藏神""心舍神"论者认为："至其淫泆，离脏则精失，魂魄飞扬，志意恍乱，智虑去身……"这段"忠言"告诫同仁，千万不要把"神"的位置弄错，一旦搞错，就会出大乱子。然而，遗憾的是恰恰就是他们本身就未解其意将其弄错，引出了时尚的谎言，闹出天大的笑话。对于这类问题，应视为原则问题，重大问题，应以科学的态度认真研究和继承发展。

除此之外，"神"还延伸出"神气"。因为人脑是全身知觉、运动和思维、记忆等活动的器官。全身的知觉和运动都由脑的思维进行控制、调节。位于全身知觉和运动的结构，完全受脑思维——"神"的支配。这种过程，一般在主观是没有感觉的，也称"神气"运行。在针灸学中描述"所言节者，神气之所游行出入也，非皮肉筋骨也"，即是上述论点之佐证。这个论点很有意义，因为它不仅证明脑功能"神气"之活动，而且验证了在二千五百年前，中国针灸家发现躯肢传递知觉和运动有出入之别，是科学的。

这个论述主要来源于针刺治病的临床实践，因古代医学家发现"神有余，有不足"，针刺可以平神气。

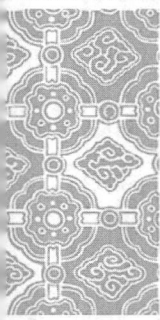

三、正"督脉"之位

"督脉"的发现，使经络系统有了脊梁，是针灸学一大幸事。但遗憾的是，中国针灸学一直沿用《灵枢·经脉第十一》描述的经脉系统。由此使经络系统，一直处于体表直接与脏腑相联系状态，也由此一直使"督脉"闲置。

所谓"督脉"之位，含义有二：

其一，"督脉"实际位于何处？

关于"督脉"之部位，一般认为在躯体的背正中。这种说法值得探讨属无据之论。

"督脉"最早见于《素问·骨空论篇第六十》，该文所表述"督脉"之部位，与脊骨和脑有密切关系，但主要仍在脊骨外上头巅入脑，别出又夹脊往下；在阴器再入腹经脐中央，贯心，达口唇，至眼下。概而言之为在脊外先上后下，然后经腹、胸，达口面。到《难经》论述的部位有很大变动。《难经·第二十八难》曰："然，督脉者，起于下极之俞，并于脊里，上至风府，入属于脑。"经文的"起于下极之俞"即指长强穴（尻骨下空）。"并于脊里"即指就在脊骨空里。"上至风府"即指从脊里上达风府（第一上椎上缘）。"入属于脑"即指督脉在此入脑，与脑相连。全文之意可知，"督脉"完全位于脊骨空里。起于脊骨下空，就在脊里一直往上达风府（第一上椎上缘），与脑相连。《针灸甲乙经》已继承了该论述。证明《难经》《针灸甲乙经》都确认"督脉"位于脊骨空里，上端在第一上椎上缘处与脑相连。

其二，"督脉"在经络中的地位

在《内经》中出现"督脉"，本身就说明该脉为总督全身之脉。因"督"字即有总督之意。另《灵枢·五音五味第六十五》："冲脉任脉，皆起于胞中，上循背里，为经络之海。"《针灸甲乙经·卷二·奇经八脉》曰："冲脉任脉，皆起于胞中，上循脊里，为经络之海。"经文中的"上循背里""上循脊里"均指上循脊骨空里，汇于督脉，形成经络之海。《针灸甲乙经·卷二·奇经八脉》："督脉……阳脉之海。"海纳百川，"督脉"为经络之海，为阳脉之海，即证明体表和脏腑之经络都汇集于"督脉"。

上述文献证明，"督脉"位于脊骨空里，系总督全身之脉。它上通于脑，内连脏腑经络，外络肢节经络，是经络系统的总枢纽。

四、再解《灵枢·背腧》篇

"背腧"是个谜，是令人疑惑的大谜团。

笔者与"背腧"已接触数十年，细读过，临床体验过，也挥笔写过感悟，试图破解疑惑之谜，但直到近期，重翻《灵枢经》，再读"背腧"时，仍深感有些迷惑尚未揭开。这个难解之谜，自然应当有人进一步破解，现今固然不乏其人，笔者当算其中之一。

迷惑之一

"背腧"独立成篇，本身就是谜，使人迷惑不解。

《灵枢经》共编排八十一篇论文，长者达数千字，短者也有数百字，唯"背腧"仅146个字，7句话，7对腧穴，通篇总共不到半页纸。如此之短，独立成篇，值得深思。

由于长时间未能破解《灵枢经》独立成篇之谜，由此可见作者用心良苦。

迷惑之二

"背腧"穴是怎样发现的？又是怎样确立的？都是谜。

全身这么大面积，用什么方法确定的？第一个腧穴是怎样确定的？以后又是怎样发展的？全然不知。

是通过针刺的临床实践，从失败和成功之中择出最优之部位吗？不是，显然不可能，因经文中已明白"刺之则不可"，即可佐证。

是解剖后确定的吗？没有文字依据，在全文中没有一点蛛丝马迹供考。

从其定腧穴的方法中可看出，"背腧"穴可能是通过手指按压而确定的。文中"欲得而验之，按其处，应在中而痛解，乃其腧也"即可佐证。如果真是运用手指按压方法确定的"背腧"穴，研究、发现和沿用的年代就很久了，不是几百年，而会是几千年，甚至可从上古时期追溯到远古时期。不是一代人应用，也不是几代人应用，而是几十代人甚至百余代人的"相传之宝"。从远古到春秋战国时期，不知救治过多少人。

迷惑之三

说迷惑，"背腧"本身就是迷惑。这个迷惑还因"背腧"是最大的迷惑和最核心的迷惑。

为什么叫"背腧"？谁也没有深究过，一般认为是因为腧穴位于"背部"而称"背腧"，其实这可能是一种曰解，其深层含义应当并非如此。

"背"字在《内经》成书年代不单指背部，而脊骨也称"背骨"。《灵枢·骨度第十四》曰："项发以下至背骨长二寸半"。经文中的"背骨"即指脊骨。《灵枢·五音五味第六十五》曰："冲脉任脉，皆起于胞中，上循背里，为经络之海……"经文中的"背里"即指脊骨之里。据此认为，古人称"背腧"的深层含义，是指与脊骨有密切联系，位于脊骨旁，治疗五脏病证的俞穴。

这种命名很特别，一语直入核心。即告诫同仁，"背腧"穴突破了《灵枢·经脉第十》体表和脏腑联系的规律，独辟蹊径，创出了体表和五脏联系的特殊规律。体表经络是通过脊骨旁，脊骨空里的髓，自上而下，分节段与肺心肝脾肾相联系的规律。"背腧"穴就是由于分布在脊骨旁这个特定位置，所以用手指按压才会出现独特疗效。这种解读听起来很新鲜，但又很实际，也很客观，可能也就是这么回事，在临床实践中，在现代解剖中，事实已经作了证明。

……

谜！还有很多谜等待破解！

五、读《灵枢·海论》新悟

笔者和《灵枢·海论第三十三》打交道已四十余载。在此期间多次阅读、撰文谈感悟，并根据其理论和临床经验，结合其他科学知识和临床实践，创用了"头针"。近期再读《灵枢·海论第三十三》篇，仍觉新意如缕，提笔再述。

《灵枢·海论第三十三》主要是根据解剖研究和临床实践经验而确立的。它是非常有价值的科研成果。

"夫十二经脉者，内属于腑脏，外络于肢节。"这句经文高度概括了人体的经脉，内与脏腑相连，外与肢节属络。这一论述，明确肯定了体表和脏腑，是通过经脉进行联系的。

在当时，《灵枢·经脉第十》已经论述了体表与脏腑的联系规律。《灵枢·海论第三十三》的研究者和作者，如实描记自己解剖所见，大胆提出髓海、血海、气海、水谷之海；冲脉为十二经之海。各海含系列组织器官，有特殊功能，独创了体表与脏腑的联系规律。通过针刺治病的临床实践，确立了各海的针刺部位。即"胃者，水谷之海，其输上在于气街，下至三里。冲脉者，为十二经之海，其输上在于大杼，下出于巨虚上下廉。膻中者，为气之海，其输上在于柱骨之上下，前在人迎。脑为髓之海，其输上在于其盖，下在风府。"这一论述突破了《灵枢·经脉第十》体表与脏腑的联系规律，独创了"四海"的特殊联系规律及针刺治病经验。

《灵枢·海论第三十三》应谈之事很多，悟叹有四。

悟叹之一

"脑为髓之海"之论述，意义重大，价值非凡。因为其论点出现，不仅使人体的经络有了脑，而且将脑定为髓之海（脊骨空里髓之海），即经络之大海，使经络系统有了神，有了主……假如没有"脑为髓之海"之论述，敢说人体的经络系统到现在，仍然会局限在体表和脏腑相属络的时代。

悟叹之二

冲脉为十二经之海。因冲脉位于胸腹之内，为脏腑经络。提出冲脉为十二经之海，即证明体表的经络都汇聚于脏腑经络，进一步说明人的体表经络，不是每一条只属一个相关之脏腑，而是体表经络汇聚于脏腑经络。这一论述对揭示经络支配脏腑之规律有指导意义。

悟叹之三

"四海"之输发现，确定和运用，均意义重大。因其不仅在临床获得良好治疗效果，而且各海之输的分布规律，证明了新开辟的"四海"之理论是科学的，具有极其重要的运用价值。

悟叹之四

"凡此四海者，何利何害？何生何败？岐伯曰：得顺者生，得逆者败，知调者利，不知调者害。"这段论述实在令人感动。它使人想到"四海"的研究者和作者，不仅学识渊博，而且人格高尚，堪称一代医宗。可概括为"思敏目慧，矢志不移，争鸣论理，独创神奇。"每当读到这段"绝论"时，不仅能深刻体会到字面的含义，更感悟到"海论"的研究者和作者当时的感受和神态。

时隔二千五百年的今天，也就是"海论"篇在《灵枢经》中沉睡了二千五百年之后，每当读起，总是感到心旷神怡，兴奋无比，越读越感亲切，越读越感到可贵。因现在在针刺治病的临床实践中发现，运用《灵枢·海论第三十三》中描述的"脑为髓之海，其输上在其盖，下在风府。膻中者，为气之海，其输上在抒骨之上下，前在人迎。胃者，水谷之海，其输上在气街（腹股沟处），下至三里。冲脉者，为十二经之海，其输上在大杼，下出巨虚之上下廉……"治疗各海之病证，疗效确信。经现代医学解剖、生理学知识证明，各海的俞穴之分布，符合人体周围神经体表和内脏的联系规律。说明《灵枢·海论第三十三》中论述的经络，体表和脏腑的联系是科学的。因此，《灵枢·海论第三十三》之描述，对经络系统的建立、运用和发展均有重要意义。

如果针灸家，能深刻理解和正确运用《灵枢·海论第三十三》的理论，并付诸实践，不仅能使中国针灸学沿着科学之路快速向前发展，而且确实可以提高疗效。

上述仅是本人粗浅感悟。

六、换个角度议"四街"

笔者与"四街"论接触数十载,曾阅读多次,几次行文,多年过去了,近期重读,仍感奇妙莫测,悬疑叠起。

"四街"论留给今人印象,最深的是具体治疗方法和疗效。假如这种方法确实疗效相对较好,并可由此而推知"四街"是什么?"四街"是如何形成的?"四街"是何时形成的?深究这类问题也有一定价值和意义。反之,舍此而求其他,即成多余。据此,就应换个角度,先从治疗方法和疗效说起。

(一)"四街"病证的治疗方法

《灵枢·卫气第五十二》曰:"取此者用毫针,必先按而在久应于手,乃刺而予之。"经文"取此者用毫针"属经验之谈,可能是因用毫针适于深刺,易刺中需刺之的,能获较好疗效。"必先按而在"即指在针刺前必须先用手指按寻,一直到有物被按住。"久应于手"即指用手按压之物的反应能持久存在。"乃刺而予之"即是就给刺之。总的意思就是,用毫针刺手按有反应之物。从文字及内容可推测该方法属经验之谈。这种经验源于临床,即从无效和有效中,不断择优,最后认定的。这一经验不是短时间能形成的。可能是在几千年以前就开始积累,演变而逐步形成的。它可能就是从最原始的按压治病中发展演变而来的,先有按压,以后才发展成针刺的。

今天,在针刺治病的临床实践中,很多专家沿用此法,仍然得心应手,疗效独特,进一步验证了"四街"病证的治疗方法和疗效是可信的。

(二)"四街"病证的针刺部位

治疗"四街"之病证,没有描记具体部位。仅有"四街"气止部位。这种描述,可能是在临床实践中,先选择按压之部位,行针刺观察对某种(些)病证的疗效。在此基础上,逐步形成在体表某一部位针刺,对相关部位疗效相对较好的概念,并据此认为内与外有关系。由于在头部针刺对脑病证有较好疗效;在膺和背俞针刺,对胸内心、肺之病证有较好疗效;在背俞和脐左右针刺,对腹内之脏腑病证有较好之疗效;胫部病证,在气街(腹股沟处)和踝上下刺有较好疗效。据此确定"街"之内外间有特殊联系。因此仅弄清"街"内与外之间气止的部位,实际在体表的这些部位,就是治疗该"街"病证的部位。

(三)"四街"之形成

在针刺治疗的临床实践中发现头与脑,胸与膺和背俞,腹与背俞和脐左右,胫与腹股沟和踝有联系。这种联系不是一般的联系，而是特殊的联系，特用"街"来形容，从此就出现了"四街"。

（四）"四街"与卫气

"四街"之内外如何联系？为什么联系？作者似乎已注意到此关键处，并已清楚"四街"和'四街'内外之联系不是与血脉中的"营气"，而是在血脉之外进行联系。研究者不知如何联系，是什么在联系，最后才定为"浮气"，即行于脉外的"卫气"，所以"四街"中就有了"卫气"。

"卫气"古人虽没有说清楚是什么东西，但却留下来了信息，即是在"四街"相对应之特殊部位，选准手按有应之物，将针刺其上，即可调"卫气"，'使本"街"之病证好转或恢复。由此可推测"四街"和"四街"内外联系之"卫气"，应由被手按能应之物承担。

过去很茫然，实践探索，探索实践，走过了漫长的岁月。从现代医学科学知识可知，被手按有应之物即是周围神经，也就是古人发现的肢节经络。据此认为"四街"及'四街'内外之联系，即指人体经络分节段分布及内外联系。

第三章 关于"沿躯肢纵轴为主循行的带状感传"的探索和研究

第一节 概述

一、古代医家的探索、研究

古代针灸临床家，成功诱发出了沿躯肢纵轴为主循行的带状感传，历代很多针灸家视其为"经络现象"，一直进行着探索、研究。

中国针灸临床家在很久很久以前，运用按压、火灸、针刺等治病方法，成功诱发出了沿躯肢纵轴为主循行的带状感传。其发现的确切年代很难考究，现有文字记载的大约为三千年。中国湖南马王堆出土的《足臂十一脉灸经》《阴阳十一脉灸经》，均与沿躯肢纵轴为主循行的带状感传有直接关系，因其分布特征主要沿躯肢纵轴。

这是古代医学家的重大发现。因这种现象既奇特，又神秘。其中最令针灸临床家振奋的是，在用手指按压、火灸、针刺时，少数病人从刺激部位起，出现一种异常感觉，主要沿躯肢纵轴向前循行（移动）。对这种特殊现象，针灸临床家如获至宝，其中有些人认为，这就是人体"经络"的循行。

"循行的部位"就是"经络"的部位。持此类观点者开始了艰苦的探索、研究……《足臂十一脉灸经》《阴阳十一脉灸经》《经脉》《经别》《经筋》《奇经八脉》……直到当代针灸界通用的"十二经"的体表线，都是受"沿躯肢纵轴为主循行的带状感传"之影响，逐步演变而成的。几千年过去了，历代的很多针灸家都绞尽脑汁，想方设法，坚决要把此类"经络"立起来。但遗憾的是，不论"立起来"的哪种"经络"，都不能在临床真正使用，都不能解释临床常见现象，都不能被现代科学知识证实，反而使人体的"经络系统"变得更加悬疑、神秘！

造成目前这种局面的原因诸多，最主要的是对"沿躯肢纵轴为主循行的带状

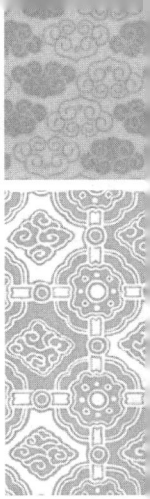

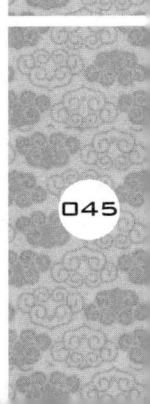

感传"认识不清，理解错误，误将其当成了经络的主要现象或唯一现象，并单纯探索、寻求其实质。由于采用的研究方法不当，更致使其沿歧途不断演变，最终使针灸学中，对人体的经络表述更加复杂、神秘，也可以说是盘根错节、根深蒂固，难理解，更难处理。

二、笔者的探索、研究

笔者对"沿躯肢纵轴为主循行的带状感传"的探索、研究和发现：

1. 历代针灸家确定"沿躯肢纵轴为主循行的带状感传"，为"经络"的主要现象（或唯一现象），并据此探索、研究人体的"经络系统"，再加上在研究中运用的方法不当，最终陷于僵局（见札记一）。

2. 据经文中对"经络"有关之论述，临床验证及试验研究发现："沿躯肢纵轴为主循行的带状感传"确实属于"经络"现象范畴，但不是主要的，更不是唯一的，只是针刺、艾灸和按压时出现多种现象中的一种。因此，要以"沿躯肢纵轴为主循行的带状感传"为依据，探索、研究其实质，最终只能探索出"沿躯肢纵轴为主循行的带状感传"的实质，而不是古代和现代医学家在临床常用的针刺、艾灸和按压治病的经络，也不是古代医学家经临床实践和试验研究发现和认可的人体整个"经络系统"的实质（见札记一、二）。

3. "沿躯肢纵轴为主循行的带状感传"是中国古代针灸临床家，在按压、火灸、针刺治病时诱发出来的。这种现象在人体正常、无异常刺激时，是根本不会出现的。因此，可确定"沿躯肢纵轴为主循行的带状感传"，属异常现象或（和）病理现象，而不属正常现象。将其定为正常"经络"现象（一般简称经络现象），是不确切的。假如将其定为"经络"现象，那么这种现象就应循行不停，而且每个人都应如此。如果不循行，就证明"经络"循行停止，人就要死亡。再说，如视其为正常"经络"现象，每个人在躯肢不断有带状感觉循行，谁还能够静心思考问题？谁还能够集中精力工作和创作？谁还能够入睡？哪个医生还会在这种状态下给病人诊脉、针刺治病呢……细想这件事，越想问题越多，越想越清楚其绝对不属正常现象（见札记二）。

4. "沿躯肢纵轴为主循行（移动）的带状感传"无明显转折和死角，多仅有弧形弯曲。当代针灸界现用以多转折和多死角为特征的体表线，经观测和试验证明，在人体根本不存在；临床实践中也诱发不出来；在针刺治病的临床实践中根本不起任何作用。该线之形成主要受穴位归经之影响。观察试验证明，多种方法诱发出的沿躯肢纵轴为主循行（移动）的带状感传，多数仅有弧形弯曲，无多转折、多死角之特征（见札记三）。

5. "沿躯肢纵轴为主循行（移动）的带状感传"在"十二经体表"范围内、外均可诱发出来。最敏感者，仅在一个上肢就诱发出40条平行往前移动的带状感传。由此而推知，在大脑皮层中央后回体觉区内的"体觉分域定位"，不仅与体表点相对应，而且有线状相对应。这种线即是体觉区内的对应点，沿着躯肢方向连成的（在本节段内点点连线，在节段间相对应线相连）。

6. "沿躯肢纵轴为主循行的带状感传"的宽度与在体表点刺激物的面积有关。

经观测和试验发现，"沿躯肢纵轴为主循行的带状感传"的宽度，与在体表点刺激物面积大小有关。即刺激物面积小，引起的带状感传相对较窄，刺激物的面积较大，诱发出的带状感传可相对较宽。由此现象可推知，在大脑皮层中央后回节段性范围内"体觉分域定位"，除点对点的形式对应体表点外，并以点点沿躯肢纵轴连成线为基础。在该区范围，排排线状密布。正因为如此，在体表点刺激物面积小，引起大脑皮层中央后回体觉区内的对应点，异常兴奋沿躯肢纵轴方向扩延的线也比较细，所以在体表诱发出的带状感传也相对较窄，反之，则相反。

7. 中国古代针灸临床家发现的"沿躯肢纵轴为主循行的带状感传"，就是被手按、火灸和针刺者主观感到有酸、麻、痛、热等异常感觉沿躯肢以带状向前移动。这种现象的核心，是被刺激者主观感到异常感觉沿躯肢移动。这一过程，现代神经生理、解剖等知识证明，属一种主观对痛、温、麻、热等感知的过程。这种感知的体验，只有经大脑皮层中央后回相对应体觉区参与，才能出现和完成。据此认为，在体表刺激后出现的"沿躯肢纵轴为主循行的带状感传"，是以大脑皮层中央后回相对应的体觉区活动为中心，由神经系统相关感觉传导通路和体表感受器参与而完成的。

8. "沿躯肢纵轴为主循行的带状感传"仅是被作用对象的主观感觉。经笔者观测和实验证明，在"沿躯肢纵轴为主循行的带状感传"过程中，不仅只有主观感觉，而且常伴有客观感觉异常。如沿带状感传可出现痛觉过敏带、痛觉减退带、多种感觉障碍带、痛觉消失带等。这类感觉异常带，可仅伴随带状感传，还可延长或（和）增宽。少数被作用者，不出现带状感传，仅出现感觉异常带等。这一发现非常重要，因为其不仅证明"沿躯肢纵轴为主循行的带状感传"，确实属主观感知过程，而且证明主观感觉仅是这一过程的组成部分。整个过程包含主观感觉和客观感觉。这一重要发现为进一步研究"沿躯肢纵轴为主循行的带状感传"的实质，提供了客观指标的依据和正确的研究途径。

9. 在确定"沿躯肢纵轴为主循行的带状感传"与大脑皮层中央后回相对应体觉区有关的基础上，运用颈动脉滴注药液刺激脑部，成功地诱发出了"沿躯肢纵轴为主循行的带状感传"，证实了"沿躯肢纵轴为主循行的带状感传"源于脑部。这一发现对揭示沿躯肢纵轴为主循行的带状感传的实质，有重要的科学价值和深远意义（见札记四）。

10. 观察发现，在脑缺血性疾病和癫痫大发作时，可出现"沿躯肢纵轴为主循行的带状感传"，或为唯一的首发症状（见札记五）。这一现象充分证明，"沿躯肢纵轴为主循行的带状感传"是大脑皮层中央后回相关体觉区病损，引起异常感觉的体验，沿躯肢方向扩延而形成的。由此而知，可据"沿躯肢纵轴为主循行的带状感传"的特征及规律，推测大脑皮层中央后回相关体觉区，对躯肢表面感觉支配的特征和规律。

11. 体表感受野在大脑皮层中央后回体觉区分布的规律。躯肢体表外周感受野，在大脑皮层中央后回，体觉区节段性分布范围内的"体觉分域定位"，不是杂乱无章的，而是严格有序的。其分布规律是以点的形式，严格与体表部位对应。分布特征是根据躯肢纵轴，点点连成线（非常细），排排线状平行密布。在各节段间（或称部位间），对应各体表部位的线，相互对接（或多数对接，可能连接间有微小的间隙），使各节段间相互联络。沿躯肢纵轴方向分布的连线，有相对绝缘性（独立传导性）。

12. "沿躯肢纵轴为主循行的带状感传"的产生与消失（仅论刺激体表引起的）。

从刺激（火灸、针刺、按压）体表部位开始，先由被刺激的感受器兴奋，转变引起的神经冲动，沿相关的周围神经和脊髓、中脑、丘脑的有关部位，最后到大脑皮层中央后回体觉区的对应点（即接受体表感觉的对应点）。该点开始兴奋很微弱（可能仅有几个细胞去极化），以后随着体表刺激的加大，以及持续使该点的兴奋不断增加。这时由于大脑皮层体觉区内该点异常兴奋，在体表被刺激部位出现异常感觉。随着体表点刺激量的增加，大脑皮层体觉区内对应点的兴奋也增加，并且以线状进行扩延。在大脑皮层体觉对应点异常兴奋和扩延的过程，即是异常感觉体验的过程，也是异常感觉沿躯肢循行（移动）的过程。因在中央后回体觉区内沿躯肢纵轴方向扩延，所以在躯肢可沿纵轴方向移动。由于在体表刺激的部位不同，在大脑皮层中央后回被兴奋的对应点也不同。由于兴奋在体觉区扩延的方向不同，异常感觉在体表移动的方向也不同（见札记二）。

在体表刺激停止后，大脑皮层中央后回体觉区最先被激活的点，兴奋开始减弱到消失。异常体验在大脑皮层中央后回扩延减弱到消失，沿躯肢纵轴为主移动的带状感传也减弱到消失。

沿躯肢纵轴伴感传出现的感觉异常带，与上同理。只是在体表点刺激的量和持续时间增加，使大脑皮层中央后回体觉区的对应点和扩延线异常兴奋增强，或持续异常状态。

以上相关内容可详见笔者所著《中国针灸学求真》一书（山西科学教育出版社，1987年版）。

第二节　札记

一、从穴位看经络的实质

几千年来，针灸家研究的"穴位"有什么用处，大家都很明白，也能说清楚，那就是用手按压、针刺穴位时，能出现"气至"，出现"气至"后对某种（或某些）病证有相对较好之疗效。这是中国古代针灸家发明的，历代针灸家丰富和发展的可贵经验。现在每一位针灸家天天都在用，而且也正是由于如此，才使中国针灸学历经数千年而长盛不衰。以上理念，也被其他行业广泛接受和采用。如拳击界用手指点穴，盲人用手按穴位治病，一些保健操也称按穴、叩穴、拍穴……治疗病证。凡此种种都证明，人体的经络在穴位中能被手按住，能被针刺中，也正因为如此，有些人还称"穴位"为"经穴"。

既然在各穴位中的经络能被手按住，能被针刺中，在人体连接各穴位的经络，也应被手按住，被针刺中。在躯肢能被手按住，能被针刺中的经络，才是人体各穴位中的经络。

中国针灸学现用经穴图中的体表线，被确定为连接各穴位经络的体表线，并据此进行广泛深入研究，但几十年过去了（包括电子显微镜放大50万倍）仍未找到。这一事实充分证明，中国针灸学现用经络体表线不是在穴位中能被手按住，能被针刺中的经络系统。

二、按压、火灸、针刺体表诱发的沿躯肢纵轴为主循行的带状感传原因

中国针灸临床家在很久很久以前，运用按压、火灸、针刺等方法，在体表特定部位刺激，成功地诱发出了沿躯肢纵轴为主循行的带状感传。其中有些专家认

为，这类感传，就在体表，并一直在体表寻找、探索其实质直到今天。

其实，"沿躯肢纵轴为主循行的带状感传"不是单纯局限在体表的，而是包括脑在内整个神经系统对感觉刺激的体验。

从现在已知的神经生理、解剖等知识可知，沿躯肢纵轴为主循行的带状感传，是从体表被刺激（按压、火灸、针刺）部位的"感受器"开始。因感觉的发生，最先是感受器的兴奋。所谓"感受器"，是指能够灵敏地接受外界（或体内）刺激，并将刺激转变为神经冲动的一些结构。

"感受"是感觉的第一步。"感受"了刺激，如果冲动不能传入中枢，不可能发生感觉，所以沿躯肢纵轴为主循行的带状感传，肯定有中枢神经传入过程。

既然"感受器"的作用，是把刺激转变为传入纤维上的神经冲动，这是人体对客观世界进行"模写"的第一步。所以"感觉"的许多问题都必须以此为基础来解释，这是一个非常基础又很重要的步骤。

刺激一般须先引起"感受器"的感受电位或发生器电位，然后再由"感受器电位"引起传入纤维上的放电活动。当发生器电位达一定程度时，方能引起神经动作电位。而且发生器电位越大，引起的传入冲动频率越高；反之频率就低。

一般躯体感觉的指压痛、温、热、冷及关节位置五种感觉，在躯肢感觉往往是混合感觉。

由此而知，从"感受器"和"发生器"诱发出的神经冲动，沿相应的周围神经，经脊髓、中脑、丘脑相关部位，最后到大脑皮层中央后回，接受体表感觉的对应点。该点兴奋后，即在体表部位（被刺激）出现异常感觉。该点兴奋开始比较弱（可能仅是一个或数个细胞去极化），待在体表加大刺激或持续刺激时，该点的异常兴奋增加，并以线状形式沿躯肢纵轴方向扩延。在大脑皮层体感区内对应点异常兴奋和沿躯肢纵轴方向扩延的过程，即是异常感觉体验的过程，也是异常感觉沿躯肢纵轴为主循行的过程。由于被刺激的体表部位不同，在大脑皮层体感区内兴奋的点也不同，扩延的方向不同，带状异常感觉在体表出现的部位和循行的方向也不同。

在体表的刺激停止后，在大脑皮层体感区内最先被激活的点，异常兴奋开始减弱到消失，异常兴奋沿大脑皮层中央后回扩延也由减弱到消失，这时沿躯肢纵轴为主循行的带状感传也由减弱、缩短到消失。

三、对现用经络体表线之转折和死角形成原因的探讨

中国针灸现用经络体表线，在头、颈、躯干及四肢，有些不仅有明显的转

折，而且有较多的死角。现选特征最明显的足少阳胆经加以分析及探讨。

（一）一般教科书上的描记

胆经的体表线，转折最明显，死角最多，见图1-1。

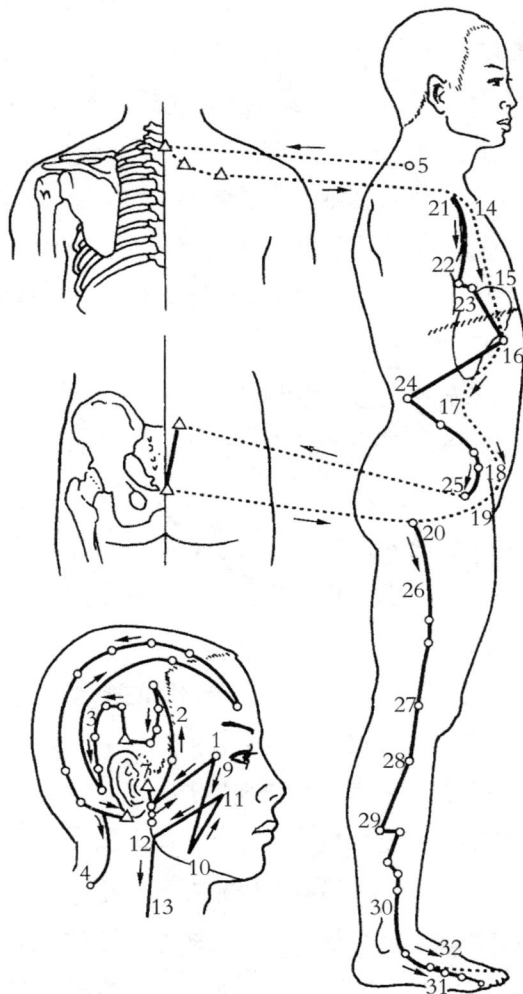

图1-1　足少阳胆经脉循行示意图

1.起于目锐眦；2.上抵头角；3.下耳后；4.循颈行手少阳之前，至肩上却交出手少阳之后；5.入缺盆；6.其支者，从耳后入耳中；7.出走耳前；8.至目锐眦后；9.其支者，别目锐眦；10.下大迎；11.合于手少阳抵于烦；12.下加颊车；13.下颈合缺盆；14.以下胸中贯膈；15.络肝；16.属胆；17.循胁里；18.出气街；19.绕毛际；20.横入髀厌中；21.其直者，从缺盆；22.下腋；23.循胸；24.过季胁；25.下合髀厌中；26.以下循髀阳；27.出膝外廉；28.下外辅骨之前；29.直下抵绝骨之端；30.下出外踝之前，循足跗上；31.人小指次指之间；32.其支者，别跗上，人大指之间，循大指歧骨内出其端，还贯爪甲，出三毛

（二）古代描记

古代描记分两个阶段记述：

1. 马王堆出土之帛书至《内经》，此阶段的体表线，系穴位归经前的特征。长沙马王堆出土的帛书，其中《阴阳十一脉灸经》躯体至面部仅有两个微小的弧形弯度，右面部有一个较明显的弧形弯度，无转折和死角，见图1-2。

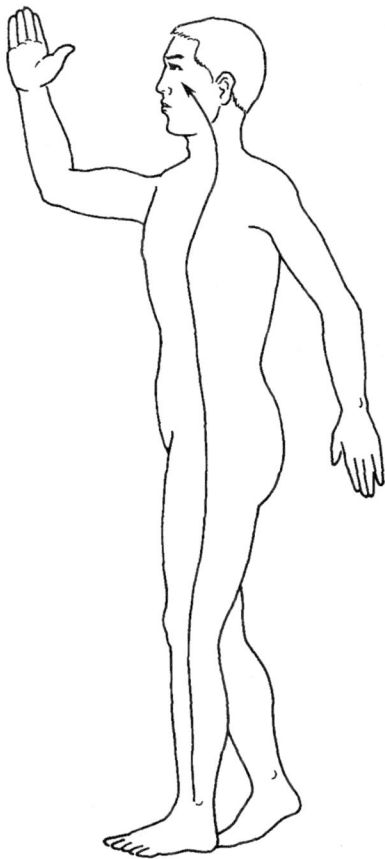

图1-2　《阴阳十一脉灸经》足少阳循行示意图

《足臂十一脉灸经》躯干有两个弧形弯度，较《阴阳十一脉灸经》的弯度微大，颈及耳上有一个S形的弯度，躯干侧面有个分叉，无转折及死角，见图1-3。

《内经》的图像在躯干有4个弧形弯度，从耳后绕头侧面达眉外角有弧形弯曲、无转折及死角，见图1-4。

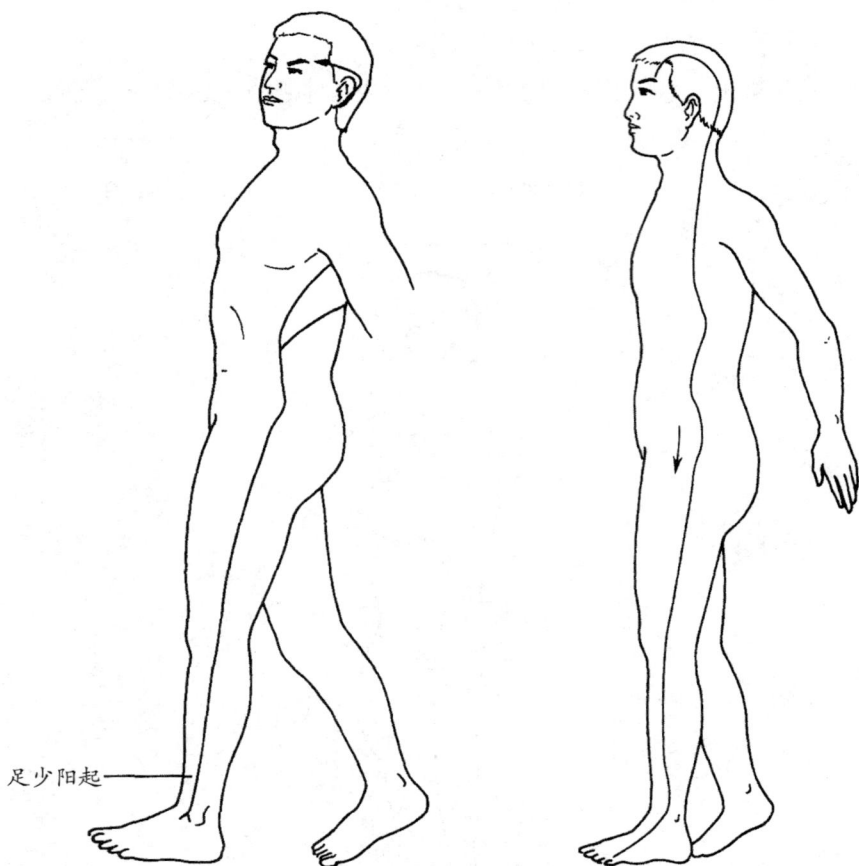

足少阳起

图1-3 《足臂十一脉灸经》足少阳循行示意图　　图1-4 《内经》足少阳循行示意图

以上这些图像，均是穴位未归经前的特征。

2. 《铜人腧穴针灸图经》以后，也就是穴位归经以后的特征。宋代王惟一以铜人为式、为脏腑十二经，旁注腧穴，对前代有关经穴的学说有所订正和改进。在《铜人腧穴针灸图经》一书里，详细记载了"足少阳胆经左右凡八十六穴。"说明这时已经穴位归了经。

《针灸聚英》中已有把经脉之体表线的部位与穴位结合在一起描记：共有14个死角，13个转折，大致与教科书上描记一样，见图1-5。

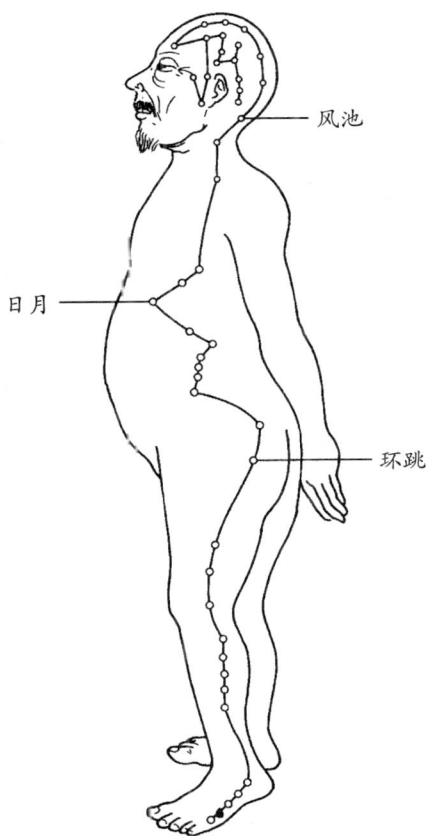

图1-5 《针灸聚英》足少阳循行示意图

（三）笔者研究发现沿足少阳胆经体表线的特征

在临床实践及研究中发现沿足少阳胆经体表线的特征仅有弧形弯曲，无转折及死角。

举四个典型病例说明：

1. 针刺后沿足少阳胆经出现带状感传

全某某，男，10年前患外伤性癫痫。于1972年又患左侧偏瘫，此时针刺（头针）左运动区上1/5治疗，沿左侧足少阳胆经出现带状感传，从头到足，见图1-6。

2. 右侧颈内动脉起始部完全闭塞后，血压增高时沿左足少阳胆经等，出现自发性带状感传

杨某某，男，44岁，山西省运城地区粮食局加工厂职工。

患者1974年2月某日突然左上肢无力，逐渐加重，左手变成完全屈曲状瘫痪，不仅主动伸不开，而且拳越握越紧，用力都掰不开，此时左上肢能抬正常，左下

针道——针刺治病解析

肢肌力基本正常（后经颈动脉造影证实为右侧颈内动脉起始部完全闭塞）。

1975年6月某日，突然血压高达160/130mmHg，此时在左侧头面及肢体，出现持续的带状感觉。

其中有一条从百会穴起沿左面部停；又从左腋前缘沿腋中线通过下肢外侧中央直下至外踝。反复不停地循行3天，后经服降压灵使血压下降后才停止循行，见图1-7。

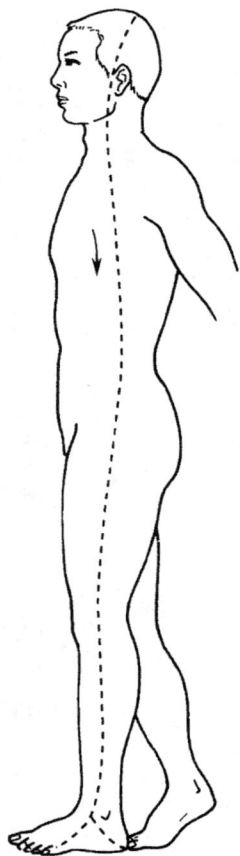

图1-6 带状感传示意图（一）　　　图1-7 带状感传示意图（二）

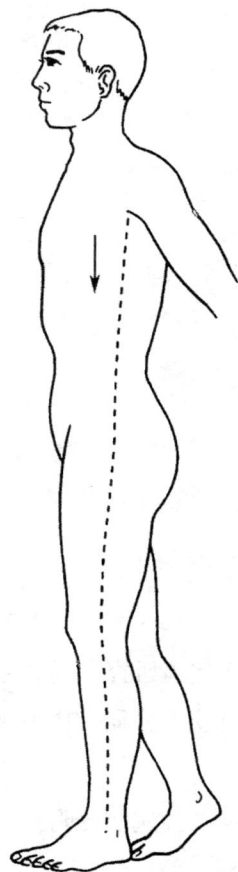

3. 右侧大脑前动脉血栓形成后，沿左侧足少阳胆经出现的自发性带状感传

吕某某，男，49岁，呼和浩特百货公司职工。

主因：左侧偏瘫一年余，近日左侧肢体出现自发性带状感传1次。

病史：1978年1月感冒后，发现左上肢无力，左下肢活动不灵活。1978年9月病情加重，左上肢完全抬不起来：左手无力，左下肢力弱，扶拐后能慢步行走。以后右下肢也活动不灵。右头顶部痛。于1979年3月5日来诊。

查体：神志清楚，言语清晰，反应及理解力正常，颅神经基本正常。左上肢能抬平剑突，左手伸屈正常，握力6kg。霍夫曼征阳性。左下肢力弱，扶拐后可慢步行走。心律齐，各瓣膜无杂音。血压120/80mmHg。

右侧颈动脉造影：右侧大脑前动脉起始部未充盈。

诊断：右侧大脑前动脉起始部血栓形成。

1979年3月25日下午5时（晴天，室内）在椅子上静坐时，突然感左外踝处有热麻感，以热为主，约有1.5cm宽之带状沿下肢外侧中央，通过躯干到腋窝，见图1-8。

4. 经颈动脉给药刺激脑部，在足少阳胆经部位诱发出多种感觉障碍带

张某某，女，40岁，甘肃省平凉地区农业学校教师。

主因：左侧偏瘫半年余。

病史：该患者于1978年12月2日上午1时，在火车上吃饭时出现左口角麻木，当日下午左侧肢体活动障碍。先后治疗未愈，于1979年6月20日来诊。

查体：神志清楚，言语正常，理解力及反应力正常。左侧鼻唇沟微浅，伸舌微偏左。左上肢抬高能平剑突，手伸170度，无握力，霍夫曼征阳性。左下肢力弱，行走时步子小，每步仅能迈10cm左右，而且很慢。全身痛觉正常。血压正常。心律齐，每分钟80次。各瓣膜无杂音。

1979年6月21日下午2时59分20秒，经右侧颈动脉，以每分钟0.5mL的速度，持续滴注1号液，在滴注3分钟时，左腋窝及左拇、食指似有跳动感，而且局部伴有热麻感。滴注37分钟结束后14分钟检查，其中在左下肢外侧中央沿躯干经腋窝前至2～7颈椎棘突旁停止循行，见图1-9。

此带在躯干最宽达9cm，下肢宽4～5cm。在此带内用测痛计微刺时感麻木。给300g压力刺激时仅微痛，凉觉及轻触觉均障碍。滴注停止后23分钟，多种感觉障碍带开始消失，而且在此时多种感觉障碍带完全变成痛觉过敏带。35分钟时感觉异常带完全消失。

以上4例中，2例从头到脚，2例从腋窝到外踝。其特征是2例在头和足有一个弧形弯曲，1例在颈后有弧形弯曲，2例基本无弯曲。1例在足有个分叉，无1例有转折及死角。

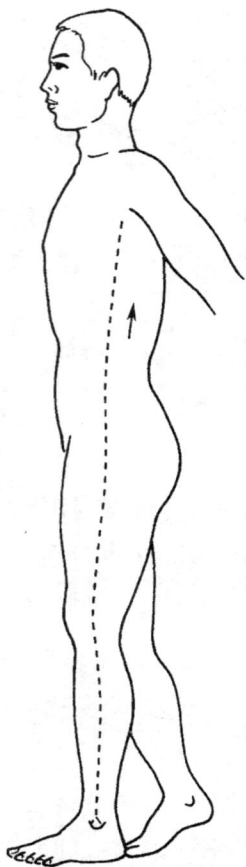

图1-8带状感传示意图（三）　　　　　　图1-9带状感传示意图（四）

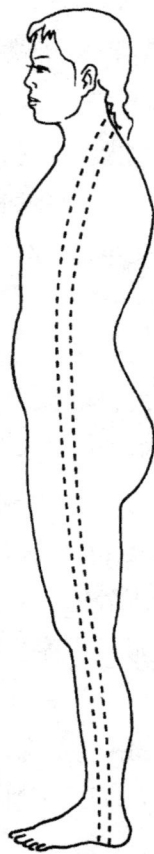

（四）各阶段经络体表线的特征及转折和死角形成的原因

上述文献证明，各阶段经络体表线有明显的差异，穴位归经前，有少数弧形弯曲，无转折及死角。穴位归经后，不仅弯度明显地变大、增多，而且出现了10个以上的转折及死角。笔者发现的带状感传线之特征，也是有少数弧形弯曲，无转折及死角和穴位归经前的图像相似。说明经络体表线的转折和死角，是在穴位归经后才出现的。据此认为经络体表线转折和死角的形成，主要是穴位归经的影响。

（五）经络体表线的转折和死角对经络实质探讨之影响

经络体表线对理论探讨是有害处的。因穴位归经后，经络体表线因转折和死角背离了古人从实践中诱发出来的沿躯肢纵轴为主循行的带状感传的原貌，它在人体根本不存在。这种以转折和死角为特征的怪线，今人根本不能重复出来。对今后研究经络实质带来新的困难。

四、颈动脉滴注药液刺激脑部诱发的沿躯肢纵轴为主循行的带状感传

中国古代针灸临床家在很久很久以前，即用火灸和（或）针刺的方法，成功地诱发出了"沿躯肢纵轴为主循行的带状感传"。后世很多医学家都能重复和有所发现。其中很多专家认为这种奇特现象，可能就是人体经脉的循行现象，并进行了长时间、广泛深入研究。

笔者研究发现，"沿躯肢纵轴为主循行的带状感传"其核心内容是，用火灸、针刺时，被作用者主观体验到有异常感觉沿躯肢纵轴循行。现代医学神经生理知识表明，主观异常感觉，只有在大脑皮层相关部位参与下，才能感受和完成。也就是说，这种异常感觉是体验，与人的大脑有密切关系。于是，就产生了在脑部刺激，诱发沿躯肢纵轴为主循行带状感传的念头和具体做法。

最后确定，经颈动脉滴注药液刺激脑部，诱发沿躯肢纵轴为主循行的带状感传。

（一）方法

1. 滴注药液

（1）2%普鲁卡因8mL+10%葡萄糖60mL。

（2）个别病人配用对比液。

2. 观察对象在接受颈动脉滴注治疗的脑血管病病人，及颅脑损伤病例中选择：

（1）神志清楚，言语清晰或基本正常，理解力及反应能力正常。

（2）年龄在17～74岁之间。

（3）血压正常或偏高。

（4）无感冒及气管炎等。

（5）穿刺部位无化脓性感染。

3. 观测带状感传和感觉异常带之方法

（1）观察带状感传的方法

在滴注前详细检查记录体征。然后给患者讲清楚，在滴注药液期间细心体会全身有无感觉，如有感觉即记住起始部位、循行过程、形状、性质及特点，滴注完后根据体会详细口述及记录。

如发现患者口述的是带状感传沿躯肢纵轴循行，在第二次滴注前，即嘱咐在感传出现时手食指伸展（因滴注时防止针头脱出不让说话），待一次感传循行完手指屈曲，专人详细记录时间，分析带状感传速度。如带状感传多次出现者，多

次伸屈手指给以记录。

（2）测感觉异常带之方法

均用弹簧测痛计测痛（该计有100～500g压力刻度，针尖用28号毫针的针尖制成），被观测者滴注前详细检查全身痛觉并记录，滴注后再详细检查痛觉及其他感觉变化（包括范围、程度等）进行记录对比。

4. 带状感传和感觉异常带之阳性者标准

（1）带状感传阳性者标准

在经颈动脉滴注期间，感传不论从手、脚起，或从肩、臂部起，其中有一条能循行完一个肢体者为阳性。

（2）感觉异常带阳性者标准

经颈动脉滴注时，有些病人能在出现带状感传的同时，或在滴注时无带状感传线出现，滴注后出现痛觉过敏，痛觉减退或多种感觉障碍的感觉异常带。

痛觉过敏带：沿某带的痛阈比滴注前明显降低，用测痛计测试时，患者能明显的感到此带比两侧痛觉明显。

痛觉减退带：滴注后沿某肢或躯干（带状）痛阈明显的增高，用测痛计测试时，在此带范围内给100g的压力刺激时才微痛或无痛感者为阳性。

多种感觉障碍带：滴注后某肢或躯干（带状）出现痛阈明显增高，在此带范围内用测痛计给100g以上的压力刺激，仅微痛或不痛者，同时伴有轻触觉、凉觉、温热觉等障碍者。

5. 加压控速颈动脉滴注器

穿刺针头是7～7.5号的头皮静脉穿刺针头。细塑料接管约1米长，滴注瓶口有滴注药液的针头及注气针头；在滴注药液的接管中间备有莫菲滴管；在注气管中间备有压力表，末端装有加压控速的气囊。

（1）滴注瓶

用100mL小口瓶，瓶口盖新皮盖。通过皮盖插入瓶内的有滴液针头（短小）和注气针头（粗长，使针尖达液平面以上）。

（2）滴注药液接管

滴注药液接管，中间接一莫菲滴管，在滴管上端接一20～25cm的橡皮管，远端接一玻璃接头，与瓶口的滴液针头连接。滴管下端接10cm长的橡皮管，远端接一玻璃接头，与穿刺针细塑料管远端的针屁股衔接。接莫菲管后，在滴注期间能通过莫菲管看滴注快慢，以控制滴药速度。

（3）穿刺针头

一般选7～7.5头皮静脉穿刺针，接细塑料管约1米长，在塑料管近端再插入一个没有尖部的针头。此处由滴注药液接管远端的玻璃插入。

（4）注气管

注气管有个玻璃三通管，在三通管的三头接橡皮管，在一个橡皮管远端接玻璃接头，插入滴注瓶口的注气针头。

三通管的其余两根橡皮管，一根接一个表式血压计上的压力表，另一根可接气囊人工加压。

（5）加压控速装置

目前常用的有：采用立式血压机气囊，人工加压调节压力。

6. 操作方法

（1）普鲁卡因过敏试验

普鲁卡因过敏试验阴性者可选用。

（2）查体

滴注前详细检查记录瘫痪，失语等体征的程度，心脏功能及血压等。

（3）滴注器准备

将配好的药液装入滴注瓶中，按紧各接头。此时加压使液体从莫菲管滴下，然后将莫菲管以下的接头及穿刺针抬高，使莫菲管以下的气体完全排空后，再放低并使压力降至零备用。

（4）体位

平卧，肩下垫一小枕头，颈部微抬高，头微后仰位。

（5）消毒

穿刺部位常规酒精消毒7cm×7cm。

（6）穿刺点

在甲状软骨下缘，平行往外移，至胸锁乳突肌内侧缘，颈动脉搏动明显处。

（7）固定动脉法

分单指和双指固定法。

单指固定法：一手食指按压穿刺点微上的颈总动脉，使动脉在指尖下搏动而不往两侧滑动为度。

双指固定法：一手食指和中指尖部按压在穿刺点微上的颈总动脉两侧，使颈总动脉在两指尖间搏动为宜。

（8）穿刺方法

一手持穿刺针，另一手固定动脉，将穿刺针快速刺入皮下，使穿刺针基本呈垂直状，针尖微向头侧偏斜。然后，逐渐往深刺，使针尖达动脉前壁附近，此时，持针的手有动脉搏动感。刺入动脉的方法有以下三种。

"传统"穿刺方法：快速将针尖往深处刺入，这时针尖已穿过动脉前后壁，然后，缓慢将针往回退，在针尖由动脉后壁外退到动脉腔内时，即有鲜血回流。这种穿刺法，系过去脑血管造影等习惯用的方法，一般初学者多用这种方法。

雀啄法：使针尖逐渐达动脉前壁时，然后用雀啄法，使针尖快速刺入0.5cm（约），即可刺入动脉前壁，此时，即有鲜血回流。

等待法：在针尖逐渐达动脉前壁时，不是快速刺入，而是在动脉搏动间隙，将针尖逐渐往下，使前壁移位，靠近后壁，这时针尖不动，待动脉下一次搏动时，动脉扩张，前壁向前移位时，再穿透针尖，这时即有鲜血回流。

熟悉掌握后，常用后两种穿刺法，因不仅穿刺时病人痛苦小，而且仅损害动脉前壁。应在后两种刺法失败后，再选第一种穿刺法。

穿刺成功后，应立刻使压力增加到160～200mmHg之间，待细塑料管内血液进完后，立刻将压力降到肱动脉舒张压水平或偏高（必须这样做），使滴注速度达每分钟8滴左右。此时，通过加压后，使压力保持在这个水平，即可匀速滴注。一般持续滴注1小时。

滴注完拔针后，用棉球按压穿刺处数分钟防止出血。

起针后，立刻将肩下的枕头移至枕部，平卧30分钟左右。起来后无头晕等现象即可离开。

7. 滴注期间注意事项

（1）滴注期间患者头部不能动，避免谈话、吞咽及咳嗽，防止针头脱出动脉。

（2）随时观察神志、脉搏等变化，如发现患者有头晕、脉搏增快、面色苍白等，应立刻停止滴注。

（3）滴注期间正常加压，并保持压力和原来调节的水平相等，如突然滴速增快或颈部有肿胀，应随时降低压力，观察是否有回血。如无回血，考虑针头脱出动脉，应立刻重新穿刺。

8. 间隔日期

根据滴注后病情恢复情况，隔1～7日后重复滴注治疗，并观察带状感传等。

（二）结果

本组共观察307例，其中109例在滴注期间诱发出了沿躯肢纵轴为主循行的带状感传，占35.50%，现分析于后：

1. 带状感传出现的时间

本组带状感传出现的时间有明确描记者59人，最短30秒，最长30分钟。其中在5分钟以内出现者31例，占52.54%；在10分钟以内出现者45例，占76.27%，见表1-1。

表1-1　带状感传出现时间

时间	人数	时间	人数
30秒	1	10分	6
45秒	2	11分	2
1分	3	12分	1
2分	7	13分	1
3分	8	14分	2
4分	4	15分	2
5分	6	20分	2
6分	2	22分	1
7分	3	23分	1
8分	2	30分	2
9分	1		

2. 带状感传阳性者与年龄的关系

本组共发现带状感传阳性者109例，年龄最小17岁，最大74岁。40岁以下11例，占10.91%；41~60岁60例，占73.39%；61~80岁18例，占16.51%，见表1-2。

表1-2　年龄与带状感传

年龄组	例数	年龄组	例数
20岁以下	5	51~60岁	39
21~30岁	2	61~70岁	13
31~40岁	4	71~80岁	5
41~50岁	41	总计	109

3. 带状感传的宽度

本组带状感传的宽度有明确描记者99例。最窄0.1cm以下，最宽6cm。其中1cm以内者69例，占69.69%；1.5cm以内者共85例，占85.85%；见表1-3。

表1-3　带状感传的宽度

感传宽度(cm)	例数	感传宽度(cm)	例数
0.1↓	6	2	3
0.2	28	3	4
0.5	22	4	4
1	13	5	2
1.5	16	6	1

4. 带状感传的性质

本组对带状感传性质有详细描记者100人，共11种感觉，其中蚁走感50例，占50%，热感28例，占28%，其余均为数较少，见表1-4。

表1-4　带状感传性质

性质	例数	性质	例数	性质	例数
热	28	凉麻	1	凉感	5
麻	1	蚁走感	50	水流样	5
热麻	6	痒感	1	风吹	1
麻抽	1	跳动	1		

5. 带状感传与中国针灸穴位归经前体表经线的关系

本组带状感传共30条，基本特征均似穴位归经前经络体表线。其中与经、脉范围相似者26条，不相似者4条，典型病例如下：

（1）十二经

典型病例〔一〕　手太阴

刘某某，女，57岁，山西省运城东留大队村民。

患者脑血栓形成不全偏瘫一年余，于1980年6月19日来诊。行颈动脉滴注期间，从（锁骨下）胸前起，有约1.5cm宽之热感，绕肩前，经上肢内侧前缘达拇指尖，见图1-10。

典型病例〔二〕　手厥阴

张某某，男，45岁，山西省河津铝厂办公室职员。

患者脑血栓形成，右侧肢体麻木及活动不灵1月余，于1981年5月28日来诊。行左侧颈动脉滴注3分钟时，从右中指尖起有一股宽约0.5cm之热感，经上肢内侧中央，绕肩前弯向胸前，见图1-11。

典型病例〔三〕 手少阴

马某某，男，71岁，山西省芮城县岭底村村民。

患者脑血栓形成偏瘫一月余，于1982年3月17日来诊。行颈动脉滴注数分钟后，腋前缘部位有蚁走感，很快有宽约1.5cm之带状感传沿上肢内侧后缘至小指尖，见图1-12。1小时共有循行2次。

典型病例〔四〕 手阳明

卫某某，女，74岁，住山西省运城南街51号。

患者脑血栓形成不全偏瘫3个月，于1980年8月6日来诊。行颈动脉滴注数分钟时，从右肩上起，沿上肢外侧前缘，约0.2cm宽之蚁走感，至大拇指尖，见图1-13。

典型病例〔五〕手少阳

郭某某，男，66岁，山西省运城市教育局职工。

患者右侧颈动脉系统闭塞性疾患，左侧不全偏瘫7天，于1980年10月28日来诊，检查左握力弱仅20kg（右38kg），左下肢力弱，偏瘫步态明显。

行右侧颈动脉滴注治疗，滴注5分钟，患者感从右耳后有约0.2cm宽之蚁走感，沿颈绕肩，通过上肢外侧中央至中指尖，见图1-14。

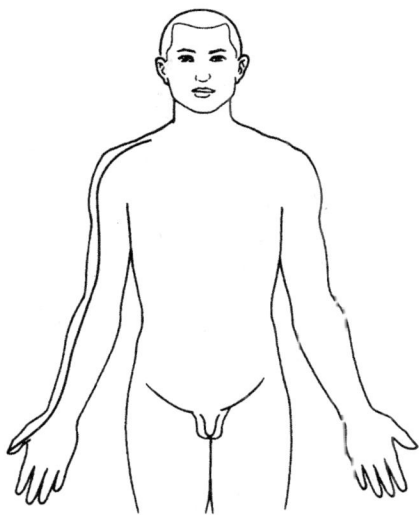

图1-10 典型病例一示意图

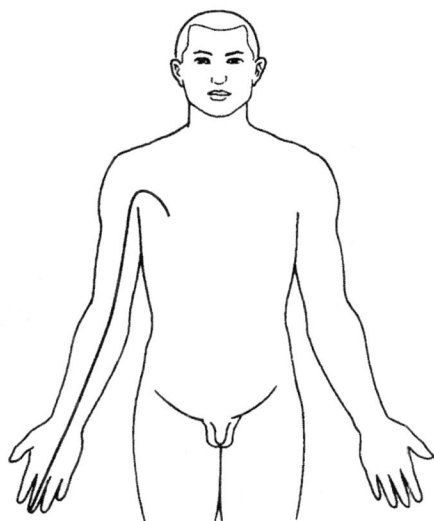

图1-11 典型病例二示意图

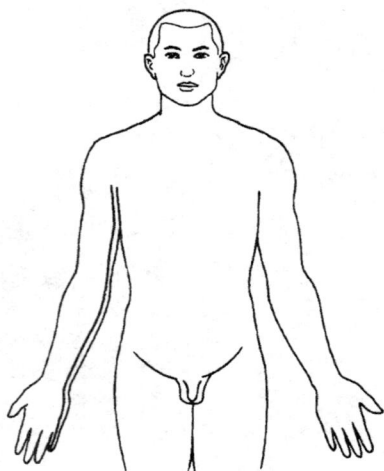

图1-12 典型病例三示意图

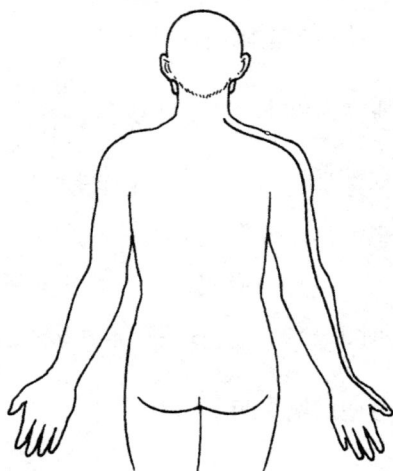

图1-13 典型病例四示意图

典型病例［六］手太阳

侯某某，女，48岁，山西省稷山县仁和村村民。

患者脑血栓形成右侧偏瘫10个月，于1982年3月14日来诊。行左侧颈动脉滴注数分钟后，右腋后缘处有麻感，约1cm宽带状感沿上肢外则后缘至小指尖，见图1-15。

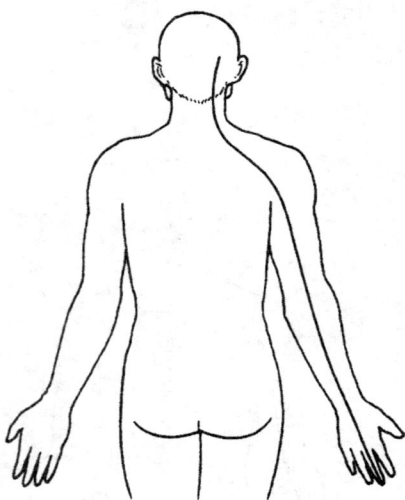

图1-14 典型病例五示意图

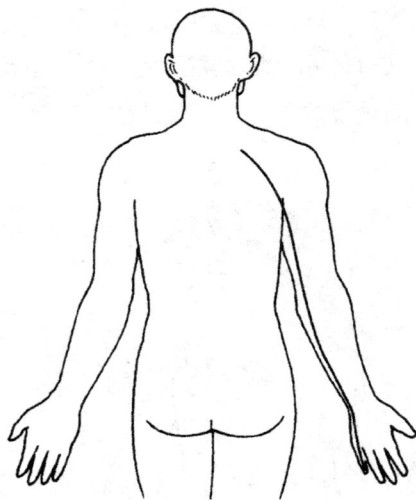

图1-15 典型病例六示意图

典型病例［七］足阳明

张某某，女，41岁，住山西省翼城县东关。

患者脑出血不全偏瘫半年余，于1980年10月16日来诊。行颈动脉滴注期间，眉上有蚁走感，约0.2cm宽，弧形往下，经颊，沿锁骨中线循下肢前正中达膝下，见图1-16。

典型病例〔八〕足阳明

李某某，男，50岁，山西省运城县龙居村村民。

患者脑血栓形成肢体瘫痪一月余，于1979年7月23日下午3时7分30秒行颈动脉滴注，持续至12分30秒时，左胸锁关节下一点发热，往下斜行于右侧绕胃区的体表面又转向左侧，在左锁骨中线往下经下肢前正中至第2趾，宽约1cm，7分钟循行完。

典型病例〔九〕足少阳

尹某某，男，19岁，山西省闻喜县东鲁村村民。

患者脑挫裂伤后左侧偏瘫10个月，于1979年8月12日来诊。同月20日下午3时36分45秒行右侧颈动脉滴注，持续5分钟，从左脚第1、2趾尖起，绕外踝沿下肢外侧中央，通过躯干（腋中线）在肩前缘绕到肩后，见图1-17。此线约0.2cm宽，有蚁走感，约30秒钟循行完。

典型病例〔十〕足太阳

杜某某，女，42岁，住山西省运城西门外北2巷。

患者左侧颈动脉系统缺血性疾患，右半身麻木及右上肢力弱一年余，于1980年8月18日来诊。行左侧颈动脉滴注4分钟时，左鼻翼旁有热感，很快即有1cm宽之热感，与前后正中线平行往上，至百会穴附近，交叉到对侧，与正中线平行往后达风池穴，在椎旁2寸（右）往下，经下肢后中央，绕足后跟至底面，滴注1小时共循行多次，见图1-18。

典型病例〔十一〕足太阳

宗某某，男，54岁，山西省长冶县赵村公社北坡大队村民。

患者脑血栓形成左侧偏瘫两年余，于1982年10月12日行右侧颈动脉滴注时，右耳后有跳动感，随之有0.3cm宽之蚁走感行至头顶，往后至颈、在颈后分成两股，一股在脊柱旁2cm处往下至腰骶部，另一股在距脊柱8cm处同时循至腰骶部，在臀部变成一股（两股如何汇成一段患者描述不清）经下肢后中央往下绕外踝后至小趾，见图1-19。

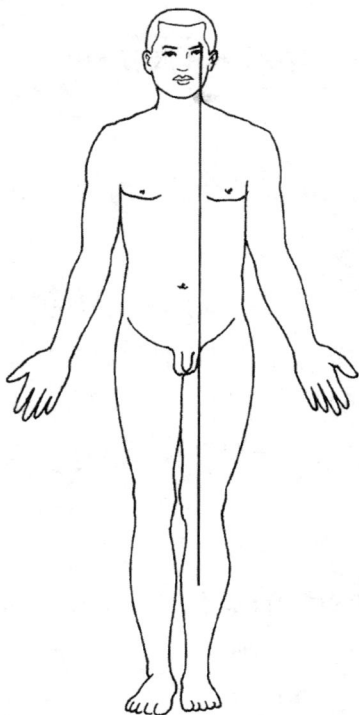

图1-16 典型病例七示意图

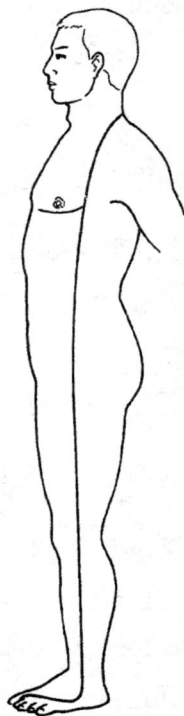

图1-17 典型病例九示意图

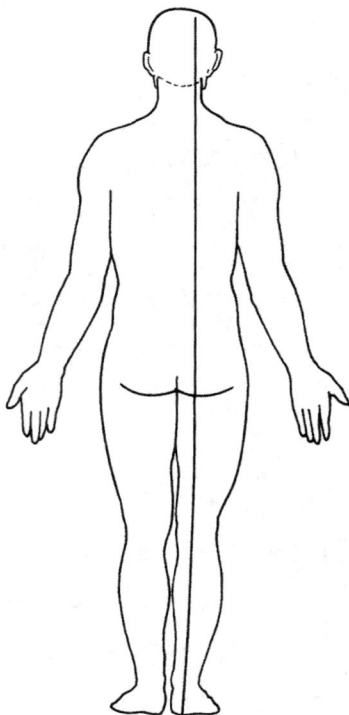

图1-18 典型病例十示意图

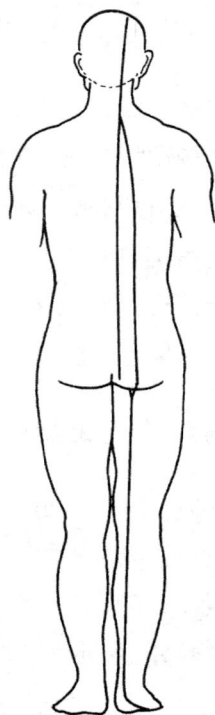

图1-19 典型案例十一示意图

典型病例［十二］足太阴

李某某，男，44岁，山西省洪洞县上王公社干部。

患者脑血栓形成运动性失语3个月。于1980年1月19日行左侧颈动脉滴注17分30秒时，从右侧第1、2趾尖起，绕内踝前，经下肢前正中偏内，但在内侧中央偏前，往上沿腹胸至腋前缘，见图1-20。此带宽约1.5cm，为热麻感，1小时共循行5次。

典型病例［十三］足厥阴

刘某某，男，32岁，运城地区建筑公司职工。

患者脑血栓形成右侧轻瘫18天，于1982年9月25日行左侧颈动脉滴注3分钟时，右脚心有热感，约1.5cm宽，沿下肢内侧中央，经腹、胸达腋前缘水平，见图1-21。

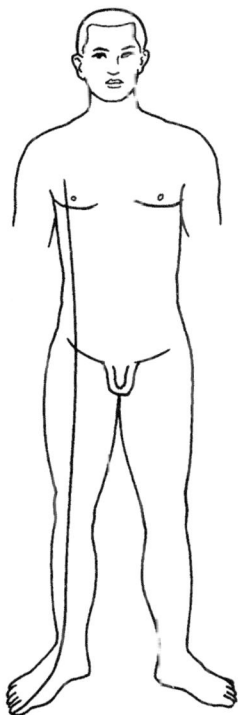

图1-20 典型案例十二示意图 　　图1-21 典型案例十三示意图

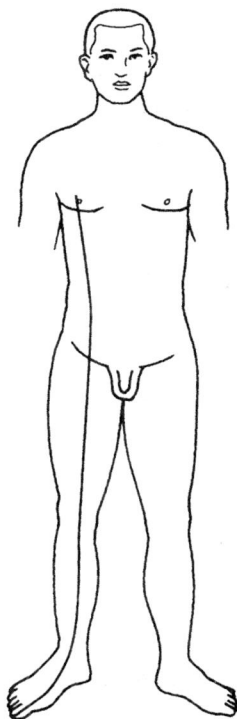

典型病例［十四］足少阴

张某某，男，42岁，翼城县武池公社张言社大队村民。

患者脑血栓形成偏瘫6天，于1982年3月17日行颈动脉滴注期间，内踝后下有约1cm宽之蚁走感，沿下肢内侧后缘往上循行至脐，见图1-22。

（2）奇经八脉范围共出现5条

典型病例［十五］督脉

马某某，男，71岁，山西省芮城县岭底村村民。

患者脑血栓形成左侧偏瘫一月余，于1982年3月25日来诊。行右侧颈动脉滴注约10分钟时，枕外粗隆处出现热感，很快有流水感，约1.5cm宽，沿后正中线循行至尾骨尖，见图1-23。滴注1小时共循行6次。

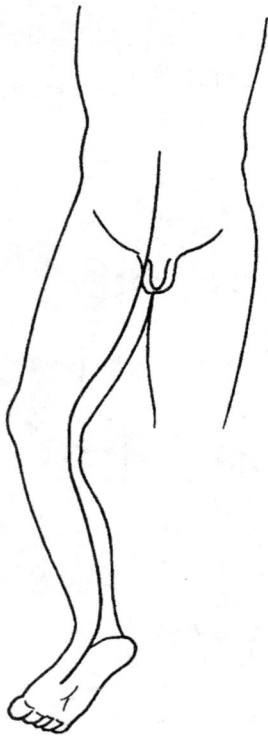

图1-22 典型案例十四示意图   图1-23 典型案例十五示意图

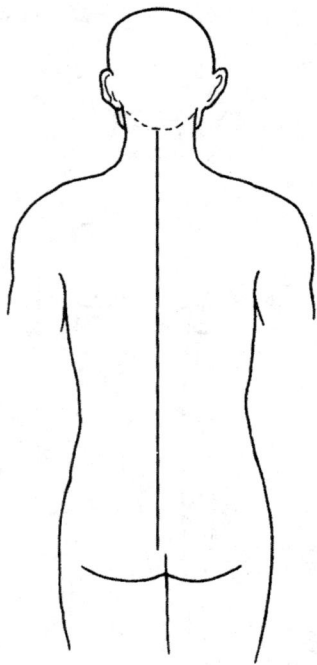

典型病例［十六］阴跷脉

马某某，男，71岁，山西省芮城县岭底村村民。

患者脑血栓形成左侧偏瘫一月余，于1982年3月25日来诊。行右侧颈动脉滴注8分钟时，左额角处出现热感，很快有宽约1.5cm宽之流水感，经眉外侧，沿颊部往下，经躯干（锁骨中线附近）沿下肢内侧中央偏前至内踝，见图1-24。1小时共循行19次。

典型病例［十七］阳跷脉

张某某，男，55岁，中国人民解放军空字某部队军人。

患者脑血栓形成不全偏瘫4年，于1979年12月8日来诊。行颈动脉滴注期间，先在百会穴处出现蚁走感，很快有约0.2cm宽之蚁走感，斜行于面部，经肩后，在腋后缘处往下，沿下肢外侧中央至外踝，见图1-25。1小时循行95次。

典型病例［十八］阴维脉

刘某某，女，65岁，盐化机修厂职工。

患者脑血栓形成左侧不全偏瘫54天，于1982年1月8日来诊。行右侧颈动脉滴注数分钟后，从颈部有约0.5cm宽之线状流水感，经乳头内侧往下，沿下肢内侧至踝，约30分钟循行完，见图1-26。

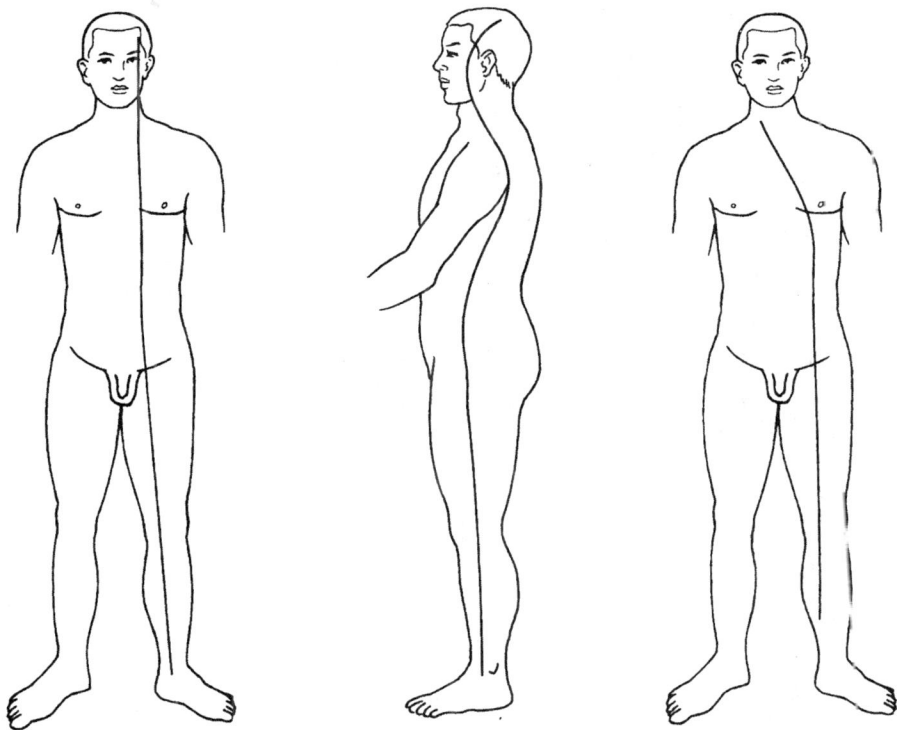

图1-24　典型案例十六示意图　图1-25　典型案例十七示意图　图1-26　典型案例十八示意图

典型病例［十九］阳维脉

令狐某某，男，45岁，山西省临猗县王见公社王见村村民。

患者脑血栓形成不全偏瘫11天，于1979年7月13日来诊。行颈动脉滴注持续1分40秒时，足底跳动，后在足外侧往上，经下肢外侧中央，沿躯干往上（腋后缘），通过颈部达耳后，宽约1cm之蚁走感，约10秒钟循行完，见图1-27。

典型病例［二十］阴维脉痛觉减退带

尚某某，男，56岁，河南省三门峡百货公司门市部职工。

患者脑血栓形成左侧偏瘫及麻木一年余，于1979年7月13日来诊。

查体：左足外侧往上，沿下肢外侧中央，通过躯干（腋后缘），上颈，达前额发际，见图1-28。宽约2.5cm，在此范围内为多种感觉障碍带。

（3）经别、别络、经筋范围共出现9条

典型病例［二十一］足太阳经别

马某某，男，71岁，山西省芮城县岭底村村民。

患者脑血栓形成左侧偏瘫一月余，于1982年3月27日来诊。行右侧颈动滴注持续12分20秒时，枕外粗隆处出现蚁走感，很快有1.5cm宽之带状，沿后正中线至尾骨，接着斜绕臀经左下肢后正中央至腘窝，连续循行2次。接着又从枕外粗隆起，沿正中线至尾骨，斜绕右臀下行右下肢后中央至腘窝，见图1-29。

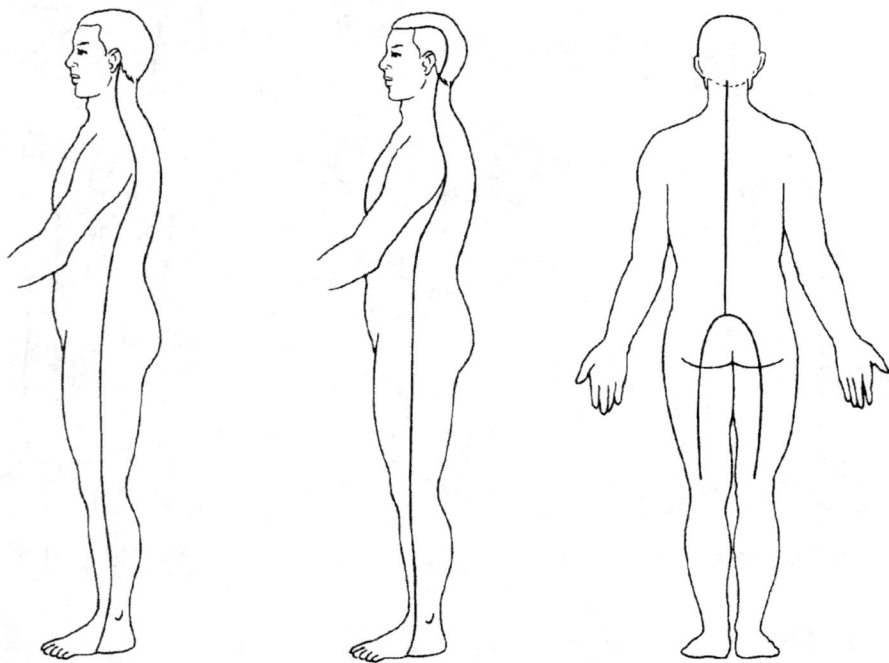

图1-27 典型案例十九示意图 图1-28 典型案例二十示意图 图1-29 典型案例二十一示意图

典型病例［二十二］手厥阴经别络

袁某，男，54岁，雁北地区卫校职工。

患者脑出血不全偏瘫一年余，于1982年1月13日来诊。行颈动脉滴注约30分钟，从肩前起，沿上肢内侧中央，有一股热感至腕上，见图1-30。

典型病例［二十三］双手厥阴经别络窜双足阳明

周某某，男，52岁。中国人民解放军某部军人。

主因：右侧偏瘫伴麻木3年。

病史：于3年前在劳动时，突然发现右侧

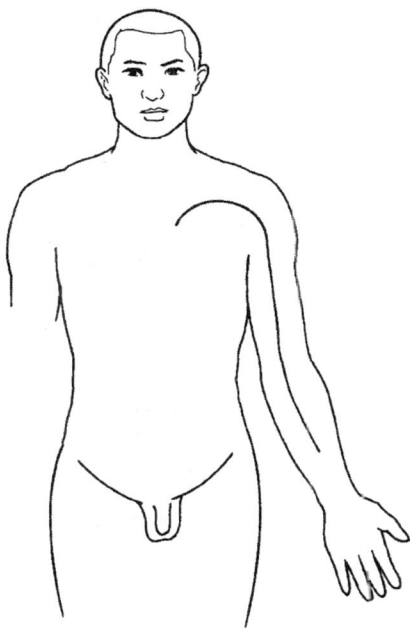

图1-30　典型案例二十二示意图

偏瘫，但无昏迷，后来发现右半身麻木，先后治疗效不著，于1979年8月15日来诊。

查体：神志清楚，言语清晰，反应及理解力正常。右侧鼻唇沟浅，伸舌偏右。右上肢抬160度，右手伸屈正常，右手握20kg（左握38kg），霍夫曼征阳性。右下肢力弱，右半身痛觉减退。心律齐，每分钟72次，各瓣膜无杂音。血压70/110mmHg。

于1979年8月16日下午2时58分10秒，行左侧颈动脉滴注1号液，每分钟0.5mL，在滴注6分20秒时，从双腕横纹处手厥阴范围起，沿手厥阴双侧同时往上，宽约0.2cm之蚁走感均速循行，约6分钟行于胸前乳房上，分别在此扩散，有宽约4cm之蚁走感汇合，停3分15秒又分别沿乳头往下，通过躯干至下肢前正中达脚大趾。此段行速两侧不一样。左侧34分钟行于脚。平均1cm/14.3秒。右侧行速较慢，约44分钟才行于脚，平均1cm/18秒，见图1-31。

典型病例［二十四］手阳明经别络

杨某某，男，54岁，河南郑州铁路一段职工。

患者左侧颈动脉系统闭塞性疾患，右侧不全偏瘫半年余，于1980年10月16日来诊。行左侧颈动脉滴注期间，从右肩后起有1.5cm宽之发凉感，沿上肢外侧前缘循行至列缺穴处，滴注期间凉感持续存在，见图1-32。

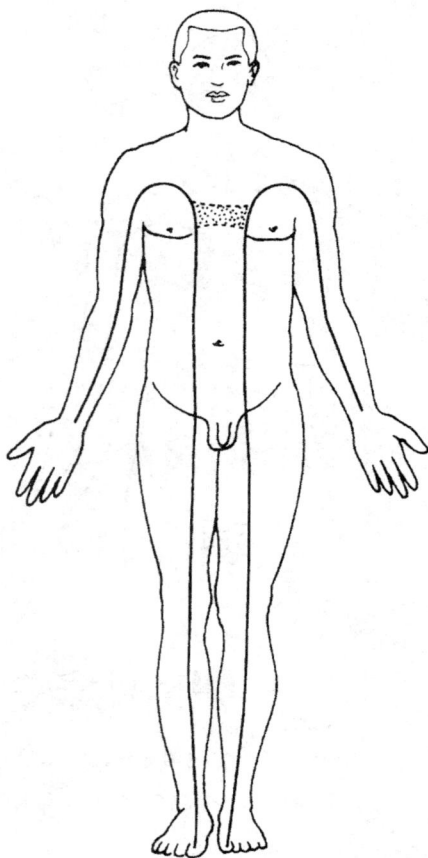

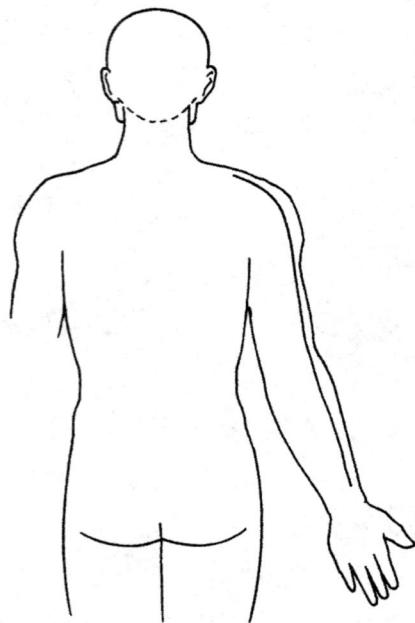

图1-31　典型案例二十三示意图　　　　　图1-32　典型案例二十四示意图

典型病例［二十五］　手少阳经别络

丁某某，男，58岁，山西省临猗县水利局职工。

患者脑血栓形成左侧不全偏瘫23天，于1982年2月27日来诊。

行右侧颈动脉滴注数分钟后，从左腋前缘内上起，有约0.5cm宽之蚁走感，往上绕肩，沿上肢外侧中央至手背。1小时持续循行7次，见图1-33。

典型病例［二十六］　足少阴经别络

袁某某，男，51岁，山西省闻喜县工具厂职工。

患者因脑出血不全偏瘫一年余，于1980年11月7日来诊。行颈动脉滴注数分钟后，感胸闷，很快有一股约0.5cm宽之蚁走感，在躯干沿前正中线旁往下，经下肢内侧后缘达内踝后至足心，见图1-34。

典型病例〔二十七〕　双足阳明经别络

吴某某，女，60岁，山西省临猗县耽子公社耽子村村民。

患者因脑血栓形成右侧偏瘫两月余，于1981年11月14日来诊。行左侧颈动脉滴注，约2分钟时，从颈部两侧起，有1.5cm之热感，经乳头往下，经下肢前正中至膝下10cm停止，见图1-35。1小时共循行3次。

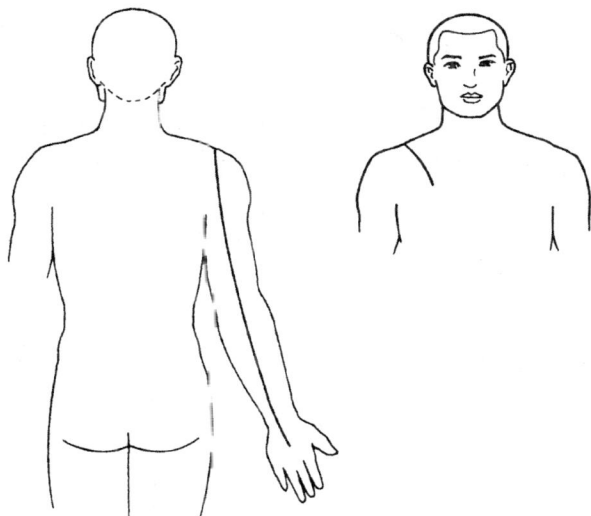

图1-33　典型案例二十五示意图

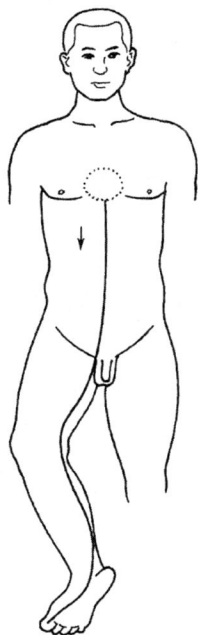

图1-34　典型案例二十六示意图

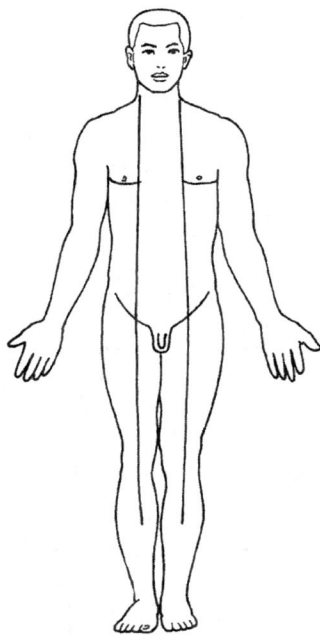

图1-35　典型案例二十七示意图

典型病例［二十八］ 手太阴经筋

李某某，男，38岁，山西省芮城县汉渡公社古县村村民。

患者脑血栓形成不全偏瘫3个月余，于1979年8月8日来诊。行颈动脉滴注持续11分时，从拇、食指尖内侧起，有2cm宽之热感，沿上肢内侧前缘往上，斜行至腋前缘上（此时感传斜行经腋前缘往内上），见图1-36。约10分钟循行完。

典型病例［二十九］ 足厥阴经筋

田某某，女，19岁，山西省侯马市下平村村民。

患者因脑血栓形成右侧偏瘫两月余，于1980年12月27日行左侧颈动脉滴注数分钟时，从右侧腹股沟起，沿下肢内侧中央，约有4cm宽之热感，往下绕内踝至大趾尖，见图1-37。

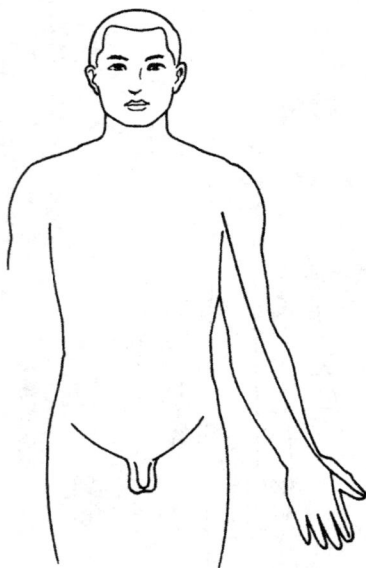

图1-36 典型案例二十八示意图

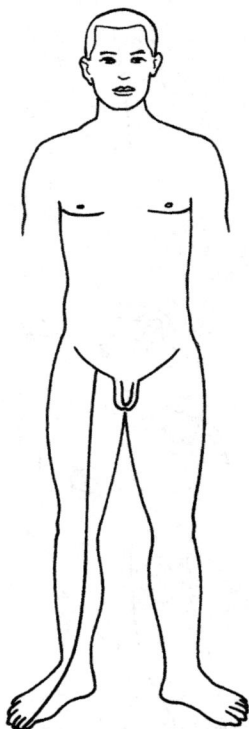

图1-37 典型案例二十九示意图

典型病例［三十］ 足少阳经筋

刘某某，男，53岁，山西灵石县两渡公社新庄村村民。

患者脑血栓形成左侧偏瘫7个月，于1982年3月29日来诊。同年3月31日行右侧颈动脉滴注20秒时，从左耳后开始有约1.5cm宽之蚁走感，经左颈沿左腋前往下，循下肢外侧中央，经外踝前达脚，见图1-38。

（4）其他部位带状感传有3条

典型病例［三十一］

李某某，男，50岁，山西运城县龙居村村民。

患者脑血栓形成肢体瘫痪一月余，于1979年7月23日下午3时1分30秒，行左侧颈动脉滴注，持续滴注40分钟时感左胸锁关节下一点发热，斜行于左上肢内侧后缘（手少阴）至小指尖，宽约1cm，2分钟循行完，见图1-39。

间隔1分30秒后，左胸锁关节下一点又发热，斜行于左上肢内侧中央（手厥阴）至中指尖，宽约1cm，1分钟循行完，见图1-39。

间隔1分50秒后，左胸锁关节下一点又发热，斜行于左上肢内侧中央偏后，恰在手少阴与手厥阴之间，而且与它们平行往下循行，约1cm宽，1分20秒传到左无名指尖，见图1-39。

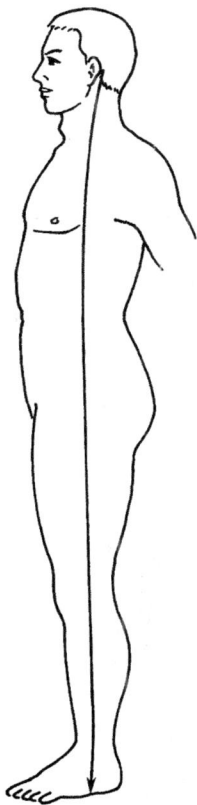

图1-38　典型案例三十示意图　　　图1-39　典型案例三十一示意图

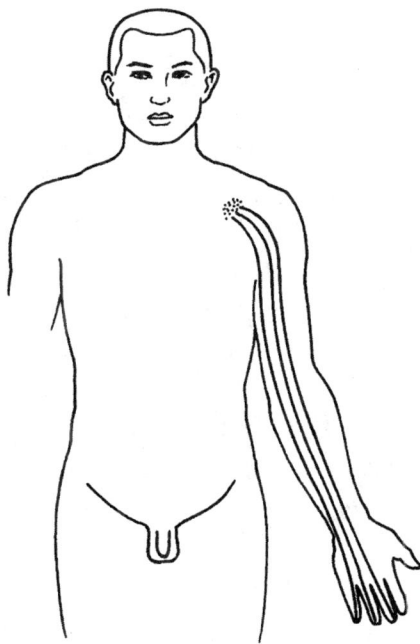

典型病例［三十二］

阎某某，男，48岁，山西省稷山县公产管理处职工。

患者脑血栓形成右侧不全瘫痪一年余，于1979年11月9日下午2时30分行左侧颈动脉滴注期间，首先感到右胸锁关节下有7cm×8cm大小的蚁走感（片状），然后有约1cm之痒感，在手厥阴偏外1cm处，与手厥阴平行往下至食指尖，重复多次循行，见图1-40。

典型病例［三十三］

田某某，女，19岁，山西省侯马市平王村村民。

患者椎基底动脉闭塞性疾患右侧偏瘫一年余，于1981年12月21日行左侧颈动脉滴注，持续2分钟在右手厥阴、足少阳、足太阴出现带状感传，同时在右腹股沟水平下肢前正中偏外6cm处起，沿下肢前正中偏外，经髌骨外缘，下至外踝前，见图1-41。

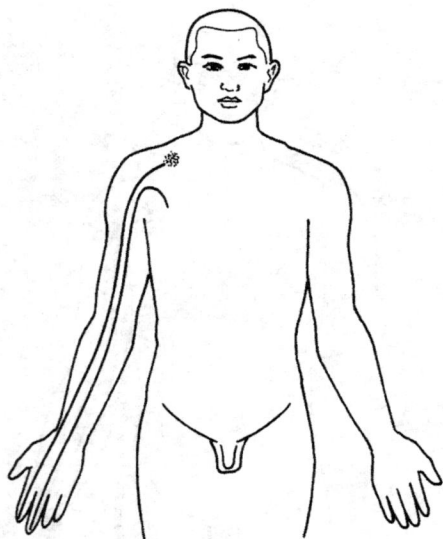

图1-40 典型案例三十二示意图　　图1-41 典型案例三十三示意图

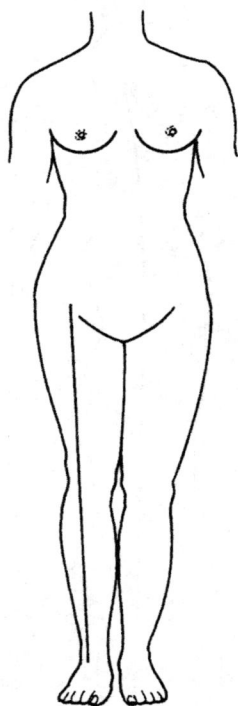

（5）带状感传绕关节转圈：本组观察到3例，带状感传在循行过程中有绕关节转圈之特征。

典型病例〔三十四〕

南某某，男，54岁，山西省绛县商业局职工。

患者左侧颈动脉系统缺血性疾患，右侧肢体活动不灵一年余。于1979年7月7日下午3时行左侧颈动脉滴注期间，除在双手厥阴出现带状感传外，并在双膝关节处，有蚁走感环绕髌骨转圈，然后脚趾麻木，共循行30次。

典型病例〔三十五〕

刘某某，男，54岁，山西省灵石县新庄村村民。

患者脑血栓形成左侧不全偏瘫7个月，于1982年3月31日行右侧颈动脉滴注，持续28秒时感手厥阴和足少阳出现蚁走感。经关节处不停继续往前循行，滴注停止拔针后感传持续循行28小时，但行速逐渐减慢。在速度明显减慢时，感传循行每到关节处，均绕关节转几圈后再往下循行，如在膝关节处绕髌骨转圈。

典型病例〔三十六〕

马某某，男，71岁，山西省芮城县岭底村村民。

患者脑血栓形成不全瘫痪4天，于1982年3月24日行左侧颈动脉滴注，持续2分钟时，右颞部出现滴水样感。随之有宽约4.5cm的蚁走感，沿耳前，乳头外，绕背后至坐骨结节，斜行至下肢前，绕髌骨旋转一周，经前正中至踝，见图1-42。

6. 带状感传起始点标记及分布点

本组带状感传起始点有明确描记者253次，共分布在55个点，详见图1-43。

7. 带状感传起止点及体表部位

《针灸穴位挂图》十二正经与诱发带状感传起止点及体表部位对照。

8. 对照

本组诱发出带状感传在十二正经范围者257次，分别经起止点和体表部位与《针灸穴位挂图》的起止点及体表部位进行对照。

（1）手太阴共出现16次

起始点：①对侧眉梢：1次；②同侧锁骨上：6次；③对侧锁骨上：1次；④同侧锁骨下：5次；⑤同侧肩髃穴水平：1次；⑥同侧肘后：1次。

至点：①腋前缘水平：2次；②肘窝：1次；③内关穴上：1次；④内关穴水平：1次；⑤拇指尖：4次；⑥食指尖：1次；⑦拇食指尖：4次；⑧五指尖：2次。见图1-44。

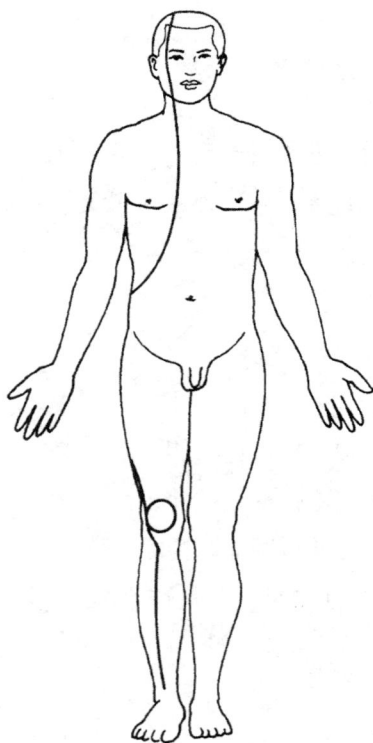

图1-42 典型案例三十六示意图

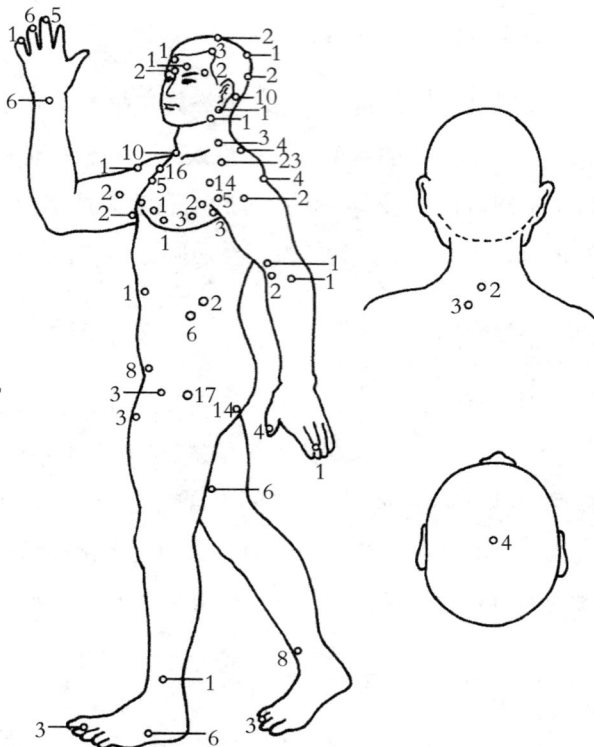

图1-43 带状感传起始点标记及分布点

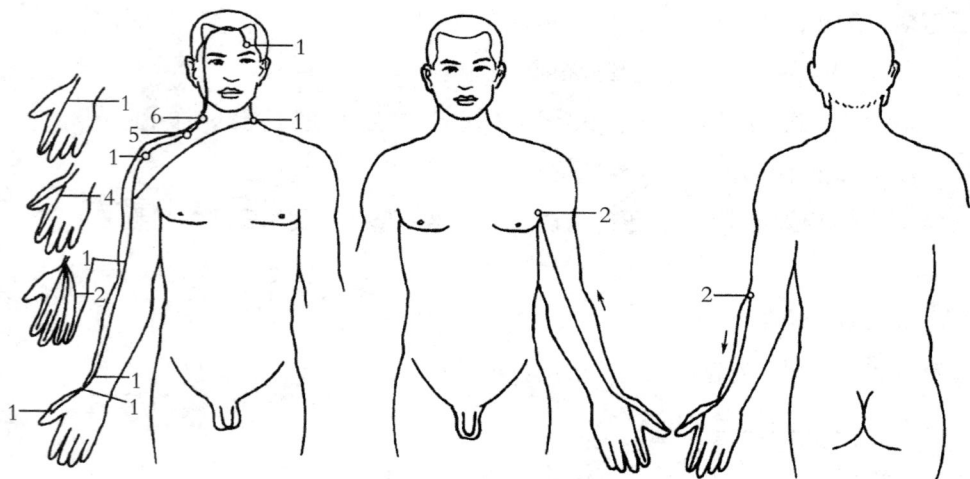

图1-44 手太阴带状感传图

手太阴共出现16次，无1次起始于中府穴，4次至少商穴，占25.00%，从腋前缘水平至腕，除1次沿手太阴经筋循行外，其余15次均在内侧前缘循行。

（2）手厥阴出现49次

起始点：①同侧额角：1次；②同侧耳后：2次；③对侧耳后：1次；④对侧耳下：3次；⑤同侧下颌角水平：5次；⑥同侧锁骨上：2次；⑦对侧锁骨上：6次；⑧同侧胸锁关节：1次；⑨同侧锁骨中点下缘：7次；⑩同侧肩髃穴附近：2次；⑪同侧腋前缘水平：5次；⑫腋前缘4cm：1次；⑬手厥阴起始点：3次；⑭两乳间：1次；⑮内关穴附近：8次；⑯中指尖：1次。

至点：①足五趾尖：8次；②膝关节：2次；③五指尖：20次；④中指、无名指尖：2次；⑤中指尖：10次；⑥中指根部：1次；⑦腕关节：5次；⑧腋前缘水平下：1次。见图1-45。

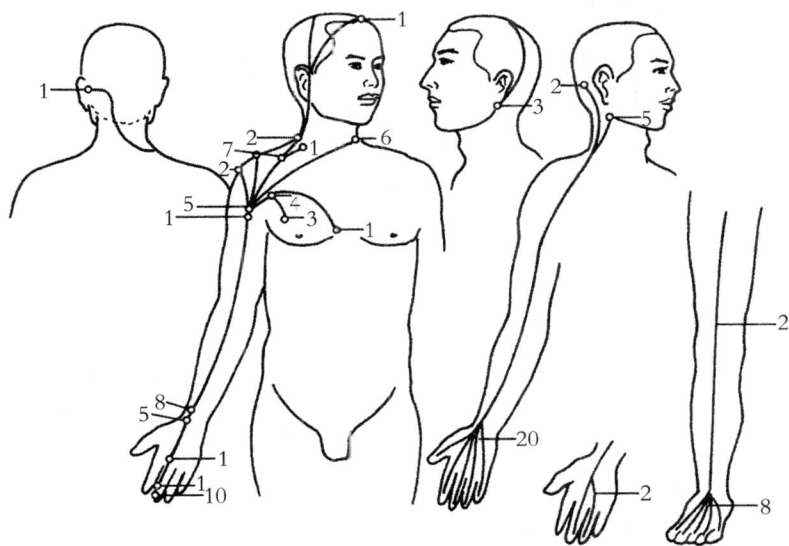

图1-45 手厥阴带状感传图

手厥阴共出现49次，起始点符合者3次，占6.12%，至点符合者10次，占20.40%。带状感传从腋前缘至腕部均沿内侧中央循行。

（3）手少阴共出现5次

起始点：①腋前缘上：2次；②小指尖：1次；③足内侧：2次。

至点：①小指尖：3次；②五指尖：1次；③臀上：1次。见图1-46。

手少阴共出现5次，起始点在腋前缘水平者2次，占40.00%；至点在小指尖部3次，占60.00%，腋前缘至腕，均在内侧后缘循行。

（4）手阳明共出现21次

起始点：①肩外侧（平肩髃穴）：9次；②肩上（颈7水平）：4次；③拇指尖：6次；④胸前（锁骨中点下）：2次。

至点：①同侧耳后：6次；②腕部：1次；③拇指尖部：8次；④拇食指尖

　　手阳明共出现21次，起始点无1次到商阳穴，也无1次终至迎香穴。从肩至腕体表线在上肢外侧前缘循行。见图1-47。

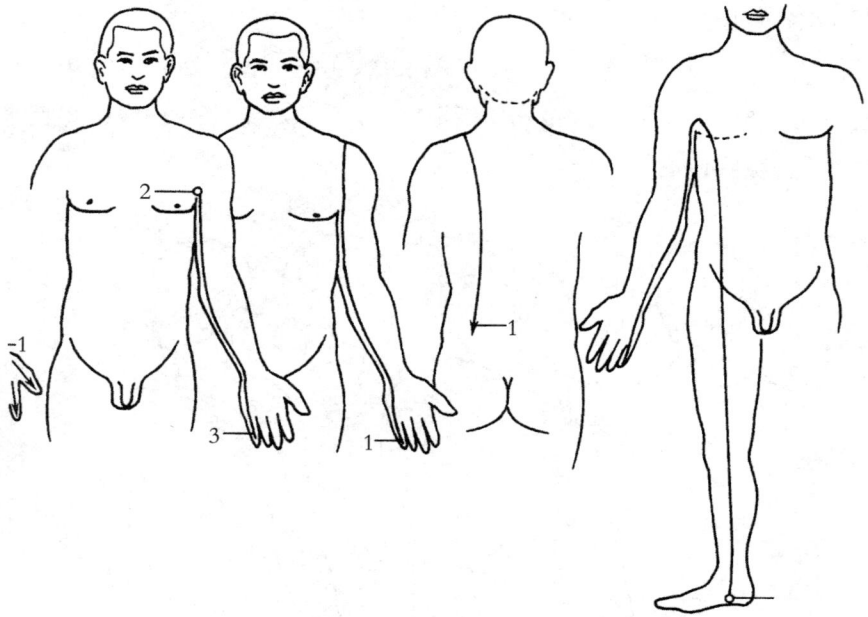

图1-46　手少阴带状感传图

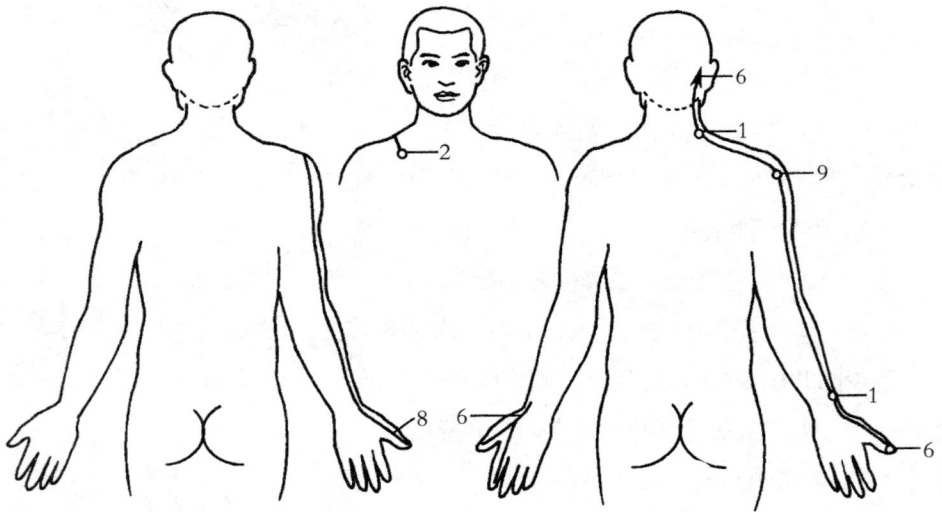

图1-47　手阳明带状感传图

（5）手少阳共出现36次

起始点：①耳后上：1次；②颈4棘突旁：1次；③腋后缘上3cm：10次；④肩髃穴偏后：7次；⑤肩后：3次；⑥腋后缘水平：2次；⑦中指根部：1次；⑧中指尖部：3次；⑨锁骨中点下：3次；⑩乳头外上：2次；⑪同侧大趾：3次。

至点：①中指尖：19次；②食、中、无名指尖：2次；③五指尖：1次；④腕部：10次；⑤臂上：1次；⑥外踝上：3次。见图1-48。

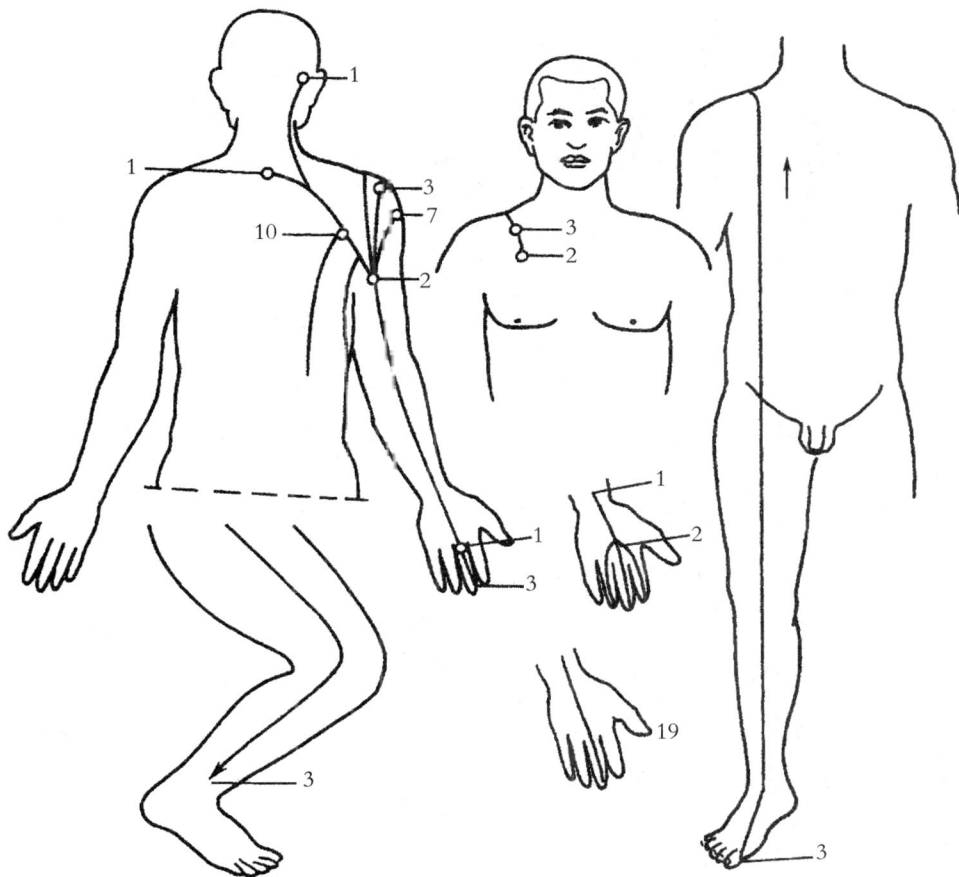

图1-48 手少阴带状感传图

手少阳共出现36次，无1次起始于关冲穴，无1次终于丝竹空穴。从腋后缘至腕部均在上肢外侧中央。

（6）手太阳共出现13次

起始点：①颈7椎旁：1次；②腋后缘：9次；③腋后缘内上5cm：2次；④外踝上：1次。

至点：①小指尖：11次；②小指、无名指尖：2次。见图1-49。

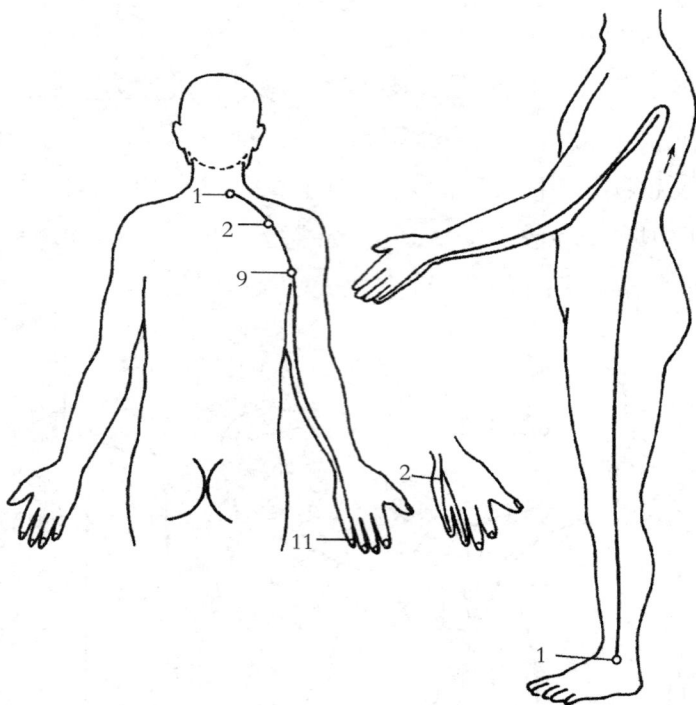

图1-49　手太阳带状感传图

手太阳共出现13次，其中有11次起至少泽穴，占84.61%，无1次终于听宫穴。从腋后缘至腕部带状感传均沿上肢外侧后缘循行。

（7）足阳明共出现40次

起始点：①对侧额角：1次；②同侧额角：1次；③同侧眉中点：2次；④对侧耳下：1次；⑤锁骨上：4次；⑥同侧锁骨中点：21次；⑦对侧锁骨中点：4次；⑧腋前缘：1次；⑨腹股沟：5次。

至点：①腹股沟水平：1次；②膝上：5次；③膝下：2次；④踝关节：9次；⑤拇趾：8次；⑥第二趾：5次；⑦拇趾、第二趾：3次；⑧五趾：4次；⑨足内侧：3次。见图1-50。

足阳明共出现40次，其中起始头维穴仅1次，占2.50%，终于厉兑穴5次，占12.50%。带状感传下肢在前正中，躯干多数在足阳明范围，仅有少数偏离。

（8）足少阳共出现27次

起始点：①同侧耳下：1次；②同侧下颌角水平：1次；③胸锁关节下：12次；④腋前缘：1次；⑤腋窝：1次；⑥腹股沟水平：5次；⑦臀下缘水平：5次；⑧足外侧：1次。

至点：①踝关节：3次；②足外侧1点：7次；③足外侧片状：6次；④五趾尖：10次；⑤腹股沟水平：1次。见图1-51。

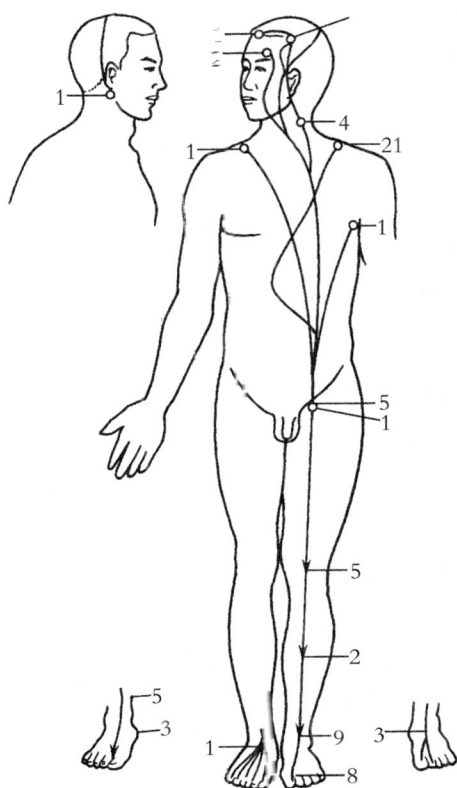

图1-50 足阳明带状感传图　　　　图1-51 足少阳带状感传图

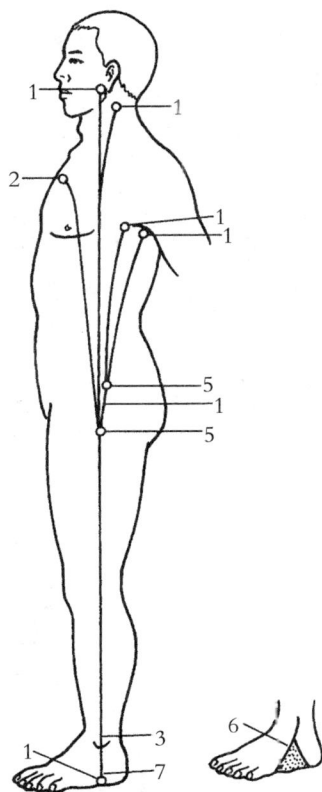

足少阳共出现27次，无1次起于瞳子髎穴，无1次至于足窍阴穴。带状感传下肢在外侧中央，躯干部位多数分布在足少阳范围，仅少数偏离。

（9）足太阳共出现28次

起始点：①对侧鼻旁：1次；②对侧耳后：1次；③枕外粗隆：1次；④颈4棘突1次；⑤颈7椎旁：5次；⑥腰骶关节：1次；⑦臀下：18次。

至点：①腋窝：1次；②承山穴：1次；③踝关节：1次；④足后跟：18次；⑤足后跟外：4次；⑥小趾：3次，见图1-52。

足太阳经共出现28次，无1次从睛明穴起始，仅有3次至至阴穴，起始点符合者为0，而至点符合者占10.71%。躯干及下肢基本上在足太阳体表线范围内。

（10）足太阴共出现6次

起始点：①腹股沟水平：3次；②内踝：3次。

至点：①腹股沟水平：3次；②大趾尖：3次。见图1-53。

足太阴共出现6次，到隐白穴3次，与起始部符合，占50.00%，无1次到大包穴处。带状感传在下肢内侧中央偏前。

（11）足厥阴共出现14次

起始点：①锁骨中线髂前上棘水平：2次；②中极穴：7次；③腹股沟水平：5次。

至点：①内踝：3次；②大趾：1次；③足内侧1点：7次；④足内侧1片：2次；⑤五趾尖：1次。见图1-54。

足厥阴共出现14次，其中1次到大敦穴，符合起始点，占7.14%，无1次到期门穴处。带状感传从腹股沟至踝关节在下肢内侧中央循行。

（12）足少阴共出现2次

起始点：①胸骨尖：1次；②腹股沟：1次。

至点：①内踝：1次；②大趾尖：1次。见图1-55。

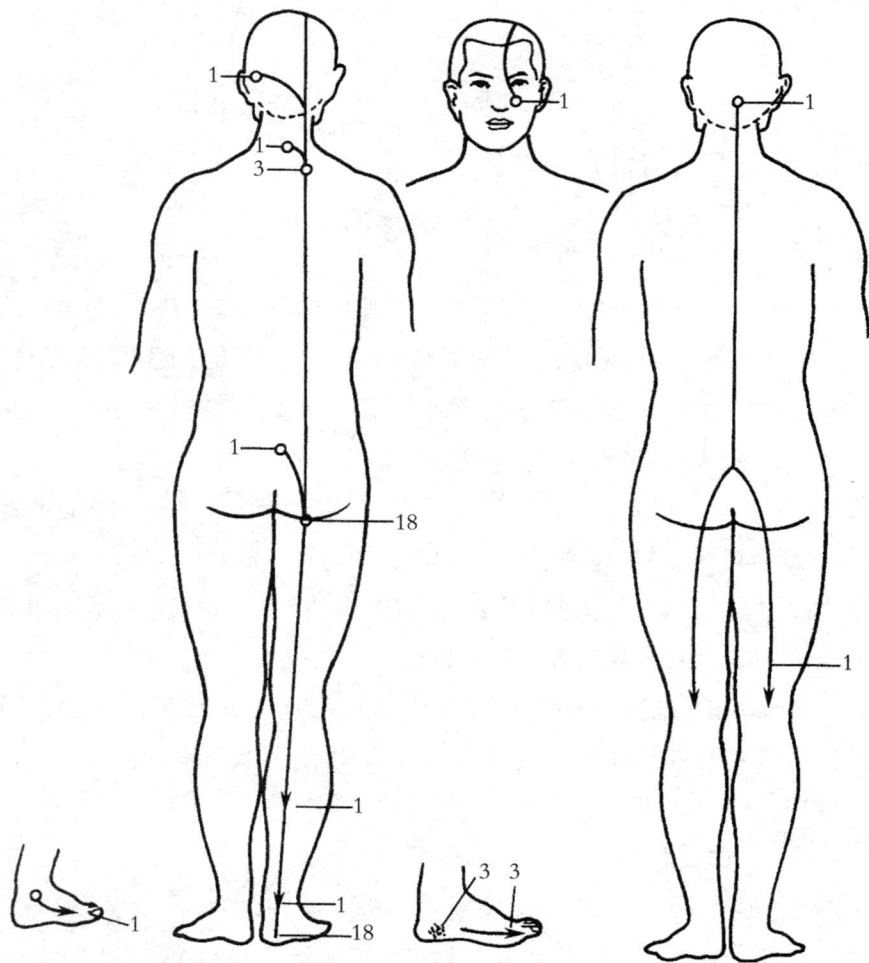

图1-52 足太阳带状感传图

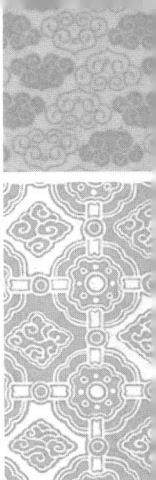

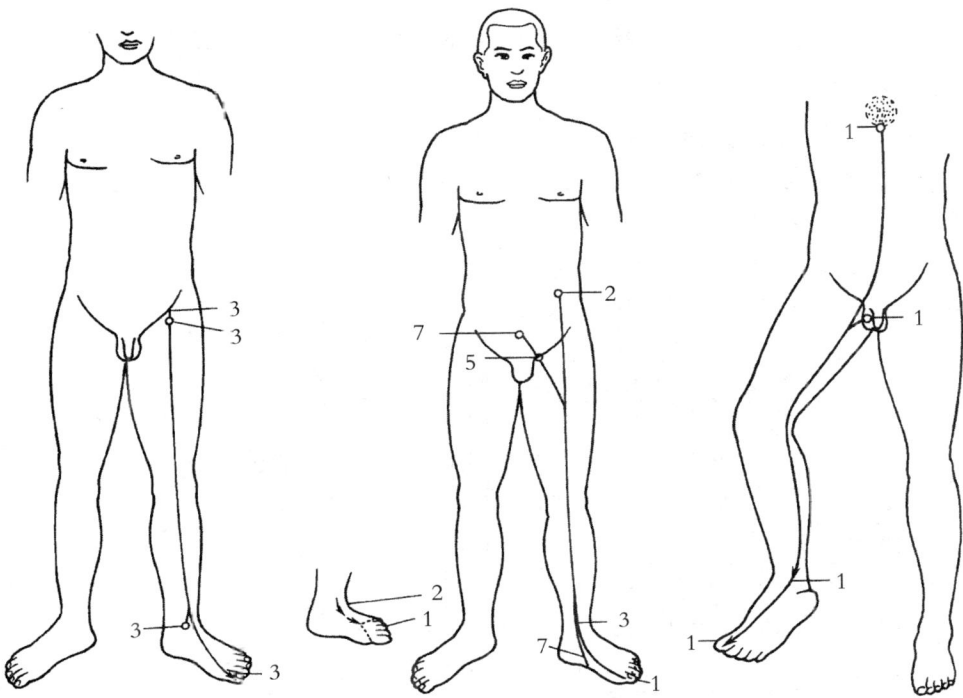

图1-53　足太阴带状感传图　图1-54　足厥阴带状感传图　图1-55　足少阴带状感传图

足少阴无1次起于涌泉穴，无1次至俞府穴。带状感传从腹股沟至内踝均沿下肢内侧后缘循行。

总结上述材料，诱发出带状感传的体表部位及起至点，与《针灸穴位挂图》十二正经起至点概况。见表1-5。

表1-5　十二正经与诱发感传起止点对照

经名	针灸挂图		诱发感传		
	起	止	总数	起	止
肺经	中府穴	少商穴	16	0	4
心包经	天池穴	中冲穴	49	3	10
心经	腋前缘	小指尖	5	2	3
大肠经	商阳穴	迎香穴	21	0	0
三焦经	关冲穴	丝竹空	36	0	0
小肠经	少泽穴	听宫穴	13	11	0
脾经	隐白穴	大包穴	6	3	0
肝经	大敦穴	期门穴	14	1	0
肾经	涌泉穴	俞府穴	2	0	0
胃经	头维穴	历兑穴	40	1	5
胆经	瞳子髎穴	足窍阴	27	0	0
膀胱经	睛明穴	至阴穴	28	0	3

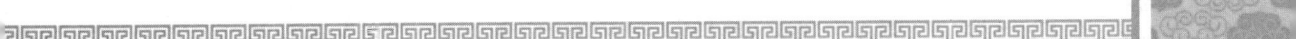

从表1-5中可看出，诱发出的带状感传在十二正经范围者共257次，其中起始点与十二正经起始点相符合者21次，占8.17%，终止点与十二正经至点相符合者25次，占9.27%。

关于带状感传在四肢及躯干的部位，《针灸穴位挂图》与诱发出带状感传符合情况，见表1-6。

表1-6

项目 经名	四肢		躯干	
	挂图	诱发	挂图	诱发
肺经	上肢内侧上前缘	同前	弯向胸前	无
心包经	上肢内侧中央	同前	弯向胸前	部分
心经	上肢内侧后缘	同前	腋前缘	部分
大肠经	上肢外侧前缘	同前	肩至面	部分
三焦经	下肢外侧中央	同前	肩至头	部分
小肠经	上肢外侧后缘	同前	肩至头	部分
脾经	下肢内侧中央偏前	同前	躯干前外侧	无
肝经	下肢内侧中央	同前	躯干前外侧	部分
肾经	下肢内侧中央偏后	同前	前正中线附近	部分
胃经	下肢前正中	同前	锁骨中线附近	部分
胆经	下肢外侧中央	同前	侧面	部分
膀胱经	下肢后中央	同前	背部	部分

从表1-6中可看出，带状感传在四肢部位（上肢从腋前、后缘至腕，下肢从腹股沟水平至踝）基本符合，躯干有部分符合。

9. 沿躯肢纵轴出现的带状感觉障碍带

少数病例虽然在颈动脉滴注时不出现带状感传，但是滴注停止后可出现沿躯肢纵轴带状感觉障碍带。

本组共发现颈动脉滴注时无带状感传出现，滴注停止后出现沿躯肢纵轴带状感觉异常带者6例，占109例的5.50%。

典型病例［三十七］

张某某，女，40岁，甘肃省平凉地区农业学校教师。

主因：左侧偏瘫半年余。

病史：该患者于1978年12月2日上午11时，在火车上吃午饭时发现左口角麻木，下午2时左上肢麻木，下午4时左下肢麻木，晚上11时，左下肢已不能动，第二天晨左上肢抬不起来。先后治疗有所进步，于1979年6月20日来诊。

查体：神志清楚，言语清晰，理解力及反应力正常。左侧鼻唇沟微浅，伸舌微偏左。左上肢能抬高平剑突，左手伸170度，无握力，霍夫曼征阳性。左下肢力弱，行走时步子小。每步仅能迈10cm左右，而且很慢。全身痛觉检查，均为用针尖微刺即痛。全身无痛觉减退带及痛觉过敏带。心律齐，每分钟80次，各瓣膜无杂音。血压130/80mmHg。

于1979年6月21日下午2时59分20秒，经右侧颈动脉滴注1号液治疗左侧偏瘫，每分钟0.5mL。在滴注3分钟时左腋窝及左拇、食指似跳动感，而且局部伴有热麻感，滴注37分钟结束。停上后14分钟检查，在左上肢外侧中央（手少阳范围）及左下肢外侧中央沿躯干经腋窝前至第2～7颈椎棘突旁停止，见图1-56。

此带在上肢2～3cm宽；在躯干最宽9cm；下肢4～5cm宽。在此带范围内，用测痛计微刺时感麻木，给300g压力刺激时仅微痛。凉觉及轻触觉均障碍。滴注停止后23分钟多种感觉障碍带开始消失，35分钟时完全消失。

10. 滴注期间带状感传循行的次数本组101例（持续滴注1小时），带状感传最少循行1次，最多循行660次。101例感传共循行2121次（13例多次循行者每人按3次计算），平均每人（1小时）带状感传循行21次。101例中带状感传仅出现1次者30人，占29.70%，出现2～660次者71人，占70.29%。详见表1-7。

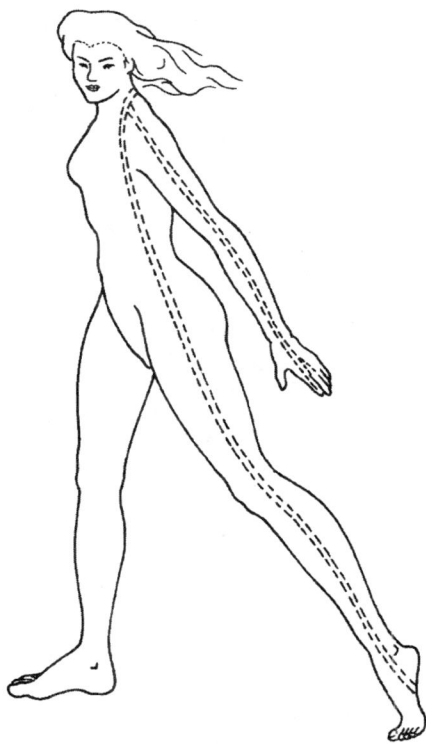

图1-56 典型病例三十七示意图

表1-7 颈动脉滴注期间感传循行次数及人数表

循行次数	人数	循行次数	人数	循行次数	人数	循行次数	人数
2	5	12	1	25	1	49	1
3	6	13	2	27	1	53	1
4	3	15	1	28	1	56	1
5	7	16	1	30	2	87	1

循行次数	人数	循行次数	人数	循行次数	人数	循行次数	人数
6	2	17	1	32	1	95	1
7	2	18	1	34	1	100	1
8	2	20	1	36	1	110	1
9	1	21	1	37	1	190	1
11	1	24	1	41	1	660	1
						多次	13

典型病例 [三十八]

令狐某某，行左侧颈动脉滴注1号液，每分钟0.5mL，持续1小时，带状感传共循行88回。见表1-8。

表1-8 颈动脉滴注期间感传循行表

序号	方向	起至时间 分	秒	序号	方向	起至时间 分	秒	序号	方向	起至时间 分	秒	序号	方向	起至时间 分	秒
1	下	$2\frac{59}{pm}$	10″	9	下	2	45	17	下	6	47	25	下	11	45
1	上	59	30	9	上	2	57	17	上	7	3	25	上	12	6
2	下	59	40	10	下	3	10	18	下	7	22	26	下	12	20
2	上	59	55	10	上	3	15	18	上	7	36	26	上	12	40
3	下	3pm		11	下	3	31	19	下	7	57	27	下	13	14
3	上	0	14	11	上	3	45	19	上	8	4	27	上	13	35
4	下	0	24	12	下	4	1	20	下	8	26	28	下	13	54
4	上	0	31	12	上	4	15	20	上	8	54	28	上	14	30
5	下	0	51	13	下	4	20	21	下	9	3	29	下	14	45
5	上	1	10	13	上	4	30	21	上	9	10	29	上	15	31
6	下	1	16	14	下	4	45	22	下	9	35	30	下	15	50
6	上	1	30	14	上	5	5	22	上	9	52	30	上	16	10
7	下	1	45	15	下	5	18	23	下	10	14	31	下	16	30
7	上	1	55	15	上	5	34	23	上	10	30	31	上	16	45
8	下	2	15	16	下	6	10	24	下	10	50	32	下	17	3
8	上	2	30	16	上	6	30	24	上	11	10	32	上	17	20

序号	方向	分	秒	序号	方向	分	秒	序号	方向	分	秒	序号	方向	分	秒
		感传				感传				感传				感传	
33	下	17	40	47	下	28	40	61	下	39	20	75	下	47	57
	上	17	55		上	28	50		上	39	36		上	48	12
34	下	18	5	48	下	29	16	62	下	40		76	下	48	34
	上	18	22		上	29	35		上	40	20		上	48	52
35	下	18	40	49	下	29	49	63	下	40	40	77	下	49	15
	上	19	14		上	30	37		上	41	3		上	49	50
36	下	19	40	50	下	31		64	下	41	20	78	下	50	8
	上	19	57		上	31	16		上	41	36		上	50	20
37	下	20	14	51	下	31	44	65	下	42		79	下	50	45
	上	20	30		上	32	13		上	42	25		上	51	14
38	下	20	45	52	下	32	35	66	下	42	55	80	下	51	30
	上	20	57		上	32	57		上	43	10		上	51	50
39	下	21	13	53	下	33	18	67	下	43	20	81	下	52	6
	上	21	36		上	33	36		上	43	35		上	52	36
40	下	22	6	54	下	33	56	68	下	43	55	82	下	52	52
	上	22	46		上	34	25		上	44	14		上	53	10
41	下	23	5	55	下	34	55	69	下	44	39	83	下	53	31
	上	23	30		上	35	10		上	45	8		上	53	57
42	下	24		56	下	35	35	70	下	45	18	84	下	54	14
	上	24	19		上	36			上	45	30		上	54	34
43	下	24	59	57	下	36	25	71	下	45	45	85	下	55	2
	上	23	35		上	36	55		上	46			上	55	23
44	下	25	50	58	下	37	23	72	下	46	16	86	下	55	56
	上	26	25		上	37	44		上	46	30		上	56	6
45	下	3 $\frac{26}{pm}$	41″	59	下	37	57	73	下	46	51	87	下	56	35
	上	27			上	38	20		上	47	10		上	56	45
46	下	27	30	60	下	38	38	74	下	47	30	88	下	57	10
	上	27	55		上	38	55		上	47	44		上	57	30

11. 滴注停止后带式感传持续循行的次数本组101例，滴药停止拔针后，带状感传仍能持续重复循行一段时间者23例，占22.77%。最短者持续1分钟循行1次。

最长者持续循行28小时以上。见表1-9。

表1-9 滴注停止后感传循行次数与时间

循环次数	人数	时间	循环次数	人数	时间
1	1	1′	9	1	8′12″
2	5	1′50″~1小时	11	2	7′10″ / 12′
3	3	1′	12	1	
4	1	5′20″	18	1	18′
5	1	1′48″	32	1	7′3″
6	1	8′	56	1	2小时40′
7	1	1′50″	628	1	1小时25″
8	1	12′20″		1	28小时↑

典型病例 [三十九]

令狐某某，在1979年8月2日行左侧颈动脉滴注停止后，感传仍持续3小时，共循行56回。见表1-10。

表1-10 滴注停止后感传继续循行表

感传				感传				感传				感传			
序号	方向	分	秒	序号	方向	分	秒	序号	方向	分	秒	序号	方向	分	秒
1	下	$4\frac{24}{pm}$	45″	6	下	33	30	11	卜	42	18	16	下	56	15
1	上	25	23	6	上	33	58	11	上	43	45	16	上	56	45
2	下	25	57	7	下	34	15	12	h	45	2	17	下	59	25
2	上	26	32	7	上	35	7	12	上	46	15	17	上	$5\frac{00}{pm}$	45″
3	下	29	4	8	下	35	43	13	下	47	40	18	下	2	10
3	上	28	3	8	上	36	43	13	上	49	13	18	上	3	35
4	下	28	55	9	下	37	52	14	h	50	30	19	下	4	20
4	上	30	18	9	上	39	3	14	上	51	47	19	上	5	43
5	下	31	7	10	下	39	47	15	下	53	3	20	h	7	15
5	上	32	3	10	上	41	4	15	上	54	35	20	上	8	55

感传				感传				感传				感传			
序号	方向	起至时间分	秒	序号	方向	起至时间分	秒	序号	方向	起至时间分	秒	序号	方向	起至时间分	秒
21	下	10	8	30	F	43	45	39	下	15		48	下	50	40
21	上	11	30	30	上	45	15	39	上	17		48	上	53	25
22	下	13		31	下	46	45	40	下	18	59	49	下	55	41
22	上	14	50	31	上	48	10	40	上	21	30	49	上	57	35
23	下	17	28	32	一	49	20	41	下	23	25	50	下	59	10
23	上	19	25	32	二	50	50	41	上	24	27	50	上	$7\frac{00}{pm}$	45″
24	下	21	50	33	下	52	15	42	下	26	40	51	下	3	4
24	上	23	45	33	上	54	20	42	上	28	35	51	上	5	45
25	下	25	35	34	下	57	30	43	下	30	25	52	下	8	10
25	上	27	18	34	上	59	15	43	上	32	50	52	上	9	45
26	下	29	47	35	下	$6\frac{00}{pm}$	3″	44	下	34	30	53	下	11	3
26	上	32	20	35	土	2	35	44	上	36	42	53	上	12	53
27	下	34	8	36	下	4	30	45	下	$6\frac{37}{pm}$	50″	54	下	14	15
27	上	35	8	36	上	6	45	45	上	39	20	54	上	16	40
28	下	36	10	37	下	8	10	46	下	41	32	55	下	17	40
28	上	38	5	37	上	10	5	46	上	43	40	55	上	20	40
29	下	40	50	38	下	11	40	47	下	46	30	50	下	22	50
29	上	42	10	38	上	13	13	47	上	48	42	50	上	27	10

（三）对比试验

1. 经颈动脉滴注对比液观察沿躯肢纵轴带状感传

方法：选经颈动脉滴注治疗液沿躯肢纵轴带状感传阳性者，用对比液（10%葡萄糖或蒸馏水）行颈动脉滴注，最后再滴一次治疗液。三次试验结果进行对比。改换对比液时，患者完全不知道。每次滴注瓶、滴注速度等完全相同。

本组共观察12例，出现了两种情况：

（1）仅滴注对比液时不出现沿躯肢纵轴带状感传。本组观察12例，其中9例仅滴注对比液时不出现沿躯肢纵轴带状感传，占75.00%。

典型病例〔四十〕

王某，男，53岁，住大同市南郊区东关。

患者脑血栓形成左侧偏瘫两月余，于1982年10月16日来诊。

行右侧颈动脉滴注治疗液，持续10分钟，左手少阳及足阳明出现带状感传。

1982年10月26日行右颈动脉滴注10%葡萄糖，持续滴注30分钟无带状感传出现。当即改换治疗液后，持续11分钟左手厥阴又出现带状感传，滴注1小时带状感传循行2次。

（2）对比液滴注仍可出现带状感传，但出现较晚，循行次数较少。本组在用对比液滴注期间仍可出现带状感传，但出现较晚，循行次数较少者3例，占25%。

典型病例〔四十一〕

卫某某，女，42岁，山西省运城市大李村村民。

患者脑血栓形成左侧偏瘫7个月，于1982年10月21日来诊。

行左颈动脉滴注治疗液12分钟时，右手厥阴出现带状感传，持续滴注1小时带状感传循行数次。

1982年10月28日行左颈动脉滴注10%葡萄糖液，持续20分钟才出现带状感传，持续30分钟共出现2次。当即改滴治疗液，滴注2分钟时右手厥阴出现带状感传，持续50分钟，感传循行11次。

此对比试验结果证明，经颈动脉滴注治疗液诱发出带状感传，是普鲁卡因起主要作用，对个别最敏感的患者仅滴注10%葡萄糖也可诱发出带状感传。但出现速度相对较慢，力量较弱。

2. 肘静脉滴注对比观察

目的：经颈动脉滴注药液出现的带状感传，当然有理由推测是药液作用于脑部诱发的。但也不能完全排除药液作用于周身其他系统（包括某些人认为的独立的经络系统）后诱发的。因带状感传一般是经颈动脉持续滴注15秒至30分钟才出现的，血液经颈动脉流经脑部约3秒钟即可离开静脉，行速是非常快的。带状感传有些是药液经血液循行到全身一段时间后才出现的。因此作肘静脉滴注对比观察。

方法：选经颈动脉滴注治疗液期间带状感传阳性者，用相同药液，滴速及持续滴注时间，分别在健侧肘静脉滴注观察带状感传出现的情况。

结果：本组共观察了24例，出现了3种情况：

（1）肘静脉滴注期间不出现带状感传。本组共观察24例，其中有18例未出现带状感传，占75%。

典型病例〔四十二〕

李某某，先后经右侧颈动脉滴注时在左手厥阴及足阳明出现带状感传。于8月4日和8月31日分别在颈动脉滴注时均出现带状感传，但在8月30日行肘静脉滴注却不出现带状感传。见图1-57。

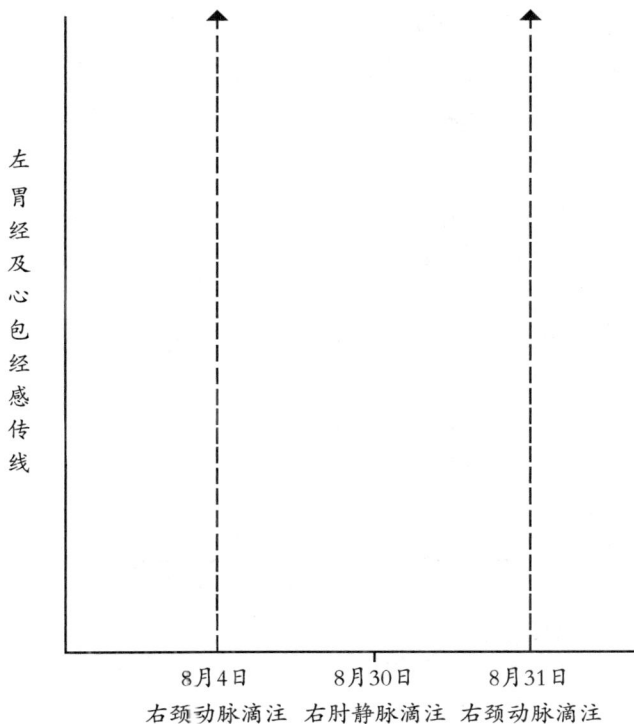

图1-57　右颈动脉滴注与右肘静脉滴注带状感传对比度

（2）肘静脉滴注期间出现的带状感传短而且循行次数减少。

典型病例〔四十三〕

尹某某，于1979年8月25日下午4时33分，行左侧颈动脉滴注1号液，每分钟0.5mL，在滴注1分钟时感左脚发热，然后从小脚后外侧（足太阳偏外2～3cm），约0.2cm宽之蚁走感均速往上循行，52秒通过躯干达左肩，在此处弯于左上肢外侧偏下（手少阳与手太阳之间）约50秒行于右小指及无名指尖，停数分钟后，又沿上肢带状感传往上循行，约1分钟至颈后达头顶。

于1979年8月28日下午4时零8分，行左侧肘静脉滴注药液，滴速及持续时间完全同8月25日，在滴注18分时，从左腹股沟水平起，宽约0.2cm之蚁走感，沿下肢前正中往下绕髌骨内侧又绕到前正中循行5趾。带状感传力很弱，隐隐约约微有感觉。

于1979年9月1日下午3时零2分，行右侧颈动脉滴注治疗液，每分钟0.5mL，持续滴注11分30秒，左侧肢体带状感传出现，分两股循行：

一是左手少阴：从左腋后缘开始，宽约0.1cm之蚁走感均速循行，沿手少阴范围至小指尖。共循行7次，于3时13分；3时15分30秒；3时28分10秒；3时36分45秒；3时44分30秒；3时50分；3时59分20秒各循行1次。二是从左臀部起，宽约0.1cm之蚁走感，沿下肢外侧中央（微偏后）至脚趾。反复循行不停。见图1-58。

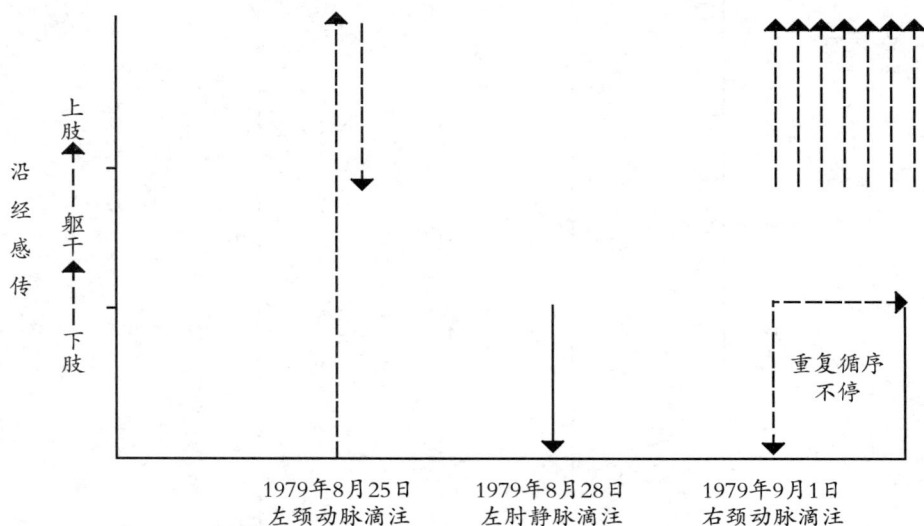

图1-58　颈动脉与肘静脉滴注1号液，出现带状感传对比图

（3）肘静脉滴注比颈动脉滴注时不仅带状感传出现的较晚，每次循行次数较少，而且滴药停止后也无带状感传持续循行。

典型病例［四十四］

马某某，男，71岁，山西省芮城县岭底村村民。

患者脑血栓形成左侧偏瘫3天，于1982年3月9日来诊。

1982年3月25日行右侧颈动脉滴注，持续8分钟时，在手少阴、足阳明、督脉、经外共6条带状感传。1小时共循行16次，滴注停止拔针后带状感传仍持续循行3次。

1982年3月26日行右侧肘静脉滴注，持续24分时在手厥阴、足阳明、足太阴出现带状感传，比颈动脉滴注时出现的感传力弱，1小时共循行3次，滴注停止后感传无持续循行。

1982年3月27日又行右侧颈动脉滴注，持续12分22秒时，在手厥阴、足太阳、督脉出现带状感传，持续1小时共循行10次，滴注停止后仍持续循行4次。

对比情况见图1-59、图1-60及图1-61。

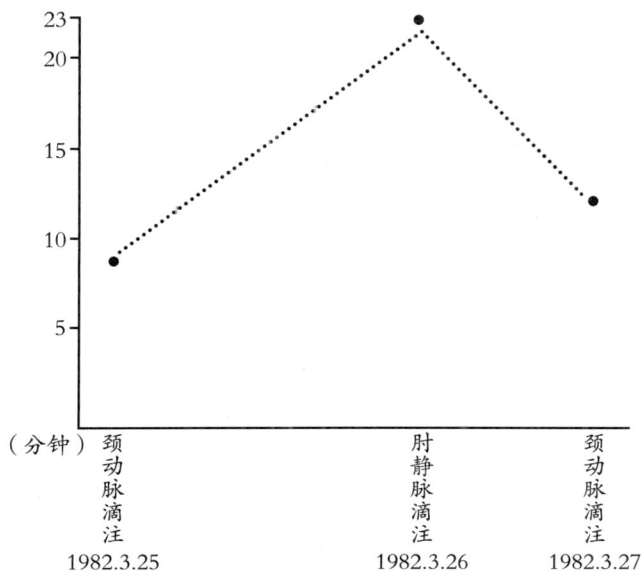

图1-59 滴药后感传出现时间对比图

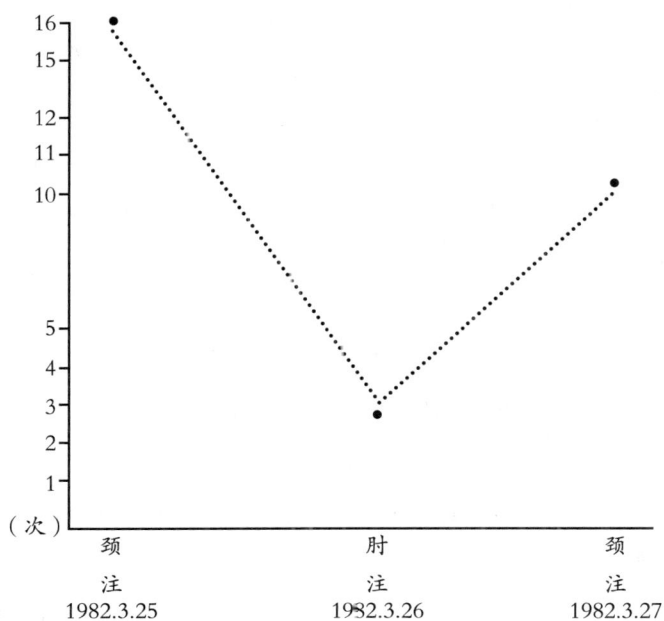

图1-60 感传循行次数对比图

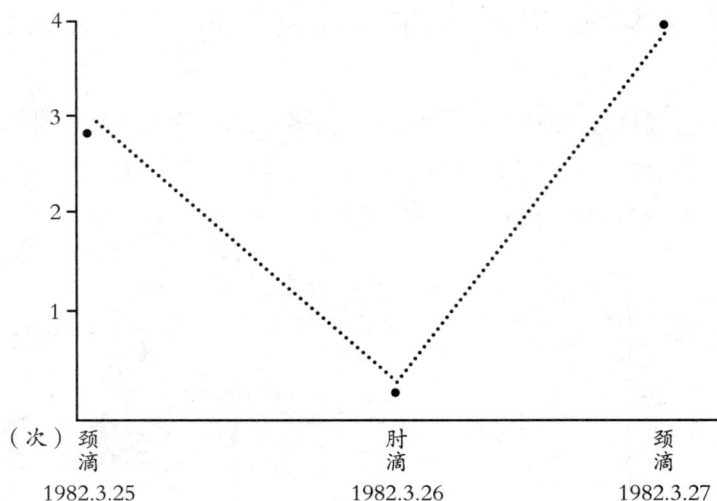

图1-61 滴注停止感传持续循行次数对比

本试验证明，此种药液，经颈动脉滴注比肘静脉滴注，易诱发出带状感传。证明本组出现的沿躯肢纵轴循行的带状感传，为经颈动脉滴注药液诱发出的。

（四）小结

本组采用颈动脉滴注药液，直接刺激脑部，成功诱发出沿躯肢纵轴为主循行的带状感传。证明沿躯肢纵轴为主循行的带状感传，是脑部异常感觉之体验在感觉皮层中沿躯肢纵轴方向扩散（延伸）的结果。

本组诱发出沿躯纵轴为主循行的带状感传，阳性率高达35.50%，在滴注期间，多数人可重复出现，最多达660次；在滴注期间有些人能持续一段时间或一直持续循行不停；在滴注停止后，有些人还能持续循行一段时间，最长达28小时……这些都是特殊现象，也是过去罕见的现象，但恰恰就是这些现象，能进一步证明，沿躯肢纵轴为主循行的带状感传源于脑部。因到目前为止，在体表刺激诱发之方法，很难见到这类独特现象，只有经颈动脉滴注药液，直接刺激脑部，才能诱发出来。

这类现象的出现，可能是药液经颈动脉滴注，相对较高浓度（与全身浓度相比）药液，首先直接作用于脑部，在大脑皮层中央后回与异常感觉有关点极化后（兴奋后），在躯肢相对应的体表部位即出现异常感觉。这即是阳性率高达35.50%的重要和直接原因。由于持续滴注，药液连续不断刺激该点，使其兴奋（去极化）不断增加，这种兴奋在中央后回范围内沿着支配躯肢纵轴方向扩散（延伸）。这种扩散（延伸）的过程，即是在躯肢出现沿纵轴为主循行的带状感传。不断刺激可重复出现，这样就出现了多次和持续循行的现象。

本组诱发出的带状感传，在体表分布较广，在躯干和四肢的不同部位多达40条。也由此可推知，大脑皮层中央后回异常感觉出现，及其扩散（延伸）的部位也是广泛的。因为只有大脑皮层中央后回某点异常，才能在对应的体表感到异常。只有在大脑中央后回异常点的兴奋（去极化），沿着支配躯肢纵轴的方向扩散（延伸），异常感觉才能在躯肢沿着纵轴方向循行。

以上现象和规律，使笔者对大脑皮层中央后回体觉区的布局和排列，有了新的认识。

即人体表的外周感受野，在大脑皮层体觉区节段性分布范围内的"体觉分域定位"，不是杂乱无章的，而是严格有序的。其分布规律是在大脑中央后回本体节范围内，严格按体表部位对应点分布，即沿躯肢纵轴，点点连成细线。据躯肢纵轴，排排线状平行密布。

在节段间，对应体表部位的线，互相对接（或多数对接）（可能还有微小间隙），使节段间相互联络。

这种网络是互相沟通的，但是沿躯肢纵轴分布的每条线，都有相对（微弱）独立性（即绝缘性）。即是在体表某一点，或在大脑皮层中央后回体感区内对应点，给适量刺激，使神经冲动（很微弱）可在大脑皮层中央后回体觉区内，沿支配躯肢纵轴分布的线进行扩延。这一过程即引起沿躯纵轴为主循行的带状感传。如果刺激量过大，超过该线绝缘的极限，即可同时向周边的点、线扩散，在体表即出现一个部位或一个肢体，甚至半身感觉异常。

沿躯肢纵轴带状感传分布的位置，与古代医学家描记的和经络相关内容之体表线，特别是肩至腕，臀至踝之间，基本一致。这种现象证明，古代医学家观察，描记的有关经络位于体表之部位，均与沿躯纵轴为主循行的带状感传有直接关系。这提示我们，要研究古代医学家描记的有关经络之体表线，应从沿躯肢纵轴为主循行的带状感传入手，弄清了沿躯肢纵轴为主循行的带状感传的实质，就弄清了古代描述有关经络的体表线。

五、脑部病变与沿躯肢纵轴带状感传

在临床实践中发现脑部病变时，少数病例可沿躯肢纵轴出现带状感传。从1973年至1982年共观察到10例，现分析于后：

（一）一般情况分析

1. 带状感传性质

本组带状感传共出现蚁走感、抽麻感、热感等5种感觉，其中蚁走感4例，占

40%。

2. 带状感传的宽度

本组带状感传最窄0.2cm，最宽5cm，其中在1.5cm以内者8例，占80%。

3. 带状感传出现次数

本组带状感传出现1次者5例，占50%，3次以上5例，占50%。

4. 带状感传持续时间

本组带状感传持续数秒钟者3例，占30%；1～20天者30例，占30%，其中1例在数年内间断出现。

5. 带状感传的方向

本组带状感传从头、胸、腹至手、脚者7次；从手、脚到头、胸、腹5次；来回循行1次。

6. 带状感传特征

本组带状感传仅有弧形弯曲，均无特殊转折和死角。

7. 带状感传的部位与"脉"所在体表部位的关系

本组带状感传的部位与"脉"所在体表部位（古人描记脉位于体表部位）相一致者14次，分别出现在手少阴、手厥阴、手太阳、手少阳、足阳明、足太阳。不一致者2次。

8. 带状感传与脑部疾病的种类

本组带状感传，分别出现在缺血性脑血管疾病和癫痫两类疾病中。

（二）带状感传与疾病的关系

1. 沿躯肢纵轴的带状感传为癫痫发作的一种特殊类型

典型病例

贾某某，男，48岁，山西省运城地区招待所干部。

主因：发作性带状感觉异常8年。

病史：缘于1974年8月某日，在吃西瓜时，突然感左手中指麻木，约有5cm宽之热麻感，沿左上肢内侧中央往上，约5～6秒钟达左肩。次日在静坐时又感左手中指麻木，约5cm之热麻感，沿左上肢内侧上至肩；达左头面部，并感头内跳动难受。第3天在安静时，带状异常感又出现，不仅沿左上肢到头面部，而且接着又从胸前（锁骨中线微偏外）开始往下，沿大腿前正中微偏外，下至踝达脚趾，此时间持续约15～16秒，见图1-62。以后每天有同类发作，每次发作范围和程度、持续时间也不同；最短5～6秒，最长可达1分钟。持续发作20天。在此期间每天还有多次小发作，即从左□指开始麻木，沿上肢内侧至肘即消失。

最后，在某日晚入睡后，突然大叫一声，家属不知其因，只见他两眼直瞪，而且叫不醒，过了数分钟后流口水，以后入睡。

2. 沿躯肢纵轴的带状感传为癫痫大发作的一个首发症状

典型病例

白某某，女，25岁，山西省稷山县人民医院护士。

患者左侧肢体发作性带状感传，伴抽搐数年，于1973年8月6日就诊。

数年前无特殊诱因，左侧肢体出现发作性抽搐。每次发作前先有特殊感觉出现。即先从左锁骨中点起，沿锁骨中线经躯干直下，在下肢前正中到脚。其特点是逐节往下传，最后才连成线。见图1-63。

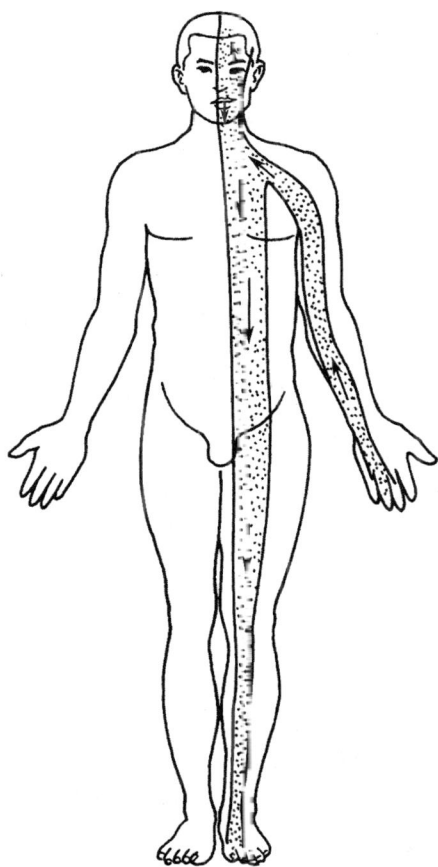

图1-62　贾某某带状感传示意图　　　图1-63　白某某带状感传示意图

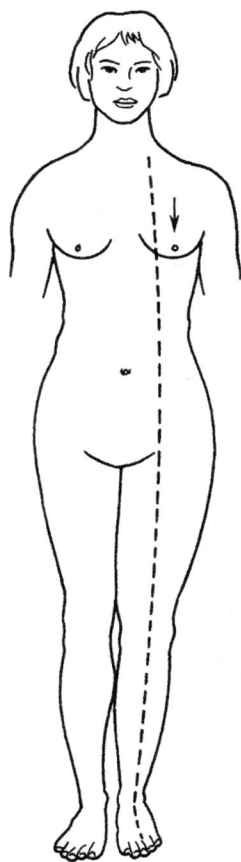

该线宽约0.5cm。此时间持续约10秒或更短。此后即出现左半身麻木及抽搐，为时1～2分钟停止。严重时可伴有神志障碍。数日或数月发作1次，数年不愈。

查体：神志清楚，言语清晰，反应力及理解力正常，记忆力正常。颅神经正常，四肢肌力肌张力正常，病理征阴性。全身痛觉正常。

3. 沿躯肢纵轴的带状感传为缺血性脑血管疾病的首发症状

典型病例〔一〕

杨某某，男，51岁，西安市雁塔路地质学校职员。

患者1961年患高血压，1973年某日突然发生右半身麻木，持续50天恢复。1976年5月17日起床后，又突然出现发作性右半身麻木。右侧肢体麻木范围，在头面部、颈前后、躯干均沿正中线分布。每次在右半身麻木发作之前，先在右上肢内侧后缘，出现一股抽麻感，见图1-64，然后很快扩散到右半身。就诊时患者再三说明，他的病很奇怪，每次发作前均先在右上肢内侧后缘出现一股抽麻感，然后右半身才感觉障碍，其范围均沿正中线分布。每1次发作持续10秒，间隔10秒又发作第2次，停3小时后发作第3次。第3次发作后，在右上肢外侧及内侧留有两条痛觉减退带。于1976年11月23日检查发现在右上肢外侧中央及上肢内侧后缘，有两条痛觉减退带（用测痛计给200g压力刺激才微痛），宽约1.5cm。

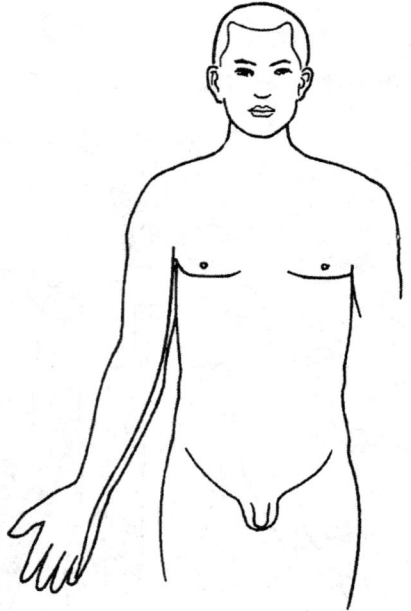

图1-64 杨某某（西安）带状感传示意图

典型病例〔二〕

郑某某，女，54岁，山西省永济县董村公社王村村民。

主因：沿右侧躯肢纵轴，出现带状感传伴右侧偏瘫1年零10个月。

病史：缘于1980年7月11日中午儿媳妇未叫她吃饭，对此非常生气。于下午4时左右在门口站着想此事时，突然感右脚心发热，约有1.5cm宽的热感绕脚尖，经下肢前正中，往上沿躯干（右锁骨中线）至右侧头顶，约1～2秒钟循行完，见图1-65。当即发现右下肢活动不灵，说话不清，而且很快右上肢也不能动。先后用中西药治疗未愈。于1982年5月6日来诊。

既往：高血压2年。

查体：神志清楚，咬字不真，右侧鼻唇沟浅，右上肢抬高平剑突，右手半屈状，能屈正常不能伸，霍夫曼征阳性。偏瘫步态明显。

痛觉检查：右下肢前正中，右躯干（锁骨中线）经面（右鼻旁）至头顶有8mm宽之痛觉过敏带。

典型病例［三］

柳某某，男，59岁，山西省夏县水头公社下牛大队村民。

主因：右下肢出现带状感传后右侧偏瘫4个月，于1982年11月21日来诊。

病史：缘于1982年6月6日（农历）在田间劳动时，突然感右小腿外侧（外踝上6cm处）发麻，约有1.5cm宽之热麻带，经右下肢外侧中央往上达髋关节处。此时，感头闷，右上下肢活动欠灵活，约1小时后，右侧肢体活动明显障碍。先后综合治疗4个月仍未痊愈。

查体：神志清楚，理解力及反应力正常。右上肢仅能抬高10cm，右手不能伸仅能微屈，霍夫曼征阳性（右）。右下肢活动明显障碍，仅人扶可迈步。

4. 沿躯肢纵轴带状感传为缺血性脑血管疾病的首发症状之一

典型病例

王某某，男，67岁，山西省稷山县西社公社东庄大队村民。

主因：因左侧上肢瘫痪伴带状感传3天，于1974年12月25日入院。

病史：患者早晨起床后发现说话不清，流口水，左手活动不灵。同时在左肩髃穴偏前5cm处有一段宽约1.5cm的异常感，沿左上肢外侧中央下到中指。每日多次重复出现，持续5天还未消失，见图1-66。

5. 在缺血性脑血管疾病发病时，带状感传到达的部位可伴有轻度活动障碍

典型病例

康某某，女，53岁，住山西省临汾市解放东路。

主因：左侧肢体出现带状感传及活动不灵4天。

病史：缘于1982年11月17日在田间摘棉花时，突然出现左手活动不灵活，持续数秒钟恢复正常。时隔不久，左头顶部有3cm之麻木区，然后有线状（0.3cm宽）蚁走感，经眼达口角，往下至剑突，此处片状难受。然后在剑突处起，如线状斜往左上经肩，通过左上肢内侧中央至腕，达中指、无名指、小指，此时这3个手指已活动不灵活。持续数秒钟后麻木消失，手指也活动正常了。但很快在剑突处又片状难受，经二腹部往下，沿左下肢内侧中央偏前，往下至膝下1.5cm处停

止，此时左下肢活动也不灵活，持续数秒钟后恢复正常。每日发作5～6次，连续发作4天。

6. 脑动脉闭塞后在偏瘫侧可沿躯肢纵轴出现带状感传

典型病例

吕某某，男，49岁，呼和浩特市百货公司职工。

主因：左侧偏瘫一年余，近日左侧肢体出现带状感传1次。

病史：缘于1978年1月某日感冒后，发现左上肢无力，左下肢活动不灵。1979年9月病情加重，左上肢完全不能抬，左手无力；左下肢力弱，扶物可行走。以后左下肢活动障碍加重，左半身不出汗。左头顶部痛，于1979年3月5日来诊。

查体：神志清楚，言语清晰，颅神经功能正常。左上肢能抬高平剑突，左手伸屈正常，握力6kg。霍夫曼征阳性（左）。左下肢活动明显障碍，仅扶物可迈步行走。

右侧颈动脉造影右侧大脑前动脉起始部未充盈，见图1-67。

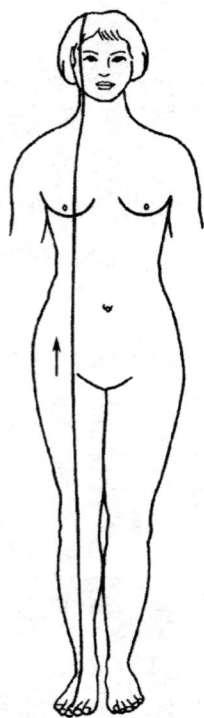

图1-65　郑某某带状感传示意图　　　　图1-66　王某某带状感传示意图

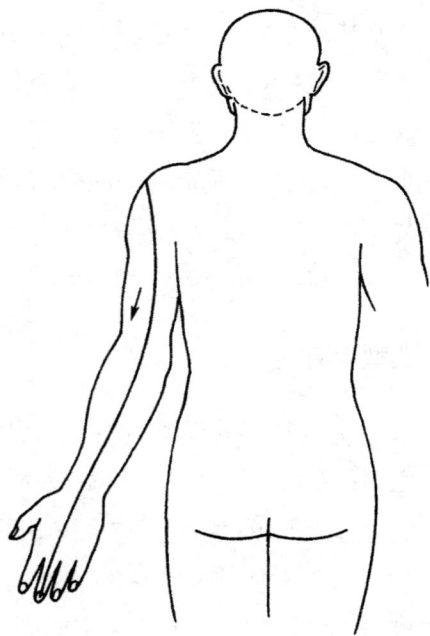

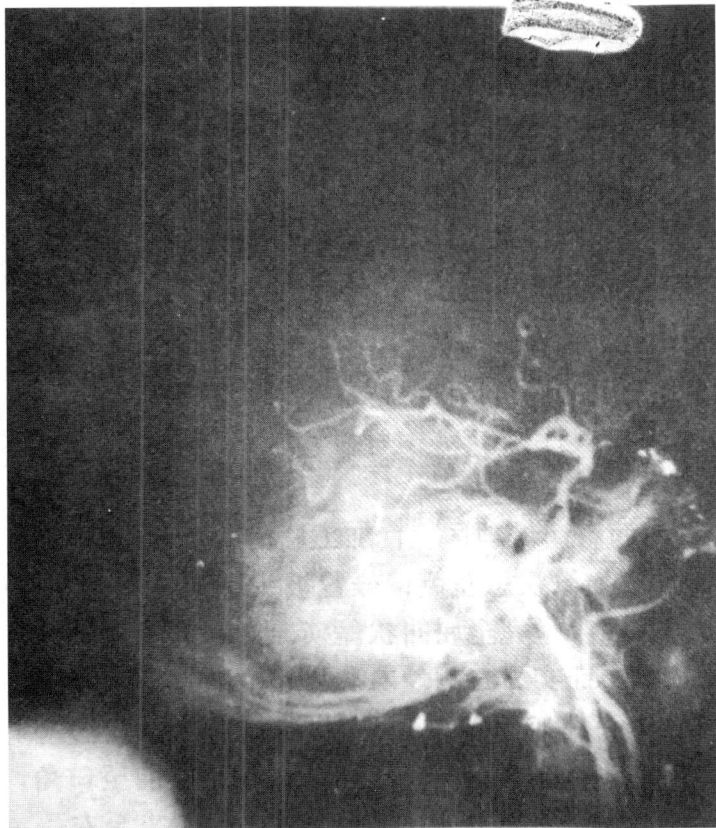
图1-67　右侧颈动脉造影

　　于1979年3月25日下午5时（晴天室内），在椅子上静坐时，突然感左外踝处有热麻感，以热为主，约1.5cm宽的带状，沿下肢外侧中央往上，通过躯干（腋中线部位）到腋窝，然后到左额顶、颞部（枕部及左耳无感觉）。很快又在左腋窝后缘处开始，沿臂外侧后缘下到小指，绕行内侧沿上肢下缘往上达腋窝前缘，见图1-68。从开始到结束约3分钟。停半小时后，右头顶部痛又复发，而且左侧肢体感无力，活动较前困难。头痛持续1天后消失，右侧肢体感无力及偏瘫无好转。

　　7．颈内动脉闭塞后在偏瘫侧可沿躯肢纵轴出现带状感传

典型病例

　　杨某某，男，44岁，山西省运城地区粮食加工厂工人。

　　因患高血压、缺血性脑血管疾患左侧偏瘫曾被头针治愈。后于1974年2月某日，突然左上肢无力，逐渐加重，左手呈完全屈曲状瘫痪。此时左上肢能抬高正常，左下肢肌力正常。后经右侧颈动脉造影证实为右侧颈内动脉起始部完全闭塞，见图1-69。

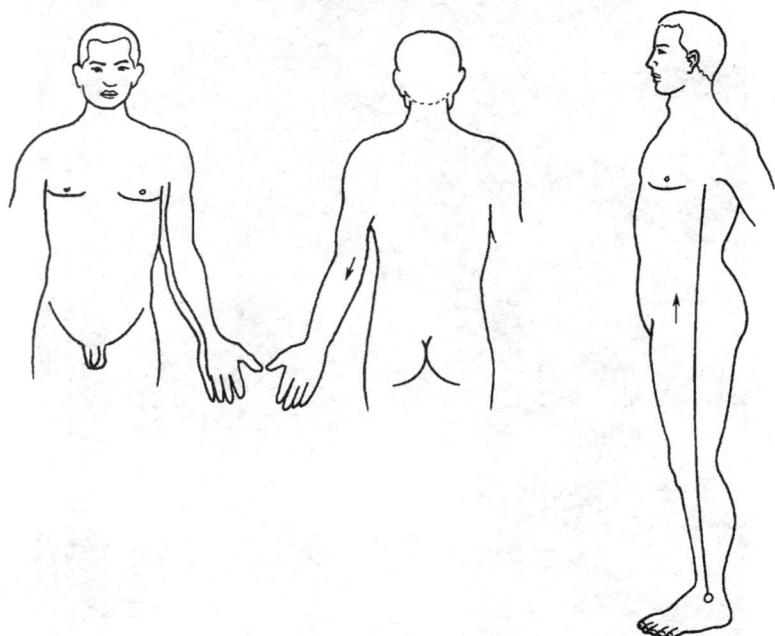

图1-68 吕某某带状感示意图

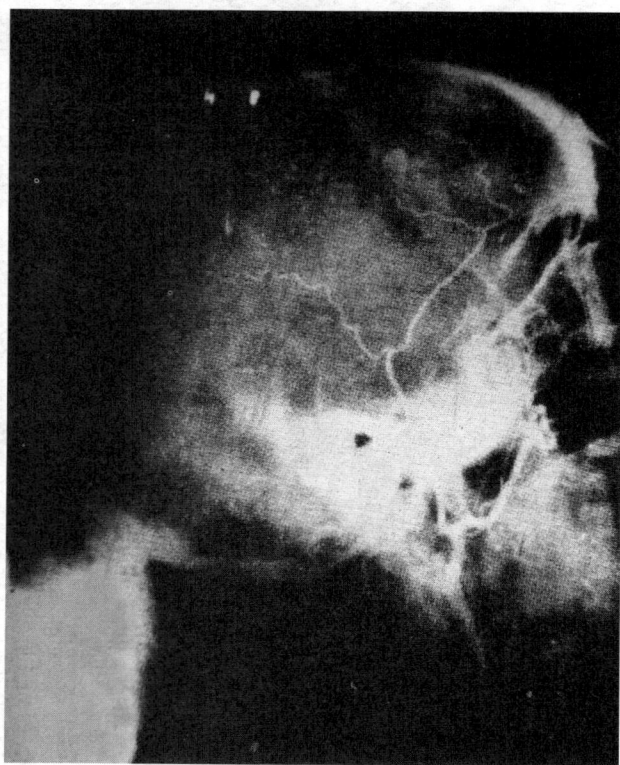

图1-69 右侧颈动脉造影

于1975年6月某日，突然血压高达160/130mmHg，此时在左侧头面及肢体出现带状蚁走感，沿躯肢纵轴反复循行。①从百会穴处起，经左耳前至口角，见图1-70。②从百会穴处起，沿左面部至下颌；从左肩部起，经左上肢内侧中央至左手，见图1-70。③从百会穴处起，沿左面部至下颌；从左腋前缘，沿腋中线往下，通过下肢外侧中央，直下到外踝，见图1-70。

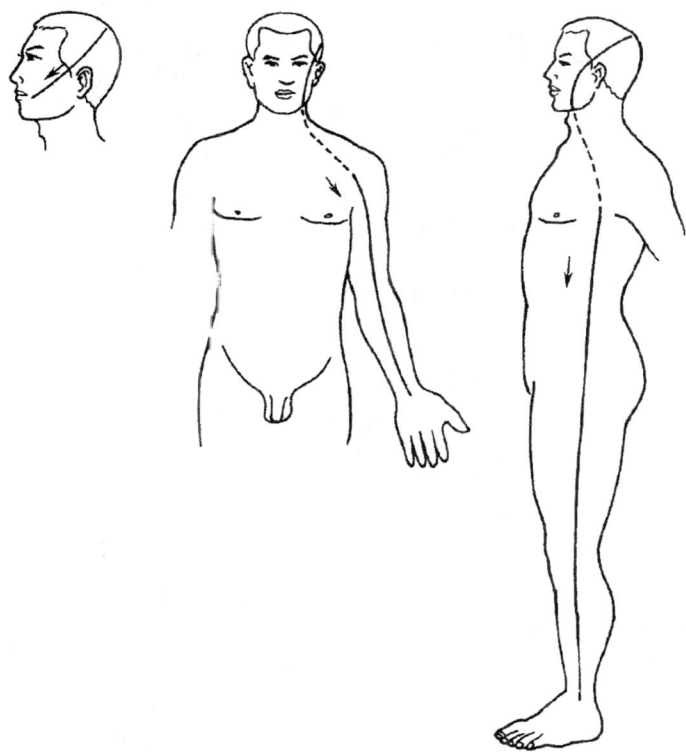

图1-70　杨某某（山西）带状感传示意图

8. 缺血性脑血管疾病出现的带状感传和运动障碍的部位相同

典型病例

刘某某，男，54岁，山西省灵石县两渡公社新庄大队村民。

主因：左侧肢体出现带状感传伴偏瘫7个月。

病史：缘于1982年9月上旬某日晨起床后，感觉全身疲乏无力，在院内厕所往回走时，突然感头闷（感觉从腹内到头）似布包住一样。很快从左耳后起，有约1.5cm长之蚁走感，沿左侧颈部，经左上肢内侧中央至腕，然后由拇指起至小指均麻木，见图1-71。这时感右手异常，眼看着5个手指头全不能动了。此时左下肢仍正常，能继续走路，但在行走时，突然左腋前缘出现跳动感，随即出现约1.5cm

宽之蚊走感，经胸前（锁骨中线偏外近腋前缘处）往下，沿下肢外侧中央到踝关节，绕外踝后循行至小趾，见图1-71。此时左下肢活动不灵，行走时脚抬不起来。被人扶到屋后，左侧肢体完全瘫痪。先后经中西药治疗，体征有所好转，因未痊愈，于1982年3月30日来诊。

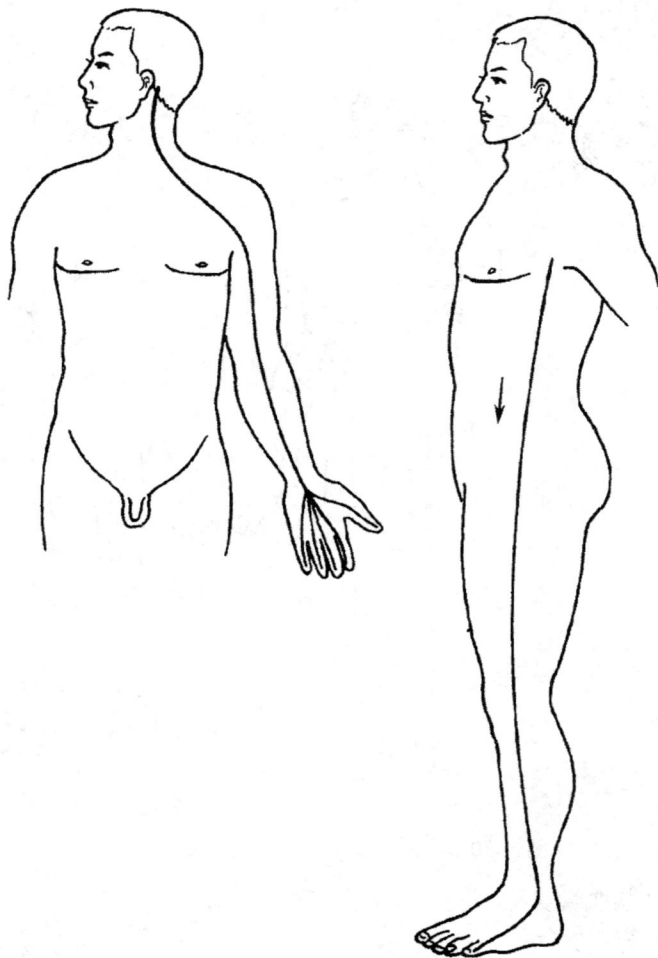

图1-71 刘某某带状感传示意图

查体：神志清楚，言语基本正常，反应力及理解力正常。记忆力正常。左侧鼻唇沟浅，伸舌偏左。左上肢抬高平下颌。左手半屈曲状，手指能微屈不能伸，霍夫曼征阳性。左下肢活动障碍，人扶行走时偏瘫步态明显。

诊断：脑血栓形成左侧不全偏瘫恢复期。

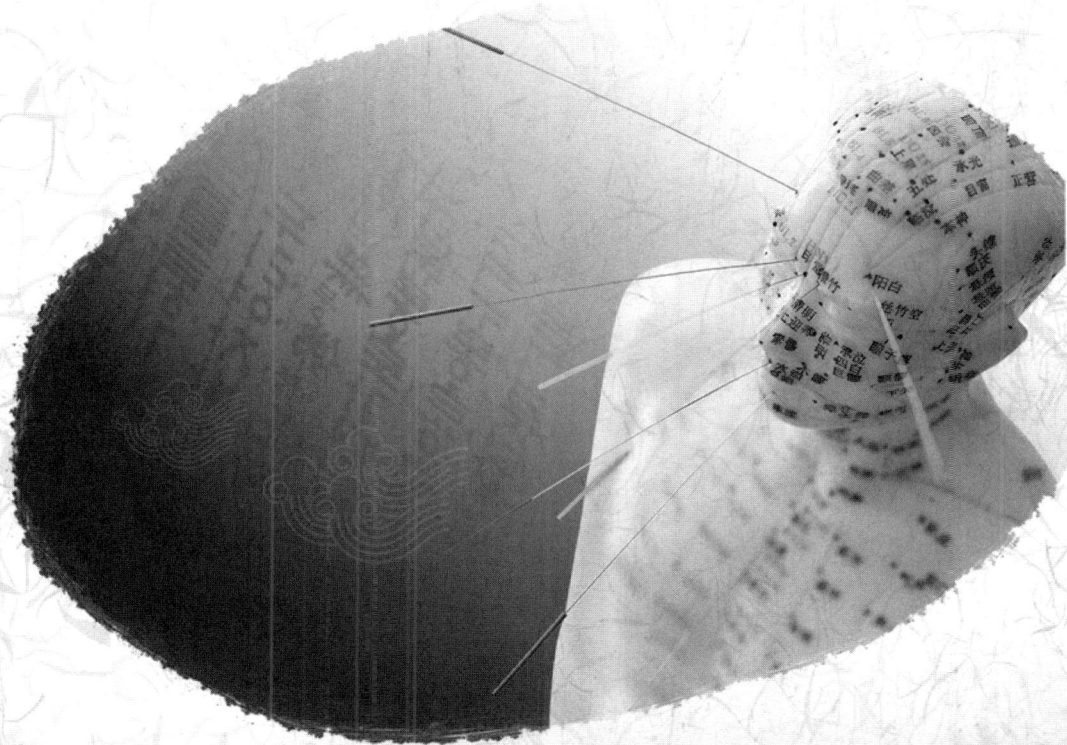

针刺部位即是针刺躯肢经络——躯肢神经，治疗全身多种病症的相对固定部位。针刺部位的主要功能是治疗经络本节段和邻近节段的病症。

穴超节段祛多疾，
疗效奇特显神威。
名要特穴常使用，
疗效神速是特征。

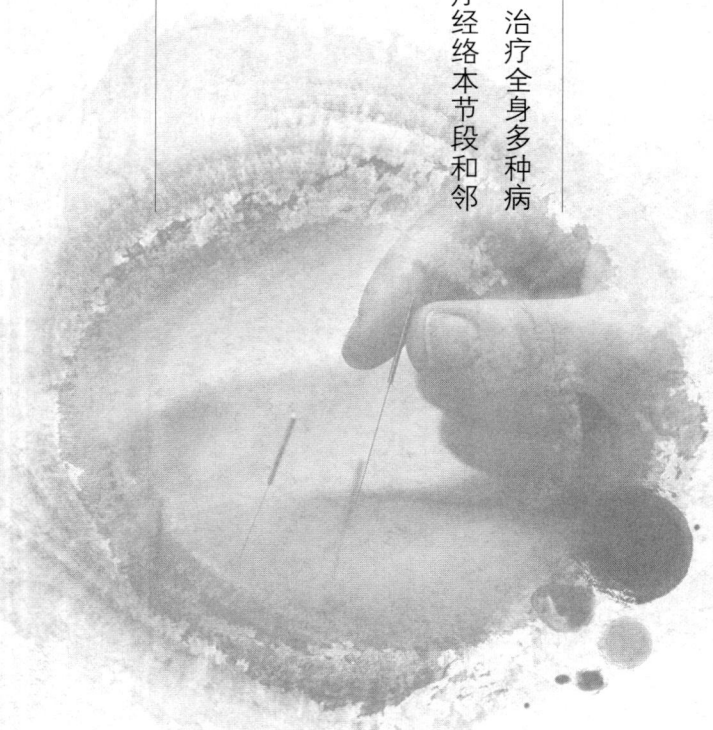

第一章　概　论

中国古代医学家们，在战国以前发现的人体内连脏腑、外络肢节、会于髓、通向脑；决死生、处百病、行神气、调阴阳、司感觉、理运动、掌全身、保健康的经络系统，即指现代医学中描记的神经系统。

古人发明的针刺躯肢经络治疗全身多种病症之方法，实际是针刺躯肢神经治病的方法，该法至今兴盛不衰。据此，针刺部位，即是针刺躯肢神经、治疗全身多种病症的部位。躯肢部位的神经主要指脑神经和脊神经。针刺部位是古人在针刺治病的临床实践中，经过长期运用，反复验证后确定的。所以，针刺部位是针刺治病的精华之一，应该认真继承和发扬。

经典医著中对针刺部位描记的内容较多，大体可分针刺病损部位、非穴位（非固定针刺部位）、穴位（固定针刺部位）三个类型。现摘述部分重要内容于后。

第一节　病损部位与体表部位表浅神经末梢

在经典医著中描述针刺病损部位的内容较多，针刺病损部位，主要治疗躯肢局部病症。

《灵枢·官针第七》曰："病在皮肤无常处者，取以镵针于病所，肤白勿取。""毛刺者，刺浮痹皮肤也。""病在分肉间，取以圆针于病所。"

上述资料说明，针刺病损部位治疗的是躯肢表浅部位的局部病症，治疗时均针刺病损的表浅部位。现代解剖知识证明，周围神经的末梢布满躯肢表浅部位。所以，针刺病损局部的表浅部位，治疗躯肢表浅部位病症，主要是针刺该部位的体表神经末梢，达到治病目的。

第二节　非穴位（非固定针刺部位）与周围神经

经典医著中描记的针刺非固定针刺部位治病的内容较多，现仅摘述部分重要内容。

一、以经取之与周围神经

《灵枢·经脉第十》对多种病候的治疗进行了描记。在每一段的针刺治疗中，都是"以经取之"。说明该派学者，在针刺经络治病时，没有固定位置的穴位，只要求将针刺在相关的"经上"，就可治疗病症。

本书已经明确肯定了躯肢经络是会于髓，通向脑的。并指出，躯肢经络即指现代医学中的躯肢神经。据此证明，"以经取之"就是将针刺在躯肢部位的神经上。

二、刺经络与周围神经

在经文中描述的针刺经络治疗病候的内容较多。《灵枢·杂病第二十六》曰："聋而不痛者，取足少阳；聋而痛者，取手阳明……"

因经络躯肢部分即是躯肢神经。所以，刺经络即是刺躯肢神经。

三、以痛为输与周围神经

《灵枢·经筋第十三》对经筋多种病症的治疗进行了描记。在每段的针刺治疗中，都是"以痛为输"，根本无固定的穴位。这说明该派学者在针刺治疗经筋病症时，是没有固定的穴位，只在其经筋所过之处"以痛为输"。

经脉、经筋为病，最常见的病候是疼痛、痛厥、不仁、不用等。出现这些病候的原因与周围神经有关。因周围神经由运动和感觉神经组成，其主要功能是传导运动和感觉冲动，病损后即可使运动和感觉障碍。据此认为，"以痛为输"此处即是针刺周围神经病损后引起的疼痛处或压痛处。

四、刺痛点与周围神经

《素问·缪刺论篇第六十三》曰："邪客于臂掌之间，不可得屈，刺其踝后（人手之本节踝也）先以指按之痛，乃刺之。"《素问·骨空论篇第六十》曰：

"腰痛不可以转摇，急引阴卵，刺八髎与痛上……"此两段经文论述了治某些病症时，针刺"指按之痛及痛上"。

"刺指按之痛及痛上"即指刺周围神经病损后"按之痛及痛上"。

第三节　穴位与周围神经

穴位即是经典医著中描记的有固定位置的针刺部位。针刺穴位治疗全身多种病症，实际是通过穴位，针刺其相关经络，治疗全身多种病症的。笔者著《针灸原理与临床实践》一书（人民卫生出版社2000年出版）已经指出，经文中描述的经络系统即指西医学中的神经系统。既然如此，通过穴位针刺经络，即是通过穴位针刺躯肢部位的神经。为此，穴位即是古人在临床实践中总结出来的针刺躯肢神经的相对固定点。

以上论述《灵枢·本输第二》《素问·气穴论篇第五十八》《素问·气府论篇第五十九》等有多处�记；《针灸甲乙经·卷三》又较系统介绍了全身的穴位。

头部穴位共52个，背部穴位共78个，面部穴位共29个，耳部穴位共20个，颈部穴位共17个，肩部穴位共26个，胸部穴位共51个，腹部穴位共85个，手太阴及臂18个穴位，手厥阴心主及臂16个穴位，手少阴及臂16个穴位，手阳明及臂28个穴位，手少阳及臂24个穴位，手太阳16个穴位，足太阴及股22个穴位，足厥阴及股22个穴位，足少阴及股并阴跷阴维20个穴位，足阳明及股30个穴位，足少阳及股并阳维28个穴位，足太阳及股并阳跷共34个穴位。

从《内经》到《针灸甲乙经》对穴位的总数均描写为365个，但是在《针灸甲乙经》分21个部位描记的穴位仅有632个，其中单穴44个，双穴588个（等于294个），共338个。比365个穴位少27个。

关于穴位与周围神经的关系，还有很多方面可证明穴位即是针刺躯肢神经的相对固定点。近些年，很多研究工作者，通过人体解剖证明，在90%～100%的穴位内有神经支通过。另外，通过实验研究证明，将针刺进穴位，只有刺中躯肢神经以后，才会出现得气的种种表现……

一、穴位的位置

在《灵枢》和《素问》中，有些穴位仅有名称，没有描记具体部位。在《针灸甲乙经》中，穴位基本都有了位置。

由此可知，在从《内经》到《针灸甲乙经》期间，古人总结的穴位是不断充实和完善的。穴位的位置是十分重要的。每一个穴位的位置都是经过长期临床实践，反复验证后被确定的，应该认真总结提高，继承发展。

二、寻找穴位

穴位的固定位置，是古人在针刺治病的临床实践中总结出来的。这些位置只是相对的。因此，在寻找穴位的具体位置中，还需要有相关方法。

1. 应在中而痛解

《灵枢·背腧第五十一》曰："则欲得而验之，按其处，应在中而痛解，乃其腧也。"

经文之意是先用手指在其处按压，如应在中而疼痛缓解，就是腧穴。这是寻找腧穴的一种经验。

解剖知识证明，躯肢神经主要是传导运动和感觉的冲动，病损时可出现运动和感觉障碍，包括疼痛。所以，按其处，应在中而痛解，实指用手按住病损的周围神经后使疼痛消失，即是穴位。由此而知，穴位即是针刺周围神经的相对固定点。

2. 久应于手

《灵枢·卫气第五十二》曰："取此者用毫针，必先按而在久应于手，乃刺而予之。"

经文之意是在针刺前必先用手指按压，如在手指下按住其物，而且持续存在时，立刻在其上针刺，即可治愈病症。

针刺手下能按住且持续存在之物，能治愈其病，证明古人描述的经络是人体表能被手按住的周围神经。

3. 按而循之

《灵枢·邪气脏腑病形第四》曰："刺涩者……必先按而循之。"

经文之意是在针刺前必须先用手指按压寻找腧穴。"按而循之"用的是"循"而不是"寻"，所以还有在按压时有循行感出现才是穴位之意。

现代解剖、生理学知识证明，在人体躯体部位只有周围神经被按压后，才会沿支配部位出现异常感觉，这种感觉一般有循行之特征。由此而知，按而循之，即是用手按压体表部位的周围神经，异常感觉就会沿支配部位循行。

三、针刺深度

在《灵枢》和《素问》中，多数穴位无针刺深度的记载。到《针灸甲乙经》时，绝大多数穴位都记载了针刺的深度。

针刺深度，是穴位的重要组成部分。因只有在固定的部位针刺一定深度后，才能起到治疗作用。全身多个穴位，针刺的深度差别很大。经研究发现，针刺的深度与周围神经在躯肢的深度有关。在全身的穴位中，只有环跳穴的位置较深，这是因为坐骨神经在臀部的位置深。从针刺深度之角度来看，穴位即是针刺躯肢神经的相对固定部位。

四、灸法

在《灵枢》和《素问》中很多穴位没有提到灸，到《针灸甲乙经》时绝大多数穴位提出灸几壮，可见在此期间是灸法大发展阶段。灸法之出现，是非常有意义的。它不仅仅是一种治疗方法，而且更重要的是在理论上有其深远的意义。因灸法的出现，告诉了人们，人体的周围神经，不仅用针刺可以治病，用火灼其上，也可治疗病症。这就进一步证明了，人体躯肢部位的周围神经用多种刺激均可治疗病症。

五、穴位的功能

关于穴位的功能，从《内经》到《针灸甲乙经》有关穴位的论述中均未提到。但是在病症的治疗中，有穴位主治的记载。所以，从中可了解到这些穴位的功能。

从经典医著中的选穴可以看出，脑的病症选头盖部穴位及上肢穴位。五官的病症选五官周围的穴位及上肢穴位。胸、背及肺、心病症，选大杼至五焦之间即胸节1～5范围及上肢穴位。下背部及上腹部及位于上腹内的肝、胆、肾、脾、胃等病症，常在六焦之间至十二焦之间即下胸段（胸6～12）及下肢选穴。腰、骶、下腹部及位于下腹内的大肠、膀胱、子宫等脏腑病症，在十三焦之间至二十一焦之间即腰、骶段及下肢选穴。上反病症选上肢穴位，下肢病症选下肢穴位等，这个经验是几千年来，数代医学家共同总结出的规律性经验。从上述选穴规律看，对全身的病症，在相关经络范围内选穴，治疗效果相对较好。据此证明，穴位的主要功能是治疗经络本节段和紧相邻节段病症的。

第二章 各 论

  全身的穴位分头面部、颈部、肩部及上肢、上胸部、下胸部、腰骶部、下肢7个部位进行描记（图2-1、图2-2）全身共343个穴位。

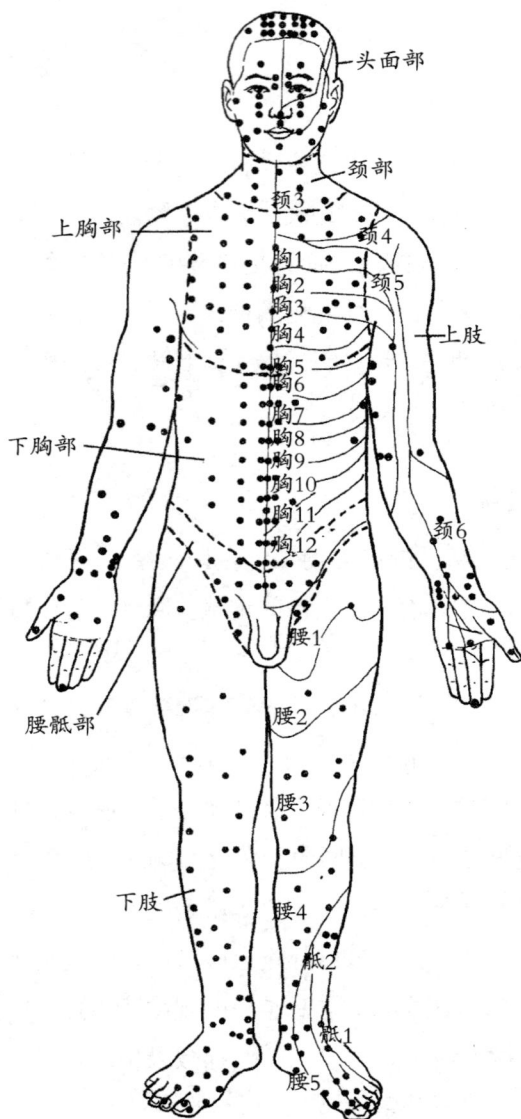

图2-1 前面各部位穴位图

针道——针刺治病解析

第二编 针刺部位

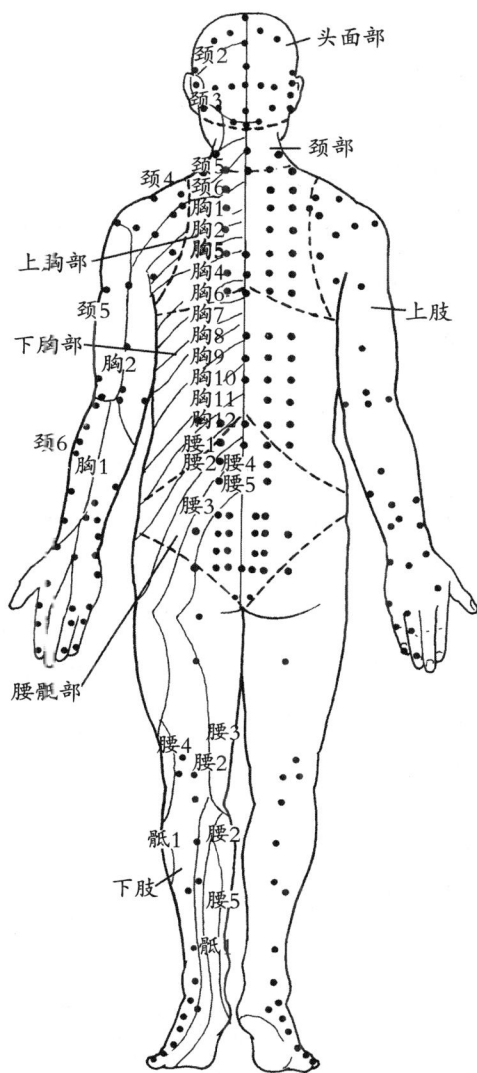

图2-2　背面各部位穴位图

第一节　头面部穴位

一、头盖部穴位

头盖部共26个穴位，分4条线及一个区描述：①正中线；②正中旁线；③侧线；④外侧线；⑤颞前额后下区。

神庭

名义：该穴名是根据其对与神有关的病症有显著疗效而定的。因患脑病时，可引起神志障碍、意识不清等。针刺该部位，能使患者的神志恢复正常。形容该部位作用大似庭，特命名"神庭"。

体位：坐位。

位置：在前额发际（发际不明者，在眉间上7cm处）。《针灸甲乙经·卷三》："在发际直鼻督脉。"

方向：直刺。

深度：1cm。

反应：局部抽麻。

经络：分布着三叉神经第1支（眼神经）之额支。

主治：神志不清，嗜睡，前头痛，结膜炎，鼻炎，鼻出血等。

上星

名义：针刺该部位，对与神有关的病症显著疗效，肯定该部位如天上星星一样，明亮发光，特选"星"；又因位于神庭上，特用上字，命名"上星"。

体位：坐位。

位置：在神庭穴直上2cm。《针灸甲乙经·卷三》："在颅上，直鼻中央，入发际一寸陷者中。"

方向：直刺。

深度：1cm

反应：局部抽麻。

经络：分布着三叉神经第1支额神经分支。

主治：小儿癫痫，前头痛，结膜炎，鼻炎，鼻出血，青光眼等。

囟会

名义：该穴名是根据其位于前囟而定的。囟会位于上星穴后1寸骨间陷者中，正位于前囟之部位。说明囟会之名，是根据前囟而定名的。"囟会"的出现，说明在当时古人已经发现在头部有多个囟，前囟是最大的囟，所以，定成"囟会"。现代解剖也证明，头部有蝶囟、乳突囟、后囟、前囟，其中前囟最大。进一步证明古人观察的"囟会"是非常科学的。

体位：坐位、卧位。

位置：在正中线上，位于上星穴后2.5cm。《针灸甲乙经·卷三》："在上星后一寸骨间陷者中。"

方向：直刺（小儿在一岁半以前，前囟未闭合时应禁刺，防止误刺入脑）。

深度：1cm。

反应：局部抽麻。

经络：分布着三叉神经第1支之额神经支。

主治：前头痛，癫痫，幻觉，妄想，结膜炎，鼻炎，青光眼等。

前顶

名义：该穴名是根据头颅外表的标识及外形特征而定的。古人将头颅顶部称头顶部。因顶部范围较广，又分顶前部和顶后部。该穴位于顶前部，故命名"前顶"。

体位：坐位。

位置：在正中线上，位于囟会穴后3.5cm。《针灸甲乙经》："在囟会后一寸五分，骨间陷者中。"

方向：直刺。

深度：1cm。

反应：局部抽麻。

经络：分布着三叉神经第1支之额神经支。

主治：癫痫，头顶痛等。

百会

名义：该穴名是根据其对多种病症有显著疗效而定的。针刺该部位，能治疗多种病症，必然全身的多条经络与其有关，所以起名"百会"。现代医学解剖知识证明，在此部位直下的中央前回、中央后回有运动、感觉、排尿等多种功能。针刺该部位对多种病症疗效显著，可能与此有关。

体位：坐位或卧位。

位置：在正中线上，位于前顶穴直后3.5cm。《针灸甲乙经·卷三》："在前顶后一寸五分，顶中央旋毛中陷，可容指。"

方向：直刺。可向四周斜刺。

深度：1cm，斜刺可2～3cm。

反应：局部抽麻。

经络：分布着三叉神经第1支之额神经之分支及枕大神经分支。

主治：昏迷，中风，癫痫，失眠，小儿夜尿，皮层性排尿障碍，阳痿，遗精，脱肛等。

后顶

名义：该穴名是根据头颅外表的标识及外形特征而定的。古人将头颅顶部称头顶部，因顶部范围较广，又分顶前部和顶后部。该穴位于后顶部，故命名"后顶"。

体位：坐位。

位置：在正中线上，位于百会穴后4.5cm。《针灸甲乙经·卷三》："在百会后一寸五分，枕骨上。"

方向：直刺。可前后斜刺。

深度：1cm。斜刺可2～3cm。

反应：局部抽麻。

经络：分布着枕大神经、耳颞神经。

主治：昏迷，中风，癫痫，小儿夜尿，皮层性排尿障碍，阳痿，遗精等。

强间

名义：该穴名是根据其对某些病症有显著疗效而定的。强，指健壮、有力、好之意；间，指空间、期间等。"强间"的直意即是好的空间。此处"强间"的真正含义是治疗某些病症的好部位。

体位：坐位。

位置：在正中线上，位于后顶穴后4.5cm。《针灸甲乙经·卷三》："在后顶后一寸五分。"

方向：直刺。

深度：1cm。

反应：局部抽麻胀。

经络：分布着枕大神经。

主治：后枕部痛，癫痫，视力障碍等。

脑户

名义：该穴位是根据其位于头颅的特殊位置而定的。因位于枕外粗隆上的正中线，此处则为后囟之部位，在小儿1岁以前未彻底闭合，为此古人将此处称为脑户，是通向脑的门户。

体位：坐位。

位置：在正中线上，位于强间穴后4.5cm。《针灸甲乙经·卷三》："在跳骨上强间后一寸五分。"

方向：直刺。

深度：1cm。

反应：局部抽麻胀。

经络：分布着枕大神经。

主治：后枕部头痛，白内障，皮层性视力障碍等。

曲差

名义：该穴名是根据其对某些病症有显著疗效而定的。曲，曲折；差，派遣做事，如差事等。'曲差'即是能完成曲折差事的部位，即是对神和智有关病症疗效显著。

体位：坐位。

位置：在正中线两旁各2cm的前额发际。《针灸甲乙经·卷三》："侠神庭两傍各一寸五分，在发际。"

方向：直刺。

深度：1cm。

反应：局部胀痛，抽麻。

经络：分布着三又神经第1支的额神经分支及面神经颞支。

主治：癫痫，前头痛，结膜炎，鼻炎，过敏性哮喘，胸部不适，肺结核等。

五处

名义：该穴名是根据其对某些病症有显著疗效而定的。针刺该部位，对数处之病症有效，特命名"五处"。处，处所；五，第五，多处等。"五处"的直意即是五个处所。在此"五处"之真正含义即是治疗某些病症的好部位。

体位：坐位。

位置：在正中线旁2cm，位于曲差穴上3.5cm。《针灸甲乙经·卷三》：在督脉旁去上星一寸五分。

方向：直刺。

深度：1cm。

反应：局部胀痛。

经络：分布着额神经分支、面神经颞支。

主治：结膜炎，鼻炎，过敏性哮喘，癫痫，精神分裂症等。

承光

名义：针刺该部位，能使某些视力恢复，特命名"承光"。"承光"的直意即是承受光线，此处的真正含义即是针刺该部位能使视力恢复的部位。

体位：坐位。

位置：在正中线旁2cm，位于五处穴后3.5cm。《针灸甲乙经·卷三》："在五处后二寸。"

方向：直刺。

深度：1cm。

反应：局部抽麻。

经络：分布着额神经分支、面神经颞支。

主治：前头痛，鼻炎，结膜炎，癫痫，精神分裂症等。

通天

名义：该穴名是根据其对某些病症有显著疗效而定的。针刺该部位，对某些病症疗效较好，为了形容该部位作用之大，特用"通天"。

体位：坐位。

位置：在正中线旁2cm，承光穴后3.5cm。《针灸甲乙经·卷三》："在承光后一寸五分。"

方向：直刺。

深度：1cm。

反应：局部抽麻。

经络：分布着枕大神经。

主治：中枢性瘫痪，癫痫等。

络却

名义：该穴名是根据治疗的主症而定的。络，联络；却，退却。"络却"即联络退却，这里的真正含义是针刺该部位，对人的思维、判断、分析等障碍有显著疗效。

体位：坐位。

位置：在正中线旁2cm，玉枕穴上3cm。《针灸甲乙经·卷三》："在通天后一寸三分。"

方向：直刺。

深度：1cm

反应：局部抽麻。

经络：分布着枕大神经。

主治：癫痫，记忆力减退，后头痛等。

玉枕

名义：该穴名是根据其所在部位的骨名而定的。枕骨两旁突起者，称玉枕骨，该位于玉枕骨上，特命名"玉枕"。

体位：坐位。

位置：在脑户穴旁开2cm。《针灸甲乙经·卷三》："在络却后七分，侠脑户旁一寸三分，起肉枕骨。入发际三寸。"

方向：直刺。或往下斜刺。

深度：1～1.5cm。

反应：局部抽麻。

经络：分布着枕大神经。

主治：皮层性视力障碍，青光眼，白内障，结膜炎，后头痛，眩晕等。

头临泣

名义：该穴名是根据其对眼病有效而定的。针刺该部位，可调治眼流泪等疾，特命名"头临泣"。临，调治；泣，流泪。"头临泣"即是头部调治眼病之部位。

体位：坐位。

位置：在瞳孔直上，入发际1cm。《针灸甲乙经·卷三》："当目上眦，直入发际五分陷者中。"

方向：直刺。

深度：1cm。

反应：局部抽麻。

经络：分布着三叉神经第1支之额神经分支和面神经颞支。

主治：结膜炎，青光眼，前头痛，急慢性胃炎，胃痛，精神分裂症，癔病等。

目窗

名义：该穴名是根据其对某些眼病的特殊疗效而定的。针刺该部位，对某些眼病疗效较好，认为此处为目的窗口，特用"目窗"。

体位：坐位。

位置：在头临泣后2.5cm。《针灸甲乙经·卷三》："在临泣后一寸。"

方向：直刺。

深度：1cm。

反应：局部抽麻。

经络：分布着三叉神经第1支之额神经分支。

主治：结膜炎，青光眼，前头痛，精神分裂症，癔病等。

正营

名义：该穴名是根据其对某些病症有显著疗效而定的。针刺该部位，能使某些病症引起的与神相关的病候恢复正常，为了形容该部位之显著疗效，特命名"正营"，意思是能使神恢复正常的好部位。

体位：坐位。

位置：在目窗穴后2.5cm。《针灸甲乙经·卷三》："在目窗后一寸。"

方向：直刺。

深度：1cm。

反应：局部抽麻。

经络：分布着三叉神经第1支之额神经分支。

主治：前头痛，精神分裂症，癔病，结膜炎，癫痫等。

承灵

名义：该穴名是根据其对某些病症有显著疗效而定的。灵，灵感，灵魂等与"神"有关的症状；承，承受，接受。"承灵"即是能承受或接受灵感，这里的真正含义即是针刺该部位后，能使与"神"有关的症状恢复。

体位：坐位。

位置：在正营穴后3cm。《针灸甲乙经·卷三》："在正营后一寸五分。"

方向：直刺。

深度：1cm。

反应：局部抽麻。

经络：分布着枕大神经和颞神经分支。

主治：癫痫，偏瘫，麻木，耳鸣，眩晕等。

脑空

名义：该穴名是根据其对脑某些病症有显著疗效而定的。古人常将"孔"的含义写成"空"。如骨空、脊骨空里髓等，为此"脑空"即有"脑孔"之意。

体位：坐位。

位置：在玉枕穴平行往外移2.5cm。《针灸甲乙经·卷三》："在承灵后一寸五分，侠玉枕骨下陷者中。"

方向：直刺。

深度：1cm。

反应：局部抽麻。

经络：分布着枕大神经。

主治：后头痛，感冒，小脑性共济失调等。

本神

名义：该穴名是根据其对神有特殊作用而定的。针刺该部位，能使"神"恢复本来的面貌，特定名"本神"。

体位：坐位。

位置：位于前额发际，在头临泣穴往外2cm（眼外眦直上）。《针灸甲乙经·卷三》："在曲差两旁各一寸五分，在发际。"

方向：沿皮刺。

深度：1cm。

反应：局部抽麻、胀痛。

经络：分布着三叉神经第1支之额神经分支、面神经颞支。

主治：癫痫，癔病，精神分裂症，功能性子宫出血，急性膀胱炎，阳痿，遗精等。

浮白

名义：该穴名是根据其对某些病症有显著疗效而定的。浮，漂，又指超过、多余；白，明白、清楚。"浮白"即浮起明白。这里的实际含义是针刺该部位，能使人脑清楚明白。

体位：坐位。

位置：在脑空穴平行往外2.5cm。《针灸甲乙经·卷三》："在耳后入发际一寸五分。"

方向：直刺。

深度：1cm。

反应：局部胀痛，抽麻。

经络：分布着枕小神经、枕大神经。

主治：记忆力减退，思维障碍，耳鸣，耳聋，小脑性共济失调，扁桃体炎等。

头窍阴

名义：针刺该部位，对耳部病症有显著疗效，特命名"头窍阴"，即是头部治疗耳病症的好部位。

体位：坐位。

位置：在浮白穴和完骨穴中间。《针灸甲乙经·卷三》："在完骨上，枕骨下。"

方向：直刺。

深度：1cm。

反应：局部抽麻。

经络：分布着枕小神经、枕大神经。

主治：耳鸣，耳聋，三叉神经第3支痛，吞咽困难，张口困难，流口水，小脑共济失调，扁桃体炎，脑干病变引起的四肢痉挛性瘫痪等。

头维

名义：该穴名是根据其对某些脑病有显著疗效而定的。针刺该部位，能治疗脑部多种病症，使头部功能恢复正常，特定名"头维"。维，维护，维持。"头维"即头维护之部位。

体位：坐位。

位置：在颔厌穴前上2cm。《针灸甲乙经·卷三》："在额角发际侠本神两旁各一寸五分。"

方向：直刺。

深度：1cm。

反应：局部抽麻。

经络：分布着面神经颞支、三叉神经第1支和第2支。

主治：前头痛，偏头痛，结膜炎，面神经麻痹等。

率谷

名义：该穴名是根据大脑的特殊标识——外侧裂而定的。谷，指两山或两块高地中间的狭长而有出口的地带；率，带领，率领。"率谷"即是率领的谷，即最大谷也。现在解剖学证实，在率谷穴直下的脑，正是外侧裂之部。说明，古人已经发现人的大脑有最大的裂，称率谷，为此，特命名"率谷"。

体位：坐位。

位置：在耳尖直上，入发际一寸五分。《针灸甲乙经·卷三》："在耳上入发际一寸五分。"

方向：直刺。

深度：1cm。

反应：局部抽麻。

经络：分布着耳颞神经和枕大神经吻合支。

主治：偏头痛，眩晕，呕吐，小儿惊风等。

悬颅

名义：该穴名较特殊，从字面上讲，是悬吊的颅。分析该穴名，可能来源于两种情况：①根据临床疗效而定的。即是针刺该部位，对头面部某些病引起的症候疗效较好，特定名"悬颅"。②可能根据大脑皮层功能定位之研究，证明此部位直下大脑皮层的功能是主管头颅的部位，此部位似头颅悬挂之处，特命名"悬颅"。也可能形成该名与上述两种原因有关。

体位：坐位。

位置：在颔厌穴至悬厘穴之间。《针灸甲乙经·卷三》："在曲周颞颥中。"

方向：直刺或往前下横刺。

深度：1~2cm。

反应：局部抽麻胀痛。

经络：分布着面神经颞支、三叉神经第2支和第3支。

主治：偏头痛，面神经麻痹，面部感觉异常，运动性失语等。

悬厘

名义：该穴名较特殊，根据字面分析，悬，悬吊；厘，厘米，即悬吊厘米。其实，在这里是距悬颅穴仅差厘米之意，因悬是悬颅的简称。由此而知，先有悬颅穴，后出现悬厘穴。

体位：坐位。

位置：在曲鬓穴前上1.5cm。《针灸甲乙经卷三·卷三》："在曲周颞颥下廉。"

方向：直刺或往前下横刺。

深度：1~2cm。

反应：局部胀痛抽麻。

经络：分布着面神经颞支、三叉神经第3支。

主治：耳鸣，耳聋，面神经麻痹，运动性失语等。

二、耳区穴位

天容

名义：针刺该部位，对耳、面、颈部某些病症有显著疗效，为形容该部位疗效好而广泛，特定名"天容"。

体位：坐位。

位置：在耳垂根下1cm凹陷处。《针灸甲乙经卷三·卷三》："在耳曲颊后。"

方向：垂直刺入。

深度：1～3cm。

反应：抽麻感可扩散到面、颈。

经络：分布着耳大神经。

主治：耳鸣，耳聋，内耳痛，腮腺炎，颈项部疼痛，三叉神经痛等。

听会

名义：针刺该部位，能治愈耳部多种病症，使听力恢复，特定名"听会"。

体位：坐位。

位置：在耳屏前下方，耳屏间切迹前方，下颌关节突后缘凹陷处。《针灸甲乙经·卷三》："在耳前陷者中，张口得之，动脉应手。"

方向：垂直刺入。

深度：1～1.5cm。

反应：胀痛麻感可传至耳内。

经络：分布着三叉神经第3支的耳颞神经。

主治：耳鸣，耳聋，外耳道炎，中耳炎，面神经麻痹等。

听宫

名义：针刺该部位，能治愈耳部多种病症，使听力恢复，特定名"听宫"。

体位：坐位。

位置：在耳屏前缘正中，下颌关节突后缘。《针灸甲乙经·卷三》："在耳中珠子大，明如赤小豆。"

方向：垂直刺入。

深度：1～1.5cm。

反应：抽麻感有时可扩散至耳内。

经络：分布着三叉神经第3支的耳颞神经。

主治：耳鸣，耳聋，外耳道炎，上牙痛等。

耳门

名义：针刺该部位，能治愈耳部多种病症，认为此处是通向耳的门户，特定名"耳门"。

体位：坐位。

位置：在颧骨弓后缘上方的凹陷处。《针灸甲乙经·卷三》："在耳前起肉当耳缺者。"

方向：垂直刺入。

深度：1～1.5cm。

反应：抽麻感可传至耳内。

经络：分布着三叉神经第3支的耳颞神经。

主治：耳鸣，耳聋，外耳道炎，中耳炎，上牙痛等。

和髎

名义：针刺该部位，对某些病有显著疗效，特定名"和髎"。和，调解、和解等；髎，指会、孔。"和髎"即是和解之孔，这里是指能调解之部位。

体位：坐位。

位置：在上耳廓根之前，颧骨颧突起始部上方，鬓发之后，指尖掐得凹陷处。《针灸甲乙经·卷三》："在耳前兑发下横动脉。"

方向：直刺。

深度：1cm。

反应：局部抽麻。

经络：分布着三叉神经第3支的耳颞神经及面神经的颞支。

主治：颞部头痛，耳鸣，外耳道炎，面神经麻痹，三叉神经痛等。

曲鬓

名义：该穴名是根据其位于头发鬓角部位而定的，曲，弯曲；鬓，鬓发。"曲鬓"即是位于鬓发弯曲部位。

体位：坐位。

位置：在角孙穴平行往前移的发际内。《针灸甲乙经·卷三》："在耳上入发际，央隅陷者中，鼓颔有空。"

方向：垂直刺入。

深度：1cm。

反应：局部抽麻。

经络：分布着耳颞神经及面神经的颞支。

主治：颞部痛，偏头痛，头项痛等。

角孙

名义：该穴名是根据其位于耳上角及孙络之脉部位而命名的。《灵枢·寒热第二十一》："足太阳有入顽扁齿者，名曰角孙。"即是佐证。

体位：坐位。

位置：在耳尖正上方发际处，开口闭时，能触得牵动。《针灸甲乙经·卷三》："在耳廓中间，开口有孔。"

方向：直刺。

深度：0.5cm。

反应：局部抽麻。

经络：分布着三叉神经第3支的耳颞神经和枕小神经，司皮肤感觉。

主治：耳鸣，外耳道炎等。

颅息

名义：该穴名是根据其对小儿惊痫等症有显著疗效而定的。因治愈惊痫使抽风停息，为了肯定该疗效，特命名"颅息"。

体位：坐位。

位置：在角孙穴后下方，耳廓根后缘，约与耳道平行线交叉。《针灸甲乙经·卷三》："在耳后间青络脉。"

方向：直刺。

深度：0.5cm。

反应：局部抽麻。

经络：分布着枕下神经。

主治：耳鸣，耳聋，偏头痛，惊痫等。

瘛脉

名义：该穴名是根据其能治疗小儿癫痫而定的。古人认为针刺该部位经脉治疗小儿癫痫有显著疗效，特命名"瘛脉"。

体位：坐位。

位置：在外耳道平行往后，与耳廓根的后缘相交叉点。《针灸甲乙经·卷三》："在耳本后鸡足青络脉。"

方向：直刺。

深度：0.5cm。

反应：局部抽麻。

经络：分布着耳大神经。

主治：耳鸣，耳聋，项枕部头痛，小儿癫痫等。

翳风

名义：针刺该部位，能治愈由风引起的口眼㖞斜等症，特命名"翳风"。翳，有遮盖之意。"翳风"即是针刺该部位后，能使由风引起的口眼㖞斜遮盖住

（治愈）。

体位：坐位。

位置：在耳垂根部后方的凹陷处，乳突和下颌支的中间。《针灸甲乙经·卷三》："在耳后陷者中。"

方向：直刺。

深度：1～1.5cm。

反应：抽麻感有时可传到面部。

经络：分布着耳大神经，深部有面神经通过。

主治：耳鸣，耳聋，中耳炎，腮腺炎，面神经麻痹，三叉神经痛，口腔炎等。

上关

名义：该穴名主要是根据其位于下关穴之上，特命名"上关"。

体位：坐位。

位置：在下关穴直上的颧弓上缘处。《针灸甲乙经·卷三》："在耳前上廉起骨端，开口有孔。"

方向：直刺。

深度：0.5cm。

反应：局部抽麻。

经络：分布着面神经颧支，由三叉神经第3支司感觉。

主治：耳鸣，耳聋，面神经麻痹，牙痛等。

完骨

名义：该穴名是根据其所在部位而定。骨是指此处高起之骨，即乳突。完是完成之意。"完骨"即是在这个高起之骨完成之部位。

体位：坐位或侧卧位。

位置：在风池穴平行往外，胸锁乳突肌后缘，即在乳突的后下方凹陷处。《针灸甲乙经·卷三》："在耳后，入发际四分。"

方向：直刺。

深度：2～2.5cm。

反应：局部抽麻等。

经络：分布着耳大神经及枕小神经。

主治：耳聋，耳鸣，中耳炎，面肌痉挛，偏头痛，舌咽神经麻痹等。

天牖

名义：该穴名是根据其对颈肩、咽喉、五官多种病症有效而定的。"天"指高部，"牖"有窗口之意。"天牖"直意是天窗，其真实含义是治病的好部位。

体位：坐位或侧卧位。

位置：在天柱和天容连线，胸锁乳突肌后缘。《针灸甲乙经·卷三》："在颈筋间，缺盆上，天容后，天柱前，完骨后，发际上。"

方向：直刺。

深度：2～2.5cm。

反应：局部有抽麻感等。

经络：分布着耳大神经和枕小神经。

主治：中耳炎，耳聋，耳鸣，口腔炎，喉炎，偏头痛，颈项部痛等。

三、眼区穴位

睛明

名义：针刺该部位，能治愈部分眼病，使视力恢复正常。故命名"睛明"。

体位：坐位或卧位。

位置：在目内眦旁约0.3cm处。《针灸甲乙经·卷三》："在目内眦外。"

方向：直刺。

深度：0.5cm。

反应：局部胀痛。

经络：分布着三叉神经第1支的滑车下神经。

主治：结膜炎，球结膜充血，视网膜炎，视神经萎缩等。

攒竹

名义：该穴名主要是根据其对某些眼病的显著疗效而定的。攒，积攒；竹，竹子，是常绿多年生植物，质地坚硬。"攒竹"的直意是积攒了常年色绿、质地坚硬之物。这里指针刺该穴，能保持良好的视力。

体位：坐位。

位置：在眼眉内侧缘凹陷处。《针灸甲乙经·卷三》："在眉头陷者中。"

方向：直刺。

深度：0.5cm。

反应：局部抽、胀、痛。

经络：分布着三叉神经第1支的额神经分支。

主治：结膜炎，面神经麻痹等。

阳白

名义：针刺该部位，能治愈部分眼病，使眼看东西清楚明白，简称"白"，又因视力恢复范围较大，在阳面都可看清，特命名"阳白"。

体位：坐位。

位置：在眉毛中间直上2cm。《针灸甲乙经·卷三》："在眉上一寸直瞳子。"

方向：直刺。

深度：0.5～1cm。

反应：局部抽麻。

经络：分布着额神经分支。

主治：目眩，流泪，眼痛，前额痛，三叉神经第1支痛等。

鱼腰

名义：该穴名是因其位于眉毛中部而定的。因眉毛形如鱼，中间似腰部，特命名"鱼腰"。

体位：坐位。

位置：在眉毛中间，指尖掐得凹陷处。

方向：直刺或由内向外横刺。

深度：0.5～1cm。

反应：抽麻可传至前额。

经络：分布着三叉神经第1支的额神经。

主治：对三叉神经第1支痛特效；前额痛，面神经麻痹，结膜炎等。

丝竹空

名义：该穴是根据所在眉梢而定名的。丝，纤细之眉毛；竹，竹叶；空，凹陷。纤细眉毛聚集形状如竹叶，本穴在眉毛梢凹陷处，特命名"丝竹空"。

体位：坐位。

位置：在眉梢外陷者中。《针灸甲乙经·卷三》："在眉后陷者中。"

方向：直刺。

深度：1cm。

反应：局部抽麻。

经络：分布着三叉神经第1支的额神经分支。

主治：结膜炎，视神经萎缩，视网膜炎等。

瞳子髎

名义：该穴名主要是根据其对眼病的特殊疗效而定的。瞳子，瞳孔；髎，会、孔。"瞳子髎"系指治疗眼病的穴位。

体位：坐位。

位置：在目眦水平往外骨凹陷处。《针灸甲乙经·卷三》："在目外去眦五分。"

方向：直刺。

深度：0.5cm。

反应：局部抽麻。

经络：分布着面神经的颧支、三叉神经第2支。

主治：角膜炎，视网膜炎，球结膜充血，结膜炎，视神经萎缩，三叉神经痛，面神经麻痹等。

承泣

名义：针刺该部位，能使口眼㖞斜等病症痊愈。平时无眼泪往外流，故命名"承泣"。

体位：坐位。

位置：在瞳孔直下的眶下缘处。《针灸甲乙经·卷三》："在目下七分，直目瞳子。"

方向：直刺。

深度：0.5～1cm。

反应：眼局部抽麻。

经络：分布着三叉神经第2支的分支——眶下神经。

主治：角膜炎，结膜炎，视网膜炎，眼肌痉挛等。

四白

名义：针刺该部位，能使某些眼病引起的视力障碍痊愈，康复的患者对四面八方都能看清楚明白，特命名"四白"。

体位：坐位。

位置：在瞳孔直下约2cm的颧骨下缘。《针灸甲乙经·卷三》："在目下一寸，向烦骨（即颧骨）颧空。"

方向：垂直刺入皮下，然后改变方向使针尖向外上，即可使针刺入上颌骨前面的眶下孔。

深度：1～1.5cm。

反应：局部抽麻，有时可抽到前门牙麻。

经络：分布着三叉神经第2支的眶下神经。

主治：结膜炎，视神经萎缩，面神经麻痹，三叉神经第2支痛，上颌窦炎，鼻炎等。

四、鼻区穴位

素髎

名义：针刺该部位对鼻的某些病症有显著疗效，特命名"素髎"。素，素菜类食品；髎，指会、孔、缝。"素髎"的直意即是素菜类之孔。这里的真正含义是指治疗鼻某些病症的好部位，针刺后能嗅到各种菜的味道的部位。

体位：坐位。

位置：在鼻尖。《针灸甲乙经·卷三》："在鼻柱上端。"

方向：垂直刺入。

深度：0.3cm。

反应：局部胀痛。

经络：分布着三叉神经第1支的鼻腱状神经。

主治：急性鼻炎，鼻塞，鼻出血，鼻息肉，嗅觉减退等。

迎香

名义：针刺该部位对鼻的某些病症有显著疗效，故命名"迎香"。因针刺该部位能使某些鼻病治愈，嗅觉恢复，闻到各种味道，特别是能闻到香味，特命名"迎香"。

体位：坐位。

位置：在鼻孔侧上方的凹陷中。《针灸甲乙经·卷三》："在禾髎上鼻下孔旁。"

方向：垂直刺入。

深度：0.5cm。

反应：局部抽麻。

经络：分布着面神经的颊支和三叉神经第2支的眶下神经。

主治：急性鼻炎，过敏性鼻炎，鼻塞，嗅觉减退，面神经麻痹，感冒，哮喘等。

口禾髎

名义：针刺该部位能治愈某些鼻病症，命名"禾髎"。禾，指谷类总称，髎，会、孔。"禾髎"的直意是各类之大孔，这里指针刺该部位能闻到各种气味的好部位。

体位：坐位。

位置：在迎香穴的垂线和水沟穴平行线的交叉点。《针灸甲乙经·卷三》："在直鼻孔下侠溪水沟旁五分。"

方向：垂直刺入。

深度：0.3～0.5cm。

反应：局部抽麻。

经络：分布着三叉神经第2支的眶下神经。

主治：急慢性鼻炎，鼻塞，鼻出血，嗅觉减退，面神经麻痹等。

水沟

名义：该穴名是根据其所在部位而定的，位于鼻中沟中。鼻中沟两侧高，中间低，似流水的沟，特命名"水沟"。

体位：坐位。

位置：在鼻柱下缘凹陷处。《针灸甲乙经·卷三》："在鼻柱下人中。"

方向：垂直刺入。

深度：0.5～1cm。

反应：局部胀痛。

经络：分布着三叉神经第2支的分支和面神经颊支。

主治：晕厥，虚脱，昏迷，精神失常，鼻炎，鼻出血等。在癫痫大发作时，针刺能使一些患者的症状立刻停止。

巨髎

名义：针刺该部位对口、鼻部某些病症有显著疗效，特命名"巨髎"。巨，巨大；髎，会、孔。"巨髎"即是治疗某些病症的穴孔。

体位：坐位。

位置：在瞳孔中央的垂线和鼻翼下缘的平行线的交叉点。《针灸甲乙经·卷三》："在侠鼻孔旁八分，直瞳子。"

方向：垂直刺入。

深度：0.5～1cm。

反应：局部抽麻。

经络：分布着面神经颊支和三叉神经第2支的眶下神经。

主治：鼻出血，上颌窦炎，牙痛，三叉神经痛，面神经麻痹等。

五、口区穴位

兑端

名义：该穴名是根据其对口眼㖞斜之特殊疗效而定的。兑，交换。端，端正，不㖞斜。"兑端"即换成端正。这里是治疗口眼㖞斜，使鼻唇对端的部位。

体位：坐位。

位置：在上唇上缘的鼻正中沟内。《针灸甲乙经·卷三》："在唇上端。"

方向：直刺。

深度：0.5～1cm。

反应：局部胀痛。

经络：分布着面神经颊支和眶下神经上唇支。

主治：前门牙痛，面神经麻痹，鼻出血等。

地仓

名义：针刺该部位能使口唇活动障碍痊愈。在吃饭时口中的食物不往外漏，形容口腔内容量之多似"仓"，又因位于下唇部，特命名"地仓"。

体位：坐位。

位置：在口角旁1cm。《针灸甲乙经·卷三》："侠口旁四分。"

方向：直刺。

深度：1cm

反应：局部抽搐。

经络：分布着三叉神经第2支和第3支司感觉，面神经颊支司运动。

主治：面神经麻痹，三叉神经痛，语言障碍，口腔炎等。

承浆

名义：该穴名是根据其对面神经麻痹，口唇功能障碍，吃饭时浆水往外漏的特殊疗效而定的。因针刺该部位能使口唇肌力恢复正常，吃饭时饭浆再不往外漏，口唇能承受饭浆，故命名"承浆"。

体位：坐位。

位置：在下嘴唇下方凹陷处的中央。《针灸甲乙经·卷三》："在颐前唇之下。"

方向：直刺。

深度：0.3～0.5cm。

反应：局部胀痛。

经络：分布着三叉神经第3支及面神经分支。

主治：牙痛，面神经麻痹，癫痫，虚脱等。

大迎

名义：针刺该部位能治愈口眼㖞斜，患者在大笑时即正常，能出头露面迎接客人，特命名"大迎"。

体位：坐位。

位置：在下颌角前凹陷处，即咬肌附着部前缘。《针灸甲乙经·卷三》："在曲颌前一寸三分，骨陷者中，动脉。"

方向：直刺。

深度：1～0.5cm。

反应：局部抽麻。

经络：分布着面神经下颌缘支，由三叉神经第3支司感觉。

主治：面神经麻痹，牙痛，腮腺炎，三叉神经第3支痛等。

颊车

名义：针刺该部位，对口眼㖞斜、牙痛、三叉神经痛等病症有显著疗效，部分患者能痊愈。为此，古人认为该部位似颊部的车，能使颊部的功能像车一样移动，特命名"颊车"。

体位：坐位。

位置：在下颌的前下方咬肌附着部，上牙咬紧时出现肌肉隆起，压之有凹陷处。《针灸甲乙经·卷三》："在耳下曲颊端陷者中，开口有孔。"

方向：直刺。

深度：1～1.5cm。

反应：局部抽麻。

经络：分布着三叉神经的咬肌神经，面神经下颌缘支，由三叉神经第3支司皮肤感觉。

主治：面神经麻痹，牙痛，三叉神经第3支痛等。

下关

名义：该穴名是根据其位于下颌的关节处而定的。

体位：坐位。

位置：在耳前，下颌关节突的稍前方，颧弓下方的凹陷中，即颧弓下缘和下颌切迹围成的空间内。《针灸甲乙经·卷三》："在客主人下耳前动脉下空下廉，合口有孔，张口即闭。"

方向：直刺。

深度：1cm。

反应：抽麻感可扩散到面部。

经络：分布着面神经颧支，由三叉神经第3支司感觉。

主治：周围性面神经麻痹，面肌抽搐，牙痛，耳鸣，三叉神经痛等。

第二节　颈部穴位

天鼎

名义：该穴名是根据其对咽喉部和颈部病症有显著治疗效果而定的，针刺该部位能治疗咽喉及颈部病症。古人为了肯定该部位，特命名为"天鼎"。天者，有大、上的意思；"鼎"有兴盛、强大、盛大之意。"天鼎"的直意是似天一样的盛大。在此处的真正含义是指治疗咽喉病症、颈部病症有非常重要的意义。

体位：侧卧位或坐卧。

位置：在胸锁乳突肌后缘和甲状软骨下缘往后延伸平行线的交叉点。《针灸甲乙经·卷三》："在缺盆上，直扶突，气舍后一寸五分。"

方向：直刺。

深度：1～2cm。

反应：颈部有抽麻感等。

经络：由颈皮神经司皮肤感觉，深处有膈神经和臂丛神经。

主治：扁桃体炎，咽炎，舌咽神经麻痹，颈淋巴结核等。

扶突

名义：该穴是根据其对颈部病症有显著疗效而定的。在正常时，双侧胸锁乳突肌是突起的，如副神经麻痹，胸锁乳突肌即下陷，不突起，针刺该部位能帮助胸锁乳突肌突起，特定名为"扶突"。因"扶"有支持、帮助、扶持之意。"突"有突起，突变之意。该名直意是帮助突起，其真实含义是治疗胸锁乳突肌瘫痪的好部位，后来在临床实践中还发现对咽喉部病症有疗效。

体位：坐位或侧卧位。

位置：在甲状软骨上缘平行往外，至胸锁乳突肌中央凹陷处。《针灸甲乙经·卷三》："在人迎后一寸五分。"

方向：直刺。

深度：1～2cm。

反应：局部抽麻。

经络：有迷走神经通过，分布着颈皮神经和支配胸锁乳突肌的副神经。

主治：副神经麻痹，扁桃体炎，咽炎，舌咽神经麻痹，感冒，颈淋巴结核等。

天窗

名义：该穴名是根据其对颈部、咽喉部病症有显著疗效而定的。针刺该部位能治疗颈部和咽喉部的某些病症。古人为了肯定该部位，特命名为"天窗"。"天"有大、上的意思。"窗"是房屋、车、船等通气透光的装置。此处含义即是使颈部和咽喉部某些病症能恢复正常之部位。

体位：坐位或侧卧位。

位置：在胸锁乳突肌后缘的中点。《针灸甲乙经·卷三》："在曲颊下，扶突后，动脉应手陷者中。"

方向：直刺。

深度：1～2cm。

反应：局部抽麻等。

经络：此处是颈皮神经、耳大神经、枕小神经、锁骨上神经丛、颈神经丛的发出部。

主治：扁桃体炎，咽炎，舌咽神经麻痹，牙周炎，神经性耳聋，耳鸣，颈项部和肩胛部疼痛等。

缺盆

名义：该穴名是根据穴位所在部位而定名的。因该穴在锁骨上窝，此窝凹陷如盆状，此处似缺个盆状物，特定名为缺盆。

体位：坐位或侧卧位。

位置：在锁骨上窝中央，胸锁乳突肌后方凹陷处。《针灸甲乙经·卷三》："在肩上横骨陷者中。"

方向：直刺。

深度：1～1.5cm。

反应：局部抽麻等。

经络：分布着锁骨上神经，深部有臂神经丛从锁骨上部通过。

主治：扁桃体炎，咽炎，感冒，胸膜炎，胸痛，肩颈部疼痛，颈淋巴结核等。

风府

名义：该穴名是根据其对某些风引起的病症有显著疗效而定的。针刺该部位可治疗中风引起的语言障碍、肢体活动障碍。古人为了肯定该部位的作用，特命名为"风府"。含义即是治疗风病症的府。

体位：坐位微低头或侧卧位。

位置：在枕外粗隆直下的凹陷处。《针灸甲乙经·卷三》："在项上，入发际一寸，大筋内宛宛中。"

方向：直刺。

深度：2～2.5cm。

反应：局部抽麻感。防止出现触电感。

经络：分布着颈神经后支和枕大神经，深部为延髓和脊髓的交界处，所以必须防止深刺。

主治：精神分裂症，反应性精神病，发音障碍，舌咽神经麻痹，扁桃体炎，咽炎等。

哑门

名义：该穴名是根据其对不能说话或说不出话有治疗效果而定的。"哑"指不能说话或说不出话，"门"指门户，"哑门"的直意即是治疗哑病的门户。临床实践证明，该穴又对脑血管疾病时，后组颅神经功能障碍引起发音不能或障碍有显著疗效；对先天性疾病引起的聋哑，特别是完全聋哑者，疗效较差或无效。

体位：侧卧位或坐位头微低。

位置：在第1颈椎棘突上缘。《针灸甲乙经·卷三》："在后发际宛宛中。"

方向：直刺。

深度：2～2.5cm。

反应：局部抽麻等。防止出现触电感。

经络：分布着颈神经后支，深部通过第1颈椎和第2颈椎之间，椎管内有颈髓，必须防止针刺过深刺伤颈髓。

主治：精神分裂症，反应性精神病，脑血栓形成，脑出血，舌咽神经麻痹，脑膜炎，脊髓炎，扁桃体炎等。

天柱

名义：该穴名是根据其对后颅凹病变引起躯肢平衡障碍有显著疗效而定的。针刺该部位对小脑病损引起的平衡障碍，即行走不稳或不能行走，有显著治疗效果。为了肯定该部位之疗效，特命名为"天柱"。"天"有大、上之意，"柱"

是柱子，是建筑物中直立的起支撑作用的构件。"天柱"即是天大的柱子。此处的真实含义即是指在该部位针刺后，使行走不稳或不能行走等很快恢复正常。这种疗效的快速出现，使人体似用天大的柱子进行支撑一样。

体位：坐位或侧卧位。

位置：在哑门穴平行往外，斜方肌外缘凹陷处。《针灸甲乙经·卷三》："在侠项后发际，大筋外廉陷者中。"

方向：直刺。

深度：2～3cm。

反应：局部抽麻等。

经络：分布着颈神经后支和从颈神经发出的枕小神经。

主治：小脑病损引起的平衡障碍，枕后疼痛，颈后疼痛，咽炎，扁桃体炎等。

风池

名义：该穴名是根据其对一些风引起的病症有显著疗效而定的。针刺该部位能治疗感冒等引起的头痛。古人为了肯定该部之作用，特命名为"风池"。中医界认为"风"能引起多种病症，"池"即指池塘。"风池"的含义是治疗"风"引起病症的部位。

体位：坐位或侧卧位。

位置：在风府穴平行往外，斜方肌和胸锁乳突肌之间的陷处。《针灸甲乙经·卷三》："在颞颥后发际陷者中。"

方向：直刺。

深度：2～3cm。

反应：局部抽麻等。

经络：分布着枕小神经和枕大神经。

主治：感冒后引起的头痛，枕大神经痛（炎），颈部和肩背部痛，脑出血，脑血栓形成，脑膜炎等。

有关穴位见图2-3、图2-4。

第二编 针刺部位

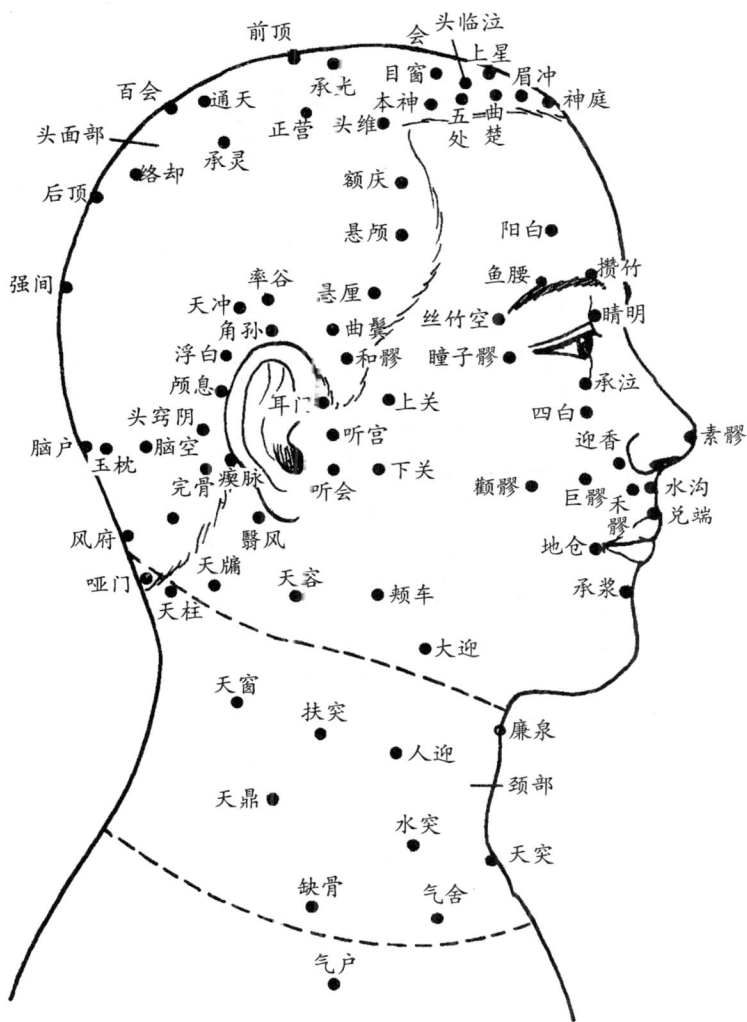

图2-3 头面部、颈部穴位图

前顶　会　头临泣
百会　　承光　目窗　上星
　　通天　　本神　眉冲　神庭
头面部　　正营　头维　五处　曲差
后顶　络却　承灵　　额庆
强间　　　悬颅
　　　率谷　　阳白
天冲　悬厘　　鱼腰　攒竹
角孙　　曲鬓　丝竹空　睛明
浮白　　和髎　瞳子髎　承泣
颅息　耳门　上关　四白　素髎
头窍阴　　听宫　迎香
脑户　脑空　　下关
玉枕　完骨　瘈脉　听会　颧髎　巨髎　禾髎　水沟
风府　　翳风　　　　地仓　兑端
哑门　天牖　　　　承浆
天柱　天容　颊车
　　大迎
天窗
扶突
人迎　廉泉
天鼎　　颈部
水突　天突
缺盆　气舍
气户

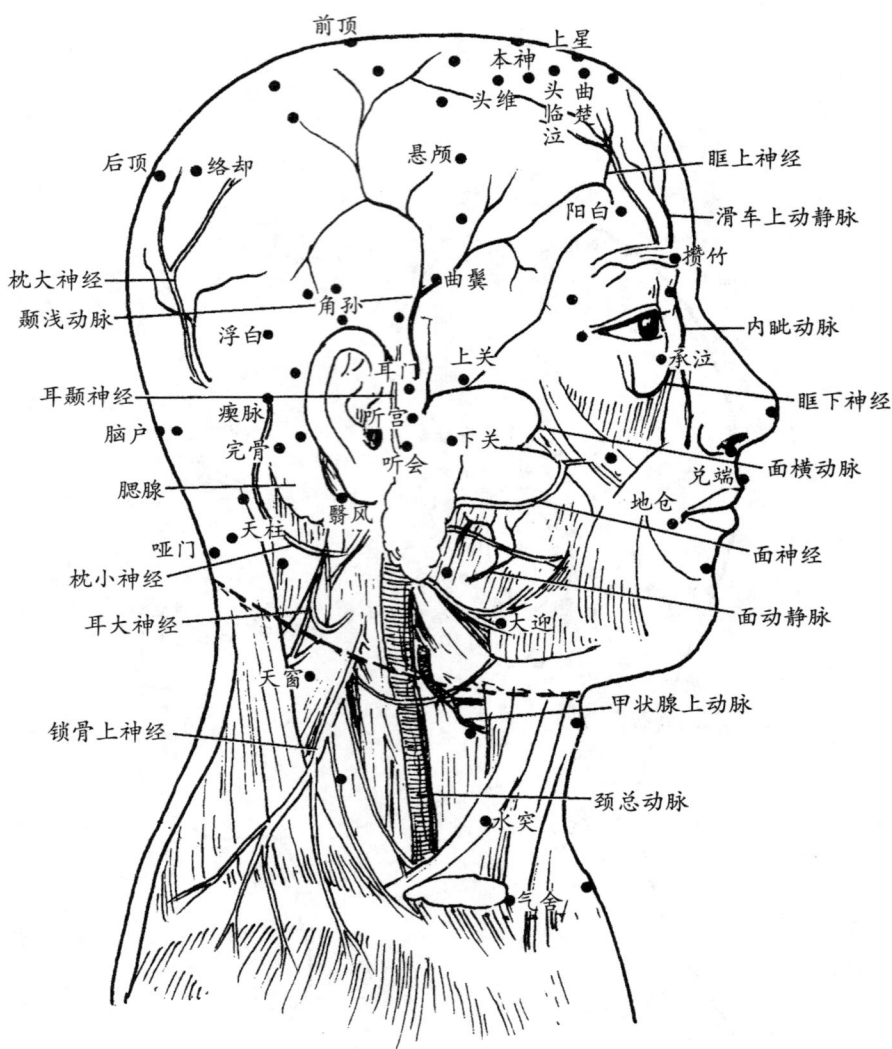

图2-4 头面部、颈部穴位与神经等组织关系图

第三节 肩部及上肢穴位

一、肩部穴位

肩井

名义：针刺该部位，对肩部某些病症有显著疗效，命名"肩井"。井，指人工挖成能取出水的深洞及整齐、有秩序。"肩井"即肩部的井。这里的真正含义

是治疗肩部病症的好部位。

体位：坐位。

位置：在肩上，约为大椎与肩峰的中点。《针灸甲乙经·卷三》："在肩上陷者中，缺盆上大骨前。"

方向：垂直刺入。

深度：2～3cm。

反应：局部抽麻。

经络：分布着锁骨上神经、副神经、肩胛背神经和肩胛上神经。

主治：头颈肩背痛，上肢瘫痪等。

肩贞

名义：因针刺该部位，对某些病症有显著疗效，命名"肩贞"。贞，坚贞不屈。"肩贞"即肩坚贞不屈。这丑的真正含义是针刺该部位后，能使肩活动正常、有力。

体位：坐位。

位置：在肩关节后下方，当上臂内收时，从腋后纹头上2.5cm。《针灸甲乙经·卷三》："在肩曲胛下，两骨解间，肩髃后陷者中。"

方向：垂直刺入。

深度：3～5cm。

反应：抽麻感可传至小指。

经络：分布着肩胛下神经、腋神经、皮神经（为臂内侧皮神经）和肋间神经。

主治：肩关节周围炎，臂丛神经炎，偏瘫时肩关节活动障碍等。

巨骨

名义：该穴名是根据其所在部位的骨名而定的。

体位：坐位。

位置：在肩关节内侧，锁骨与肩胛冈接合部的凹陷处。《针灸甲乙经·卷三》："在肩端上行两叉骨间陷者中。"

方向：垂直刺入。

深度：2～3cm。

反应：肩部抽麻。

经络：分布着锁骨上神经和腋神经。

主治：肩关节周围炎，臂丛神经炎，上肢瘫痪肩部活动障碍，颈淋巴结核等。

天髎

名义：针刺该部位，对肩部某些病症有显著疗效，命名"天髎"。天，大、极；髎，会，孔。"天髎"即大会或大孔。这里的真正含义是针刺治疗肩部病症的好部位。

体位：坐位。

位置：在肩井穴直下的肩胛冈上方1.5cm。《针灸甲乙经·卷三》："在肩缺盆中毖骨之间陷者中。"

方向：垂直刺入。

深度：2～3cm。

反应：局部抽麻感。

经络：分布着锁骨上神经、副神经和肩胛上神经。

主治：肩关节周围炎，哮喘等。

肩髃

名义：该穴名是根据其所在部位而定的。髃，指髃骨。"肩髃"即肩部髃骨处。实际含义是该部位为治疗肩部某些病症的好部位。

体位：坐位。

位置：在肩端，肩峰和肱骨大结节的骨缝间，举臂时指尖掐得凹陷处。《针灸甲乙经·卷三》："在肩端两骨间。"

方向：直刺或往下斜刺。

深度：2～3cm。

反应：局部抽麻。

经络：分布着腋神经、臂外侧皮神经和锁骨上神经。

主治：肩关节周围炎，臂丛神经炎，上肢瘫痪时肩部活动障碍等。

肩髎

名义：该穴名是因针刺该部位对肩部某些病症有显著疗效而命名的。"肩髎"即肩部孔穴。实际含义是治疗肩部某些病症的孔穴。

体位：坐位。

位置：在肩峰后下方凹陷处。《针灸甲乙经·卷三》："在肩端臑上，斜举臂取之。"

方向：垂直刺入。

深度：2～3cm。

反应：局部抽麻。

经络：分布着肩胛上神经、腋神经、锁骨上神经和外侧皮神经。

主治：肩关节周围炎，臂丛神经炎，上肢瘫痪，肩关节活动障碍等。

臑俞

名义：针刺该部位对肩某些病症有显著疗效，特命名"臑俞"。

体位：坐位。

位置：在肩部后面，当肩胛冈中点的下方凹陷处。《针灸甲乙经·卷三》："在肩臑后大骨下，胛上廉陷者中。"

方向：垂直刺入。

深度：3～4cm。

反应：抽麻感可传至上臂。

经络：分布着副神经分支、腋神经分支。

主治：肩关节周围炎，臂丛神经炎等。

秉风

名义：因针刺该部位主治肩痛不可举，功在舒筋散风，故命名"秉风"。秉，拿着，掌握，主持；风，风邪。"秉风"即掌握风邪。这里的真正含义是针刺能祛风邪之部位。

体位：坐位。

位置：在肩胛上缘中点。《针灸甲乙经·卷三》："侠天外肩上小骬骨后，举臂有空。"

方向：垂直刺入。

深度：2～3cm。

反应：抽麻感可扩散至肩。

经络：分布着锁骨上神经、肩胛上神经和副神经。

主治：肩关节周围炎，臂丛神经炎等。

天宗

名义：因在该部位针刺能使肩部某些病症痊愈，功能完全恢复正常，特命名"天宗"。天，指光，天性；宗，正宗。"天宗"即先天的正宗功能。这里的真正含义是针刺该部位，能使肩完全恢复正常的生理功能。

体位：坐位。

位置：在肩胛冈上缘中央垂直往下，与第5胸椎棘突平行线的交叉点。《针灸甲乙经·卷三》："在秉风后大骨下陷者中。"

方向：垂直刺入。

深度：3～4cm。

反应：抽麻感可传至肩后及腋下。

经络：分布着肩胛上神经。

主治：肩关节周围炎，臂丛神经炎，上肢中枢性瘫痪，哮喘等。

肩外俞

名义：针刺该部位，对肩部某些病症有显著疗效，命名"肩俞"。因位于肩中俞外侧，特命名"肩外俞"。

体位：坐位。

位置：在肩胛骨内侧角上方。《针灸甲乙经·卷三》："在肩胛上廉，去脊三寸陷者中。"

方向：垂直刺入。

深度：2～4cm。

反应：抽麻感可传至上肢。

经络：分布着第6、第7颈神经后支，肩胛背神经和副神经。

主治：颈项肩背痛，落枕，感冒，肺炎，胸膜炎，哮喘等。

肩中俞

名义：针刺该部位，对肩部某些病症有显著疗效，命名"肩俞"。

体位：坐位。

位置：在肩胛骨内侧缘的引线，与第7颈椎棘突尖的平行线的交叉点。《针灸甲乙经·卷三》："在肩胛内廉去脊二寸陷者中。"

方向：垂直刺入。

深度：2～4cm。

反应：抽麻感有时可传至上肢。

经络：分布着第6颈神经后支，肩胛背神经和副神经。

主治：支气管炎，肺炎，肺结核，哮喘，扁桃体炎，喉炎，枕部头痛，颈项部痛等。

曲垣

名义：该穴名是根据其所在部位而定的。曲，指弯曲；垣，垣墙。穴在肩胛冈上窝内侧，此处弯曲犹如垣墙，故命名"曲垣"。

体位：坐位。

位置：在肩胛冈上缘中央。《针灸甲乙经·卷三》："在肩中央曲甲陷者中，按之动脉应手。"

方向：垂直刺入。

深度：2～4cm。

反应：局部抽麻。

经络：分布着胸神经后支、肩胛上神经等。

主治：肩关节周围炎，臂丛神经炎，哮喘等。

臑会

名义：针刺该部位，对肩的某些病症有显著疗效，命名"臑会"。

体位：坐位。

位置：在肱骨大结节的后下方，三角肌后缘与腋后缘平行线的交叉点。《针灸甲乙经·卷三》："在臂前廉，去肩头三寸。"

方向：垂直刺入。

深度：2～4cm。

反应：抽麻感可传至肘。

经络：分布着腋神经、桡神经，由臂外侧皮神经司皮肤感觉。

主治：肩关节周围炎，臂丛神经炎，桡神经炎，上肢中枢性瘫痪。

二、上肢穴位

上肢穴位分内侧3条线、外侧3条线描述。

1. 上肢内侧前线穴位

少商

名义："少商"指拇指末端之部位。

体位：坐位或卧位。

位置：在拇指桡侧，距爪甲角约0.3cm。《针灸甲乙经·卷三》："在手大指端内侧，去爪甲如韭叶。"

方向：直刺。

深度：0.3cm。

反应：局部痛。

经络：分布着来自正中神经的指掌侧固有神经。

主治：对休克、口腔炎、昏迷、癫痫有一定疗效。

鱼际

名义：该穴名是根据其所在部位而定的。"鱼"指拇指球肌群所形成的隆

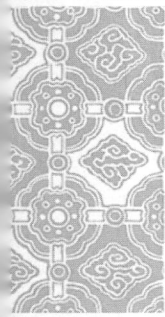

起。"际"指边缘之意。"鱼际"即是位于掌后肌肉隆起大鱼际的边缘。

体位：自由体位。

位置：在第1掌骨掌侧中部，赤白肉际处取之。《针灸甲乙经·卷三》："在手大指本节后侧散脉中。"

方向：直刺。

深度：1cm。

反应：局部抽麻。

经络：分布着前臂外侧皮神经、桡神经、正中神经分支。

主治：对头痛、头晕、支气管炎、心动过速有一定疗效。

太渊

名义：该穴名是根据其对上肢、头、面、心、肺等病症有治疗效果而定的。"太"有"盛大"之意，"渊"指深渊。"太渊"的直意是大深渊。真正含义是好的治病部位。

体位：自由体位，手掌向上。

位置：在腕横纹上，桡动脉外侧取之。《针灸甲乙经·卷三》："在掌后陷者中。"

方向：直刺。

深度：0.3～0.5cm。

反应：局部抽麻。

经络：分布着前臂外侧皮神经、桡神经和正中神经。

主治：能治疗腕关节痛及前臂疼痛。对头痛、气管炎、肺炎、冠状动脉硬化性心脏病有治疗作用。

经渠

名义：该穴名是根据其对手腕疼痛，肺、心病有效而定的。"经"指经过，"渠"指渠道。"经渠"的直意是经过的渠道。其真实的含义，该部位是治疗上述病症经过的渠道，即好部位。

体位：坐位或卧位，手心向上。

位置：在腕横纹上2.5cm的桡动脉旁。《针灸甲乙经·卷三》："在寸口陷者中。"

方向：直刺。

深度：0.3～0.5cm。

反应：局部抽麻等。

经络：分布着前臂外侧皮神经、桡神经和正中神经。

主治：腕关节痛。对扁桃体炎、喉炎、哮喘、食管痉挛、肺结核、肺炎、冠状动脉硬化性心脏病等有效。

孔最

名义：该穴名是根据其对某些病症有显著疗效而定的。"孔"指孔穴，"最"指最好。"孔最"的直意是指最好的穴位。该处的真实含义是治疗某些病的好穴位。

体位：坐位或卧位，手心向上平放。

位置：在太渊和尺泽连线的上3/5处。《针灸甲乙经·卷三》："去腕七寸。"

方向：直刺。

深度：1~1.5cm。

反应：局部抽麻。

经络：分布着前臂外侧皮神经、桡神经和正中神经。

主治：主要治疗肘臂疼痛、肘关节屈伸困难。对扁桃体炎、喉炎、舌咽神经麻痹、感冒、气管炎、肺结核等有效。

尺泽

名义：该穴名是根据其对某些病症有显著疗效而定的。"尺"指前臂部，"泽"指水积聚的地方，即指恩惠、恩泽等。"尺泽"的直意是在前臂的泽，真实含义即是治疗某些病的好部位。

体位：坐位或卧位，肘伸直平放。

位置：在肘窝横纹的桡侧、肱二头肌腱的外方，动脉旁刺之。《针灸甲乙经·卷三》："在肘中约纹上动脉。"

方向：直刺。

深度：1~1.5cm。

反应：局部抽麻感，有些可传导。

经络：分布着桡神经和肌皮神经。

主治：肘关节疼痛，屈伸困难，上肢中枢性及周围性瘫痪。对扁桃体炎、咽炎、舌咽神经麻痹、支气管炎、肺结核、冠状动脉硬化性心脏病等有效。

2. 上肢内侧中线穴位

中冲

名义：该穴名是根据其对某些病症有显著疗效而定的。"中"指中间、中指；"冲"除有冲洗、冲刷外，还有直上和交通要道之意。"中冲"即是位于中指的要道。

体位：自由体位。

位置：在手中指端之中央。《针灸甲乙经·卷三》："在手中指之端，去爪甲如韭叶陷者中。"

方向：直刺。

深度：0.3cm。

反应：局部疼痛。

经络：分布着来自正中神经的指掌侧固有神经。

主治：对休克、头晕、眼结膜炎、支气管炎、心肌炎等有效。

劳宫

名义：该穴名是根据其对手部病症有显著疗效而定的。"劳"指劳动，"宫"指宫殿、宫廷。"劳宫"的直意是劳动的宫殿。真实的含义是能使功能障碍的手恢复劳动的好部位。

体位：自由体位，手心向上。

位置：在掌中央，第3掌骨和第4掌骨之间。《针灸甲乙经·卷三》："在掌中央动脉中。"

方向：直刺。

深度：1～1.5cm。

反应：局部抽麻等。

经络：分布着由正中神经和尺神经的指掌侧神经，由正中神经司皮肤感觉。

主治：主要治疗周围神经和中枢神经病损引起手部的运动和感觉障碍。对气管炎、哮喘、冠状动脉硬化性心脏病等有效。

大陵

名义：该穴名是根据其对手部等多种病症有显著疗效而定的。"大"除有大小的大外，还有深、广和排列第一之意；"陵"指丘陵，古时指帝王的墓地，即好部位。"大陵"即是最好之部位，真实含义是治疗某些病症的好部位。

体位：自由体位，手心向上，手腕放平。

位置：在腕关节掌侧面横纹正中的凹陷处，掌长肌腱和桡侧腕屈肌腱之间。《针灸甲乙经·卷三》："在掌后两筋间陷者中。"

方向：直刺。

深度：0.3～1cm。

反应：局部抽麻有时可向手传导。

经络：深部有正中神经通过。由正中神经掌皮支司皮肤感觉。

主治：主要治疗腕关节和手的功能障碍。对头痛、扁桃体炎、哮喘、胸膜炎、心肌炎、冠状动脉硬化性心脏病等病症有效。

内关

名义：该穴名是根据其对上肢和心肺病症有显著疗效而定的。"内"指内侧，"关"有关口之意。"内关"的直意即是位于上肢内侧之关口，其真实的含义是治疗上肢和心肺病症的好部位。后世医学家们还总结出"胸胁若有病，速与内关谋"。

体位：自由体位，手心向上腕放平。

位置：在腕横纹上4.5cm处的掌长肌腱与桡侧腕屈肌腱之间。《针灸甲乙经·卷三》："在掌后去腕二寸。"

方向：直刺。

深度：1～1.5cm。

反应：抽麻感可传到手。

经络：深部有正中神经通过，由前臂内侧、外侧皮神经司皮肤感觉。

主治：主要治疗上肢及手瘫痪、麻木。对哮喘、胸膜炎、心肌炎、心内膜炎、冠状动脉硬化性心脏病等病症有显著疗效。

间使

名义：该穴名是根据其对某些病症有显著疗效而定的。"间"指间隙、之间，"使"有"出使""使者"之意。"间使"的直意是被治愈后能出任其间的使者，其真实含义是治疗某些病症的好部位。

体位：坐位或卧位，手心向上，前臂平伸。

位置：在腕横纹上7cm处的掌长肌腱和桡侧腕屈肌腱之间。《针灸甲乙经·卷三》："在掌后三寸，两筋间陷者中。"

方向：直刺。

深度：1.5～2cm。

反应：局部抽麻，有时可传到手。

经络：深部有正中神经通过。由前臂内侧皮神经和前臂外侧皮神经司皮肤感觉。

主治：主要治疗上肢和手瘫痪、麻木。对哮喘、胸膜炎、冠状动脉硬化性心脏病、心肌炎等病症有显著疗效。

郄门

名义：该穴名是根据其对某些病症有显著疗效而定的。"郄"指空隙；"门"指门户，为神气出入之门。"郄门"的直意是隙或门户，真实含义是治疗某些病症的好部位。

体位：自由体位，手心向上，前臂放平。

位置：在腕横纹上11cm处的掌长肌腱和桡侧腕屈肌腱之间。《针灸甲乙经·卷三》："去腕五寸。"

方向：直刺。

深度：1.5～2.5cm。

反应：局部抽麻，有时可传到手。

经络：深部是正中神经通过。由前臂内侧、外侧皮神经司皮肤感觉。

主治：对癔病、精神分裂症、胸膜炎、冠状动脉硬化性心脏病等有效。

曲泽

名义：该穴名是根据其对某些病症有显著疗效而定的。"曲"指能使肘弯曲处；"泽"指水积聚之部位，另外，即指恩惠、恩泽。"曲泽"的直意是能使肘曲的恩惠部位，其真实含义是能使肘弯曲的好部位。

体位：自由体位，上肢平放，肘关节伸直。

位置：在肘窝正中偏内侧凹陷处。《针灸甲乙经·卷三》："在肘内廉下陷者中，屈肘得之。"

方向：直刺。

深度：1～1.5cm。

反应：局部有抽麻感，有时可传到前臂。

经络：正中神经由此通过。由臂和前臂内侧皮神经司皮肤感觉。

主治：主要治疗上肢、肘关节、腕关节瘫痪及麻木。对气管炎、胸膜炎、冠状动脉硬化性心脏病、心肌炎等病症有显著疗效。

天泉

名义：该穴名是根据其对某些病症有显著疗效而定的。"天"指上、大之意，"泉"指地下水所出之部位。"天泉"之直意是大泉，其真实含义是治疗某些病症的好部位。

体位：坐位或卧位。

位置：在腋前缘水平线往下4.5cm的肱二头肌两头之间。《针灸甲乙经·卷三》："在曲腋下去臂二寸。"

方向：直刺。

深度：1.5～2cm。

反应：局部抽麻，有时可传至臂。

经络：分布着臂内侧皮神经和肌皮神经。

主治：对肩关节局围炎，心内膜炎，冠状动脉硬化性心脏病，胸膜炎有效。

3. 上肢内侧后线穴位

少冲

名义：该穴名是根据其对某些病症有显著疗效而定的。"少"指少、小指；"冲"除有冲洗、冲刷以外，还有直上和交通要道之意。"少冲"的含义即是位于小指的穴道。

体位：自由体位。

位置：在小指桡侧，距爪甲0.3cm。《针灸甲乙经·卷三》："在手小指内廉之端，去爪甲如韭叶。"

方向：直刺。

深度：0.3cm。

反应：局部疼痛。

经络：分布着尺神经。

主治：对急性扁桃体炎、胸膜炎、阵发性心动过速、冠状动脉硬化性心脏病等有一定疗效。

少府

名义：该穴名是根据其对某些病症有显著疗效而定的。"少"指少、小指，"府"指国家政府首脑办公的机构、贵人之住宅。"少府"的真实含义是小指治病的重要部位。

体位：自由体位。

位置：在小指指掌关节桡侧的第4、5掌骨间。《针灸甲乙经·卷三》："在小指本节后陷者中。"

方向：直刺。

深度：1cm。

反应：局部抽麻。

经络：分布着尺神经。

主治：对胸膜炎、冠状动脉硬化性心脏病、哮喘等有一定疗效。

神门

名义：该穴名是根据其对某些病症有显著疗效而定的。"神"有神速、神奇之意，"门"指门户。"神门"的直意是神奇的门户，其真实的含义是治疗某些病症的好部位。

体位：坐位或卧位，手心向上，手腕平放。

位置：在豌豆骨和尺骨之间的尺侧腕屈肌腱桡侧。《针灸甲乙经·卷三》："在掌后兑骨之端陷者中。"

方向：直刺。

深度：1cm。

反应：局部抽麻感，有时可传到小指。

经络：在尺神经的通路上，分布着前臂内侧皮神经和尺神经。

主治：对冠状动脉硬化性心脏病、胸膜炎、哮喘、咽炎等有显著疗效。

阴郄

名义：该穴名是根据其对某些病症有显著疗效而定的。"阴"指阴面，"郄"指空隙。"阴郄"的直意是阴面的空隙，其真实含义是指在阴面能治疗病症的好部位。

体位：自由体位，手腕平放。

位置：在神门穴上1.5cm处。《针灸甲乙经·卷三》："在掌后脉中去腕五分。"

方向：直刺。

深度：1cm。

反应：局部抽麻感，有时可传到小指。

经络：在尺神经的通路上，分布着前臂内侧皮神经和尺神经。

主治：对头痛、头晕、咽炎、冠状动脉硬化性心脏病、阵发性心动过速有显著疗效。

通里

名义：该穴名是根据其对心肺之病症有显著疗效而定的。"通"是通达、通行，"里"指内、内脏等。"通里"的直意是通达内脏，这里真实的含义是治疗心、肺病症的好部位。

体位：坐位或卧位，手腕放平。

位置：在神门穴上3cm处。《针灸甲乙经·卷三》："在腕后一寸。"

方向：直刺。

深度：1cm。

反应：局部抽麻感，有时可传到小指。

经络：在尺神经的通路上，分布着前臂内侧皮神经、尺神经和正中神经。

主治：对头痛、头晕、咽炎、眼结膜炎、冠状动脉硬化性心脏病、心肌炎、支气管炎、肺结核等病症有显著的治疗效果。

灵道

名义：该穴名是根据其对某些病症有显著疗效而定的。"灵"有灵验、灵活、神灵之意，"道"指道路、通道。"灵道"的直意即是良好的道路，其真实含义即是治疗某些病症的好部位。

体位：自由体位，手腕平放。

位置：在神门穴上4.5cm。《针灸甲乙经·卷三》："在掌后一寸五分或曰一寸。"

方向：直刺。

深度：1cm。

反应：局部抽麻感，有时可传到小指。

经络：分布着前臂内侧皮神经和尺神经。

主治：主要治疗尺神经麻痹。对癔病、舌咽神经麻痹、肺结核、冠状动脉硬化性心脏病有一定治疗效果。

少海

名义：该穴名是根据其对某些病症有显著疗效而定的。"少"有小之意，"海"指大海。"少海"的直意即是小海，其真实的含义是治疗某些病的好部位。

体位：坐位或卧位，臂伸直放平。

位置：在肱骨内上髁上缘平行往内的动脉旁。《针灸甲乙经·卷三》："在肘内廉节后陷者中，动脉应手。"

方向：直刺。

深度：1～1.5cm。

反应：局部抽麻感，有时可传到前臂。

经络：深层有正中神经，分布着肌皮神经、臂内侧皮神经和前臂内侧皮神经。

主治：主要治疗上肢瘫痪和麻木。对扁桃体炎、咽炎、胸膜炎、肺结核、冠状动脉硬化性心脏病、风湿性心脏病等有显著疗效。

青灵

名义：该穴名是根据其对某些病症有显著疗效而定的。"青"除指青色外，还有青春、青年之意；"灵"有效验、灵活、神灵之意。"青灵"即是非常有活力之意，其真正含义即是治疗某些病症的好部位。

体位：卧位臂放平。

位置：在少海穴上7cm处的动脉旁。《铜人腧穴针灸图经》："在肘上三寸。"

方向：直刺。

深度：1cm。

反应：局部抽麻，有时可传到前臂。

经络：深部是正中神经及尺神经，分布着臂内侧皮神经。

主治：主要治疗臂丛神经炎、上肢瘫痪、麻木。对气管炎、冠状动脉硬化性心脏病有显著疗效。

侠白

名义：该穴名是根据其对某些病症有显著疗效而定的。"侠"有豪侠、侠气之意；"白"除白色外，还有清楚、明白之意。"侠白"含义是非常好的治病部位。

体位：卧位，上肢外展平放。

位置：在少海穴上9cm处动脉旁。《针灸甲乙经·卷三》："在天府下去肘五寸动脉中。"

方向：直刺。

深度：1~1.5cm。

反应：局部抽麻，可传到前臂。

经络：有正中神经和尺神经通过，分布着皮内侧皮神经和肌皮神经。

主治：上肢瘫痪，麻木，胸膜炎，肺结核，冠状动脉硬化性心脏病，风湿性心脏病等。

天府

名义：该穴名是根据其对某些病症有显著疗效而定的。"天"有大、上之意，"府"指国家政府首脑办公机构、贵人之住宅，其真实含义是治疗某些病症的好部位。

体位：卧位，上肢外展平放。

位置：在腋下6cm处的动脉旁。《针灸甲乙经·卷三》："在腋下三寸，臂内廉动脉中。"

方向：直刺。

深度：1～1.5cm。

反应：局部抽麻，有时可传到前臂。

经络：有正中神经和尺神经通过，分布着臂内侧皮神经和肌皮神经。

主治：心动过速，胸膜炎，肺结核，冠状动脉硬化性心脏病等。

极泉

名义：该穴名是根据其对某些病症有显著疗效而定的。"极"指顶端、最高点、尽头处，除此之外，还有表示极重要、极大之意；"泉"指地下涌出的水。"极泉"的直意是非常重要的泉，其真实含义是治疗某些病症的好部位。

体位：卧位，上肢外展平放。

位置：在腋窝外侧的动脉旁。《针灸甲乙经·卷三》："在腋下筋间动脉中。"

方向：直刺。

深度：1～1.5cm。

反应：局部抽麻，有时可传到前臂。

经络：有正中神经、尺神经通过，分布着臂内侧皮神经、肋间神经、胸前神经和肌皮神经。

主治：臂丛神经炎，胸膜炎，心包炎，冠状动脉硬化性心脏病等。

4. 上肢外侧前线穴位

商阳

名义：该穴名是根据其对某些病症有效而定的。"商"指商量，即协商；"阳"指阳面。"商阳"即是位于阳面的好部位。

体位：自由体位。

位置：在食指桡侧，距指甲约0.3cm处。《针灸甲乙经·卷三》："在手大指次指内侧，去爪甲如韭叶。"

方向：直刺。

深度：0.3cm。

反应：局部疼痛。

经络：分布着正中神经的指掌侧固有神经。

主治：对头痛、耳鸣、扁桃体炎、哮喘等有一定疗效。

二间

名义：该穴名是根据其所在食指第2节间隙而定的。

体位：自由体位。

位置：在食指桡侧，指掌关节的前方横纹端，指尖掐得的凹陷处。《针灸甲乙经·卷三》："在大指次指本节前内侧陷者中。"

方向：直刺。

深度：0.3cm。

反应：局部抽麻。

经络：分布着桡神经及正中神经的指掌侧固有神经。

主治：对眼结膜炎、扁桃体炎有一定疗效。

三间

名义：该穴名是根据其所在食指第3节后陷者中而定的。

体位：自由体位。

位置：在食指桡侧，第3掌骨的后方，指尖掐得的凹陷处。《针灸甲乙经·卷三》："在手大指次指本节后，内侧陷者中。"

方向：直刺。

深度：0.5～1cm。

反应：局部抽麻，有时可传到食指。

经络：分布着桡神经及正中神经的指掌侧固有神经。

主治：对眼结膜炎、急性腮腺炎、牙痛、扁桃体炎、肺气肿等病症有一定疗效。

合谷

名义：该穴名是根据其对拇指、食指运动障碍有显著疗效而定的。拇指和食指中间的凹陷部位似"谷"，中风患者手指瘫痪，拇、食指不能合拢。针刺该部位，能使拇、食指合拢，使中间的谷合住，特称"合谷"。"合"又指会合，"谷"指两山或两块高地中间的夹道。

体位：自由体位。

位置：在第2掌骨中间的桡侧缘。《灵枢·本输第二》："在大指歧骨之间。"《针灸甲乙经·卷三》："在手大指次指间。"

方向：直刺。

深度：1.5～2.5cm。

反应：局部抽麻可传到食指或拇指，有时可伴有手指抽动。

经络：分布着桡神经浅支。

主治：主要治疗手拇、食指运动障碍、麻木等。对头痛、耳鸣、牙痛、扁桃体炎、急性腮腺炎、舌咽神经麻痹有效。该穴是治疗头面部病症在上肢营选的穴位。

阳溪

名义：该穴名是根据其对腕关节和手的功能障碍有显著疗效而定的。"阳"指阳面，"溪"指山间的小河沟。"阳溪"的直意是阳面之溪，其真实的含义是治疗手、腕病症的好部位。

体位：自由体位。

位置：在腕关节桡侧的陷者中。《针灸甲乙经·卷三》："在腕中上侧两旁间陷者中。"

方向：直刺。

深度：0.5～1cm。

反应：局部抽麻感，有时可传到食指或拇指。

经络：分布着桡神经浅支。

主治：对中风引起的腕关节活动障碍、手瘫痪有显著疗效。对头痛、眼结膜炎、耳鸣、齿龈炎、扁桃体炎等有一定疗效。

列缺

名义：该穴名是根据其治疗的体征而定的。中风患者伸展、并拢手指时，拇指或（和）食指常不能并齐，为缺列。针刺该部位能使其恢复正常，特命名为"列缺"。

体位：坐位或卧位。

位置：患者两手虎口交叉，食指尖端到达的凹陷处。《针灸甲乙经·卷三》："去腕上一寸五分。"

方向：直刺。

深度：0.5cm。

反应：局部抽麻，有时可传到食指或拇指。

经络：分布着前臂外侧皮神经、桡神经和正中神经。

主治：主要治疗腕关节、手和前臂瘫痪、麻木等。对头痛、扁桃体炎、咽炎感冒、哮喘等有一定疗效。

偏历

名义：该穴名是根据其所在部位而定的。

体位：自由体位。

位置：在阳溪穴直上8cm。《针灸甲乙经·卷三》："在腕后三寸。"

方向：直刺。

深度：1cm。

反应：局部抽麻。

经络：分布着桡神经的浅支和前臂外侧皮神经。

主治：对桡神经炎、耳鸣、齿龈炎、扁桃体炎、喉炎有一定疗效。

温溜

名义：该穴名是根据其对前臂瘫痪、腕和手伸展障碍有显著疗效而定的。"温"指阳气，"溜"有流通之意。针刺该部位，能使前臂、腕、手的阳气流通，使功能恢复，特命名"温溜"。

体位：坐位或卧位。

位置：在阳溪穴直上13cm处的凹陷中。《针灸甲乙经·卷三》："在腕后少士五寸，大士六寸。"

方向：直刺。

深度：0.5～1cm。

反应：局部抽麻，有时可传到手腕。

经络：分布着前臂背侧皮神经、前臂外侧皮神和桡神经。

主治：前臂外侧、腕、手运动障碍、麻木。对头痛、齿龈炎、扁桃体炎等病症有一定疗效。

下廉

名义：该穴名是根据其所在前臂桡骨边缘上廉之下而定的。

体位：坐位或卧位。

位置：在曲池穴下10cm的凹陷处。《针灸甲乙经·卷三》："在辅骨下去上廉一寸。"

方向：直刺。

深度：0.3～1cm。

反应：局部抽麻。

经络：分布着桡神经、前臂背侧皮神经和前臂外侧皮神经。

主治：对头痛、眩晕、眼结膜炎、支气管炎、哮喘等有一定疗效。

上廉

名义：该穴名是根据其位于下廉之上而定的。

体位：坐位或卧位。

位置：在桡骨的桡侧，距曲池穴7cm。《针灸甲乙经·卷三》："在三里下一寸。"

方向：直刺。

深度：0.5～1.5cm。

反应：局部抽麻等。

经络：同下廉。

主治：主要治疗前臂瘫痪。对感冒、头痛、哮喘等有一定疗效。

手三里

名义：与足三里相对应而名。

体位：坐位或卧位。

位置：在桡骨桡侧，曲池穴下4.5cm。《针灸甲乙经·卷三》："在曲池下二寸。"

方向：直刺。

深度：1～2cm。

反应：局部抽麻等。

经络：分布着支配该部位肌肉的桡神经，前臂背侧皮神经和前臂外侧皮神经。

主治：主要治疗肘关节及前臂运动障碍，肘臂疼痛、麻木。对牙痛、口腔炎、腮腺炎、颈淋巴结炎、乳腺炎、感冒等有一定治疗效果。

曲池

名义：该穴名是根据其对肘部病症有显著疗效而定的。肘部病变常引起肘屈曲困难，针刺该部位，可使肘屈曲正常，所以命名"曲池"。因"曲"指弯；"池"指池塘，或形容某些和池塘形状相同的处所。其真实含义是能使肘屈曲的好部位。

体位：坐位或卧位。

位置：屈肘，在肘横纹桡侧头至桡骨头中点。《针灸甲乙经·卷三》："在肘外辅骨肘骨之中。"

方向：直刺。

深度：2～2.5cm。

反应：局部抽麻，有时可传到前臂。

经络：分布着支配该部肌肉的桡神经、前臂背侧皮神经和臂后皮神经。

主治：对中风引起的上肢瘫痪、手臂疼痛、肘中疼痛难屈伸、肱骨外上髁炎有显著疗效。对眼结膜炎、口腔炎、齿龈炎、扁桃体炎、冠状动脉硬化性心脏病等有一定疗效。

肘髎

名义：该穴名是根据其对肘关节病症有显著疗效而定的。"肘"指肘部，"髎"指穴位。"肘髎"即是治疗肘关节病症的穴位。

体位：坐位或卧位。

位置：在曲池穴上3cm处的肱骨桡侧前缘。《针灸甲乙经·卷三》："在肘大骨外廉陷者中。"

方向：直刺。

深度：1.5～2.5cm。

反应：局部抽麻等。

经络：分布着臂后皮神经和桡神经。

主治：肘臂痛，麻木，肘关节活动障碍，肱骨外上髁炎等。

手五里

名义：该穴名是根据其所在部位而定的。

体位：坐位或卧位。

位置：在曲池上7cm处的肱骨外侧，肱三头肌外缘。《针灸甲乙经·卷三》："在肘上三寸，行向里大脉中央。"

方向：直刺。

深度：1.5～2cm。

反应：局部抽麻等。

经络：分布着臂外侧皮神经和臂后皮神经，其深部为桡神经。

主治：中枢性上肢瘫痪、麻木，臂丛神经炎，桡神经炎，颈淋巴结核，支气管炎等。

臂臑

名义：该穴名因其所在部位而定。

体位：坐位或卧位。

位置：在三角肌尖端后的后缘，肱三头肌的外侧缘。《针灸甲乙经·卷三》："在肘上七寸，䐃肉端。"

方向：直刺。

深度：1.5～2cm。

反应：局部抽麻。

经络：分布着腋神经、桡神经和臂外侧皮神经。

主治：肩关节疼痛，活动障碍、麻木等。

5. 上肢外侧中线穴位

关冲

名义：该穴名是根据其所在部位而定的。"关"者为出入之要处；"冲"除指冲洗处，还指直上及交通要道。"关冲"即是重要关口，其真正含义为治疗某些病症的好部位。

体位：自由体位。

位置：在无名指的尺侧，距爪甲角约0.3cm。《灵枢·本输第二》："手小指次指之端也。"《针灸甲乙经·卷三》："手小指次指之端也，去爪甲角如韭叶。"

方向：直刺。

深度：0.3cm。

反应：局部疼痛。

经络：分布着尺神经指掌侧的固有神经。

主治：对头痛、眼结膜炎、扁桃体炎、咽炎、感冒等有一定疗效。

腋门

名义：该穴名是根据其所在无名指与小指的指缝间而定的。因为"腋"同掖，腋门即指掖门，原名为宫中旁门。

体位：自由体位。

位置：在第4、第5掌指关节前方的凹陷处。《针灸甲乙经·卷三》："在小指次指间陷者中。"

方向：直刺。

深度：0.5cm。

反应：局部抽麻等。

经络：分布着尺神经的指背神经。

主治：对眼结膜炎、头痛、眩晕、耳鸣、齿龈炎、尺神经炎等有一定疗效。

中渚

名义：据所在部位而定名。

体位：自由体位。

位置：在第4、第5掌骨骨间隙的前端，掌骨小头后方的凹陷处。《针灸甲乙经·卷三》："在手小指次指本节后陷者中。"

方向：直刺。

深度：1cm。

反应：局部抽麻等。

经络：分布着尺神经的指背神经。

主治：对五指不能伸屈、肘臂肿痛、腕关节炎有显著疗效。对头痛、头晕、眼结膜炎、扁桃体炎、咽炎等有一定疗效。

阳池

名义：该穴名是根据其所在部位而定的。"阳"指阳面；"池"指池塘，或形容某些和池塘形状相同之处所。"阳池"的直意即是位于阳面的池，其真实含义是治疗某些病症的好部位。

体位：坐位或卧位。

位置：在手背腕上，桡骨和腕骨的关节部，指总伸肌腱的桡侧，指尖掐得凹陷处。《针灸甲乙经·卷三》："在手表上腕上陷者中。"

方向：直刺。

深度：1cm。

反应：局部抽麻等。

经络：分布着尺神经手背支和桡神经浅支。

主治：中枢性腕、手活动障碍，腕关节炎，眼结膜炎等。

外关

名义：该穴名是根据其位于"内关"之外而定的。因其与"内关"相对。

体位：坐位或卧位。

位置：在阳池穴上4.5cm处的桡骨和尺骨之间。《针灸甲乙经·卷三》："在腕后二寸陷者中。"

方向：直刺。

深度：1～2cm。

反应：局部抽麻，有时可传到手指。

经络：分布着前臂背侧皮神经和桡神经。

主治：对前臂、腕、手的运动障碍、疼痛、麻木有较好的治疗效果。对头痛、耳鸣、颈淋巴结核有一定疗效。

支沟

名义：该穴名是根据其所在部位而定的。

体位：自由体位。

位置：在阳池穴上7cm的桡骨和尺骨之间。《针灸甲乙经·卷三》："在腕后三寸两骨之间陷者中。"

方向：直刺。

深度：1.5～2.5cm。

反应：局部抽麻等，有时可传到手。

经络：分布着前臂背侧皮神经和桡神经的肌支。

主治：同外关。

三阳络

名义：该穴名指手三阳在此相络。

体位：坐位或卧位。

位置：在支沟穴上2.5cm处的尺骨和桡骨之间。《针灸甲乙经·卷三》："在臂上大交脉支沟上一寸。不可刺。"

方向：直刺。

深度：1～2cm。

反应：局部抽麻等。

经络：分布着桡神经肌支和前臂内侧皮神经。

主治：上肢瘫痪、麻木、疼痛，眼结膜炎，齿龈炎等。

四渎

名义：该穴名是根据其对前臂多种病症有显著疗效而定的。"四"指四面八方，"渎"指水沟、小渠。"四渎"即四面八方汇合之渠，其真实含义是治疗前臂多种病症的好部位。

体位：坐位或卧位。

位置：在尺骨鹰嘴尖部往下11cm处的桡骨和尺骨之间。《针灸甲乙经·卷三》："在肘前五寸，外廉陷者中。"

方向：直刺。

深度：1.5～2.5cm。

反应：局部抽麻，可在前臂往下传导。

经络：分布着桡神经肌支和前臂背侧皮神经。

主治：对前臂、腕、手瘫痪、麻木、疼痛、肿胀有显著疗效。对齿龈炎、扁桃体炎、咽炎、舌咽神经麻痹、哮喘、肺气肿等有一定疗效。

天井

名义：该穴名是根据其对某些病症有显著疗效而定的。"天"指上、大；"井"是从地面往下凿成的能取水的深洞，形容形状似井的处所。"天井"的直意是大井，其真实的含义是治疗某些病症的好部位。

体位：坐位或卧位。

位置：在肱骨后面，尺骨鹰嘴凹陷处。《针灸甲乙经·卷三》："在肘外大骨之后，两筋间陷者中，屈肘得之。"

方向：直刺。

深度：1~2cm。

反应：局部抽麻等。

经络：分布着臂后皮神经、臂内侧皮神经和桡神经肌支。

主治：肘关节炎，头痛，眼结膜炎，扁桃体炎，咽炎。

清冷渊

名义：该穴名是根据其对某些病症疗效显著而定的。

体位：坐位或卧位。

位置：在天井穴上8cm处。《针灸甲乙经·卷三》："在肘上一寸，伸肘举臂取之。"

方向：直刺。

深度：1cm。

反应：局部抽麻等。

经络：分布着臂后皮神经、臂内皮神经和神经肌支。

主治：上肢运动和感觉障碍。对头痛、眼结膜炎有一定疗效。

消泺

名义：该穴名是根据其对某些病症有显著疗效而定的。

体位：坐位或卧位。

位置：在清冷渊与臑会连线之中点。《针灸甲乙经·卷三》："在肩下臂外，开腋斜肘分下（行）。"

方向：直刺。

深度：1~1.5cm。

反应：局部抽麻等。

经络：分布着臂后皮神经、臂外侧皮神经和桡神经肌支。

主治：头痛，齿龈炎等。

6. 上肢外侧后线穴位

少泽

名义：该穴名是根据其对某些病症有疗效而定的。"少"指小、小指。"泽"指水积聚之部位，另外，也指恩惠，恩泽。"少泽"直意是在小指恩惠之部位，其真实的含义是在小指治疗某些病症的好部位。

体位：自由体位，使小指尺侧向上。

位置：在小指尺侧，距爪甲角后约0.3cm处。《针灸甲乙经·卷三》："在手小指之端，去爪甲一分陷者中。"

方向：直刺。

深度：0.3cm。

反应：局部疼痛。

经络：分布着尺神经的指掌侧固有神经。

主治：对头痛、感冒、支气管炎、哮喘、冠状动脉硬化性心脏病有一定疗效。

前谷

名义：该穴名是根据其所在小指本节前凹陷处而定的。

体位：自由体位，小指尺侧向上。

位置：在小指的尺侧，指掌关节的前方横纹端，指尖掐得的凹陷处。《针灸甲乙经·卷三》："在手小指外侧，本节前陷者中。"

方向：直刺。

深度：0.3cm。

反应：局部抽麻。

经络：分布着尺神经的指背神经。

主治：对头痛、眼结膜炎、鼻出血、耳鸣、扁桃体炎、支气管炎、肺结核、胸膜炎、乳腺炎、产后乳汁少、尺神经麻痹等有效。

后溪

名义：该穴名主要是根据其所在小指本节后凹陷处而定的。

体位：自由体位，小指尺侧向上。

位置：在第5掌骨小头后方的尺侧，掌横纹端，指尖陷得的凹陷处。《针灸甲乙经·卷三》："在手小指外侧，本节后陷者中。"

方向：直刺。

深度：1～2cm。

反应：局部抽麻，有时可传到小指。

经络：分布着尺神经的指背神经。

主治：主要治疗中枢性病变引起的手屈不能或困难，尺神经炎。对头痛、癫痫、眼结膜炎、青光眼、鼻炎、冠状动脉硬化性心脏病等有效。

腕骨

名义：该穴名主要是根据其所在近腕骨而定的。

体位：坐位或卧位，拇指向下。

位置：在手的尺侧，在第5掌骨底和三角骨之间的凹陷处。《针灸甲乙经·卷三》："在手外侧腕前，起骨下陷者中。"《灵枢·本输第二》："在手外侧腕骨之前。"

方向：直刺。

深度：1cm。

反应：局部抽麻，有时可传到小指。

经络：分布着尺神经的手背支和桡神经。

主治：对头痛、眼结膜炎、耳鸣、胸膜炎等有效。

阳谷

名义：该穴名主要是根据其所在腕背的凹陷处而定的。腕背属"阳"，凹陷处称"谷"。

体位：自由体位，手腕尺侧向上微屈腕。

位置：在尺骨茎突和三角骨之间的凹陷处，屈腕取之。《针灸甲乙经·卷三》："在手外侧腕中，兑骨下陷者中。"

方向：直刺。

深度：0.5～1cm。

反应：局部抽麻，有时可传到小指。

经络：分布着尺神经的手背支和桡神经。

主治：尺神经炎，手屈困难，腕关节炎。对头痛、目眩、耳鸣、耳聋、齿龈炎等有效。

养老

名义：该穴名是根据其对手瘫痪、麻木等功能障碍有显著疗效而定的。因老年人患中风时，常出现手瘫痪等严重症状，生活不能自理，需他人照料，针刺该部位，能使手的功能恢复正常，生活能自理，健康度晚年，概括为"养老"。

体位：坐位或卧位，手心向下，腕放平。

位置：在尺骨的背侧面，尺骨小头上方约2.5cm处。《针灸甲乙经·卷三》："在手踝骨上一空，腕后一寸陷者中。"

方向：直刺。

深度：0.5～1cm。

反应：局部抽麻，有时可传到小指及无名指。

经络：分布着尺神经的手背支、桡神经和前臂内侧皮神经。

主治：腕关节炎，手和前臂瘫痪麻木等。对眼结膜炎、感冒、耳鸣有效。

支正

名义：该穴名是根据其对手臂功能障碍，即手不能伸屈、前臂不能旋转等有显著疗效而定的。老年人患中风后常引起手臂活动障碍，不能保持正常的位置，针刺该部位，能使其恢复正常，特命名为"支正"。"支"指肢，"正"指正确、正常。"支正"即是肢体恢复正常，此处的真实含义是治疗前臂、腕关节、手部病症的好部位。

体位：坐位或卧位。

位置：在尺骨后面的中央，距腕后11cm处。《针灸甲乙经·卷三》："在肘后五寸。"

方向：直刺。

深度：1～2cm。

反应：局部抽麻，有时可传到手部。

经络：分布着前臂内侧皮神经和桡神经。

主治：主要治疗前臂、腕、手的瘫痪、疼痛及感觉异常。对头痛、头晕、精神分裂症有效。

小海

名义：该穴名是根据其对某些病症有显著疗效而定的，"小"指大小的小。"海"指海洋。"小海"的真实含义是治疗作用非常大的部位。

体位：坐位或卧位。

位置：在肱骨的内上髁和尺骨鹰嘴的中间，尺神经沟中。《灵枢·本输第二》："在肘内大骨外，去端半寸陷者中也。"《针灸甲乙经·卷三》："在肘内大骨外，去肘端五分陷者中。"

方向：直刺。

深度：0.5～1cm。

反应：局部抽麻等。

经络：分布着尺神经，臂内侧皮神经和前臂内侧皮神经。

主治：尺神经炎，臂丛神经炎，头痛，耳鸣，齿龈炎等。

有关穴位见图2-5、图2-6、图2-7、图2-8、图2-9、图2-10。

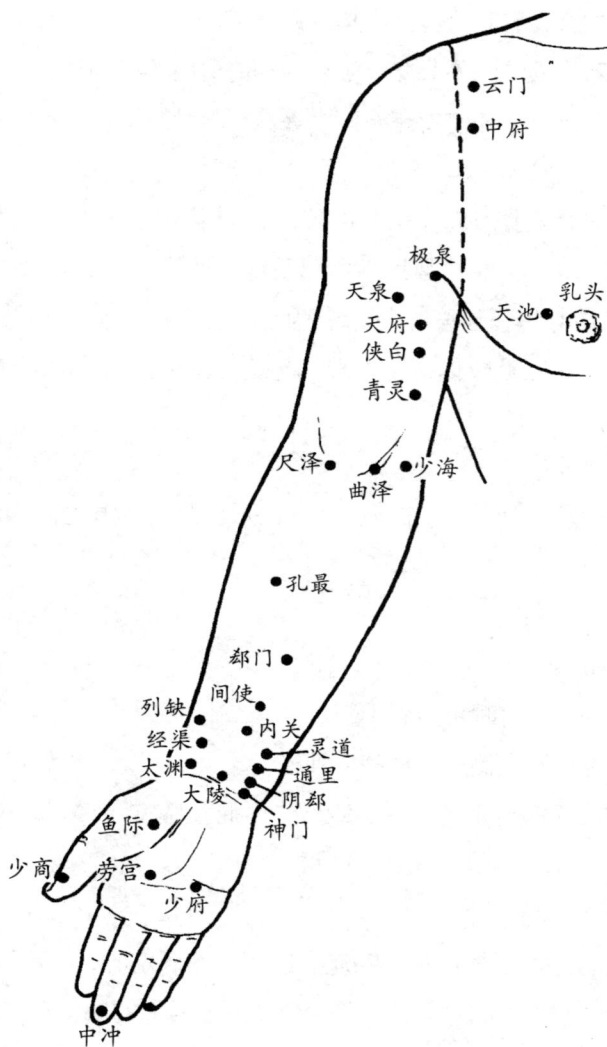

图2-5　上肢前面穴位图

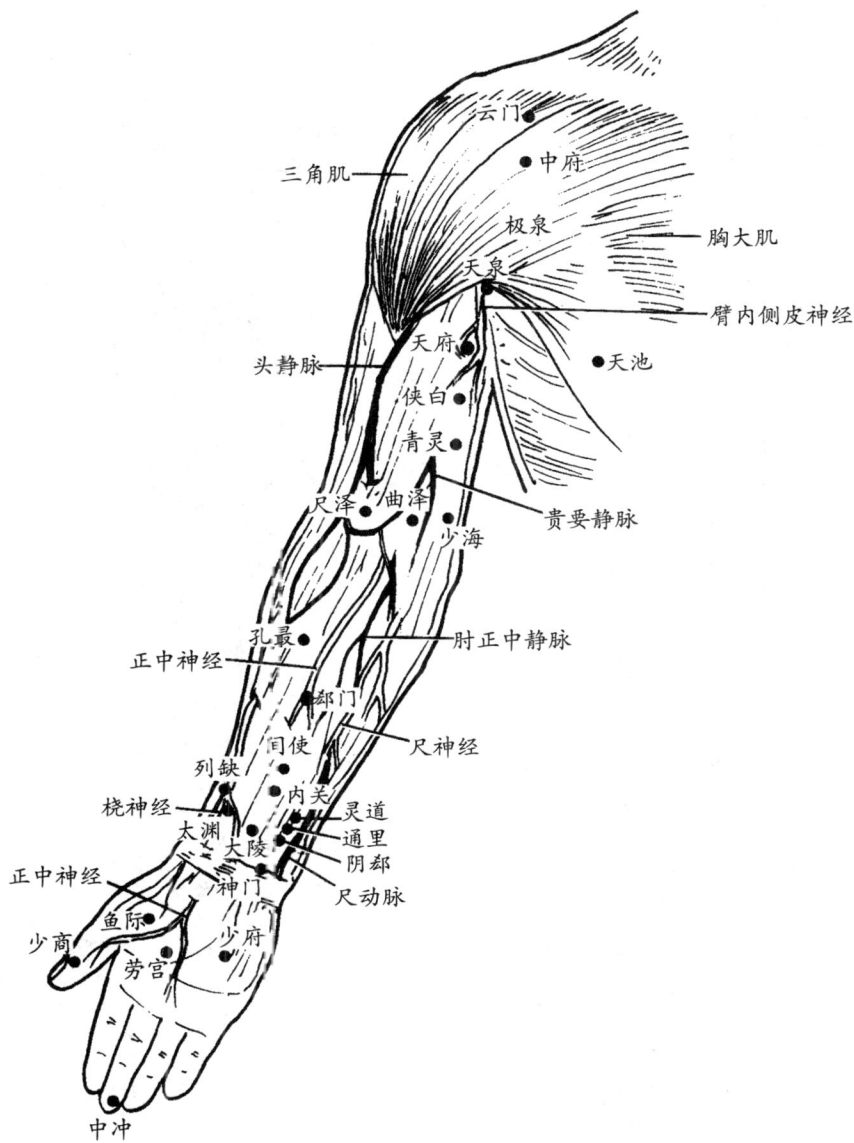

图2-6 上肢前面穴位与神经等组织关系图

云门
中府
三角肌
极泉
天泉
胸大肌
臂内侧皮神经
天府
头静脉
侠白
青灵
天池
尺泽
曲泽
少海
贵要静脉
孔最
肘正中静脉
正中神经
郄门
间使
尺神经
列缺
内关
桡神经
灵道
太渊
通里
大陵
阴郄
正中神经
神门
尺动脉
鱼际
少府
少商
劳宫
中冲

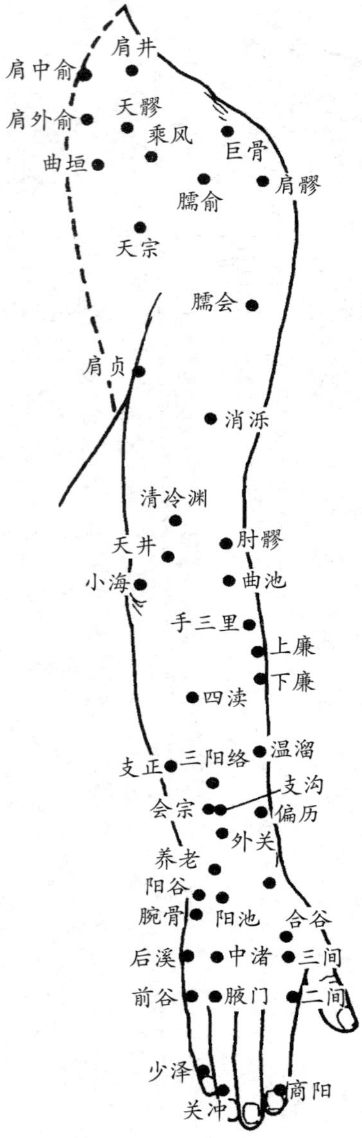
肩井
肩中俞
肩外俞
天髎
乘风
巨骨
曲垣
肩髎
臑俞
天宗
臑会
肩贞
消泺
清冷渊
天井
肘髎
小海
曲池
手三里
上廉
下廉
四渎
温溜
支正
三阳络
支沟
会宗
偏历
外关
养老
阳谷
腕骨
阳池
合谷
后溪
中渚
三间
前谷
腋门
二间
少泽
商阳
关冲

图2-7 上肢背面穴位图

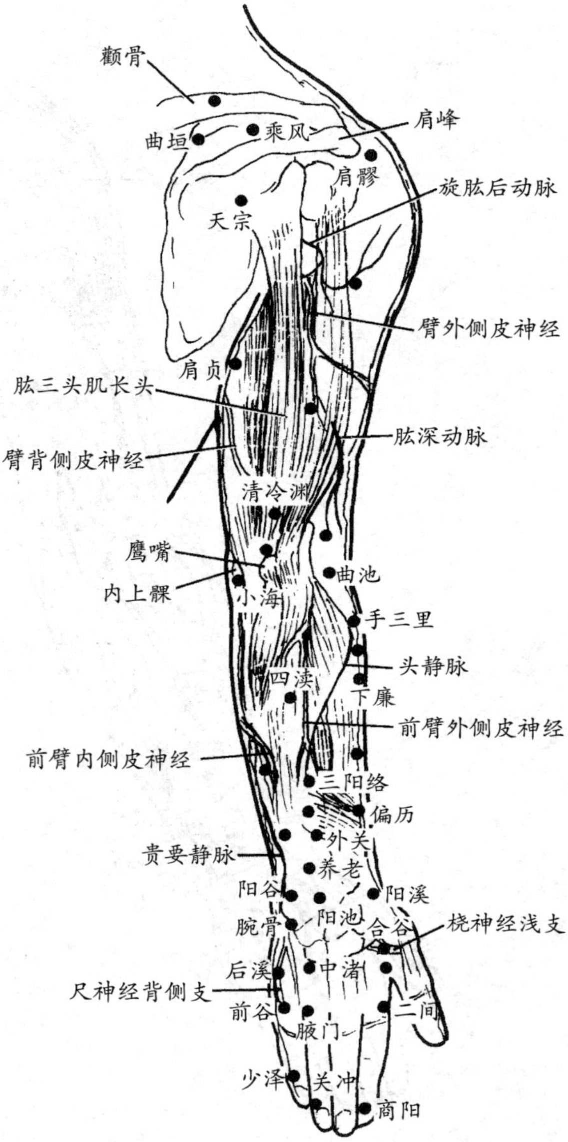
颧骨
肩峰
曲垣
乘风
肩髎
旋肱后动脉
天宗
臂外侧皮神经
肩贞
肱三头肌长头
肱深动脉
臂背侧皮神经
清冷渊
鹰嘴
内上髁
曲池
小海
手三里
头静脉
四渎
下廉
前臂外侧皮神经
前臂内侧皮神经
三阳络
偏历
外关
贵要静脉
养老
阳谷
阳溪
腕骨
阳池
合谷
桡神经浅支
后溪
中渚
尺神经背侧支
前谷
二间
腋门
少泽
关冲
商阳

图2-8 上肢背面穴位与神经等组织关系图

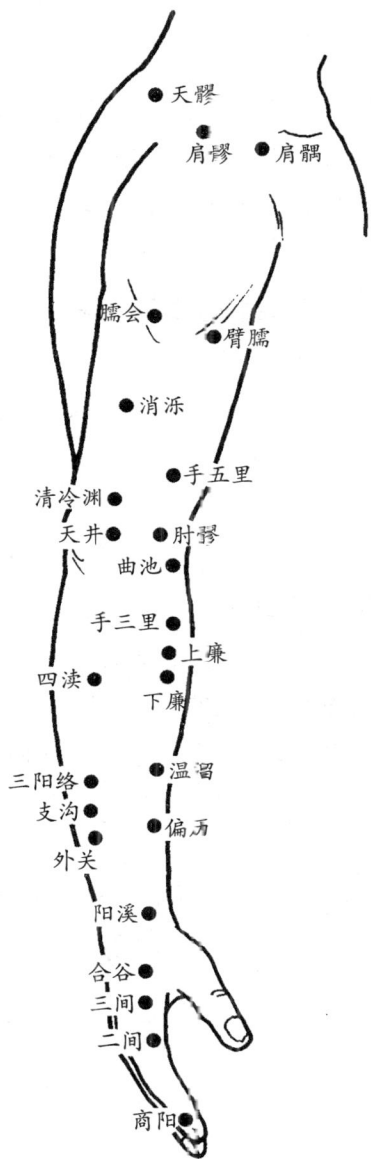

图2-9 上肢侧面穴位图

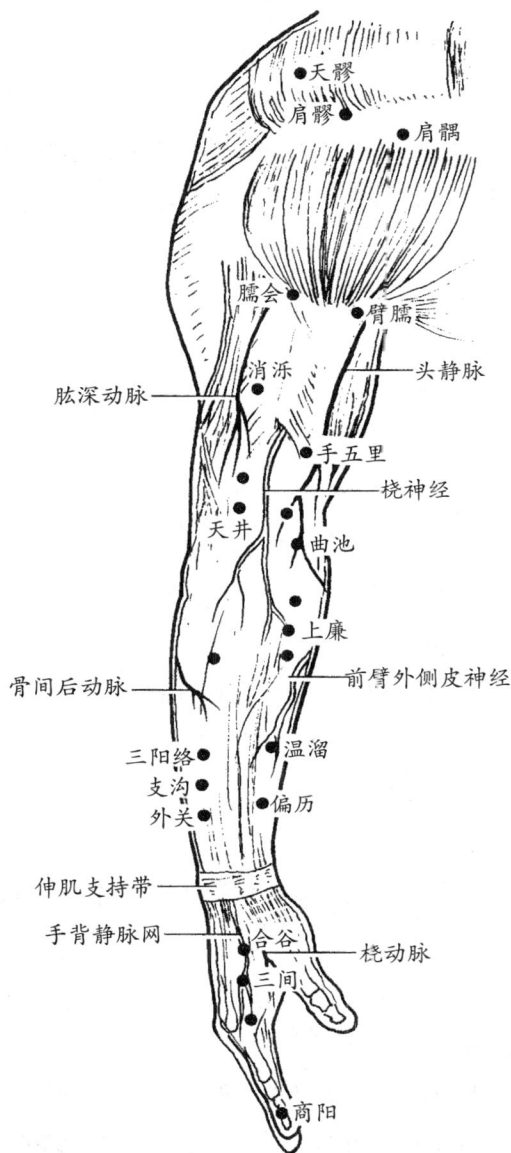

图2-10 上肢侧面穴位与神经等组织关系图

第四节　上胸部穴位

　　背部分背正中线、背旁线、背侧线描记。胸部分前正中线、前正中旁线、锁乳肋线、前外线描记。

一、背正中线穴位

大椎

名义：该穴名主要是根据其位于第7颈椎棘突上而定的。因第7颈椎棘突最长，从颈部开始，能触摸到的首先是第7颈椎，故定名"大椎"。另外，此处直下的脊骨空里是颈大经所会之部位，是大经会于椎之部位，简称"大椎"。

体位：坐位头微低。

位置：在第7颈椎棘突上凹陷中。《针灸甲乙经·卷三》："在第一椎陷者中。"

方向：直刺。

深度：1.5～2cm。

反应：局部胀痛抽麻等。

经络：分布着第7颈神经后支。

主治：咽炎，感冒，支气管炎，癫痫，高热，颈项强痛等。

陶道

名义：该穴名主要是根据其对某些病症有显著疗效而定的。针刺该部位，对某些病疗效好的能使人陶醉，特命名"陶道"。陶，陶醉；道，道路。"陶道"即是疗效好的令人陶醉之道路。

体位：坐位头微低。

位置：在第1胸椎棘突下凹陷中。《针灸甲乙经·卷三》："在大椎节下间。"

方向：垂直刺入。

深度：1.5～2cm。

反应：局部胀痛抽麻等。

经络：分布着第8颈神经后支、第1胸神经后支。

主治：咽炎，感冒，哮喘，支气管炎，癫痫，高热，颈项强痛等。

身柱

名义：该穴名是根据其对某些病症有显著疗效而定的。针刺该部位，能使躯肢活动障碍的瘫痪患者，自由地站立和行走，为了形容该部位之疗效，特命名"身柱"。身，身躯；柱，柱子。"身柱"即是能支撑身体的柱子。

体位：坐位头微低，或俯卧位。

位置：在第2胸椎棘突下。《针灸甲乙经·卷三》："在第三椎节下间。"

方向：垂直刺入。

深度：1.5～2cm。

反应：局部抽麻，有时可往下放散。

经络：分布着胸神经后支和副神经。

主治：脊髓炎，癫痫，背痛，支气管炎，肺结核，肺炎，哮喘，心动过速等。

神道

名义：针刺该部位，对某些与神有关的病症疗效显著，特命名"神道"

体位：坐位或俯卧位。

位置：在第4胸椎棘突下。《针灸甲乙经·卷三》："在第五椎节下间。"

方向：垂直刺入。

深度：1.5～2cm。

反应：局部抽麻、胀痛等。

经络：分布着胸神经后支和副神经。

主治：截瘫，高热，癫痫，背痛，支气管炎，哮喘，心动过速等。

二、背旁线穴位

大杼

名义：该穴名较特殊。杼，古指织布的梭子，此指会聚。大杼即是全身较大会聚之处。该部位是"项大经"所在部位。现代神经解剖证实，该部位之深层系臂丛神经分布之部位。所以，大杼可能是指深层的项大经的会聚——臂丛神经。

体位：坐位或卧位。

位置：在第1胸椎棘突下缘，平行往外移3cm。《针灸甲乙经·卷三》："在项第一椎节下两旁，各一寸五分，陷者中。"

方向：垂直刺入。

深度：2～3cm。

反应：局部抽麻等。

经络：分布着第1胸神经后支、肩胛背神经、副神经和肋间神经，深层为第1胸神经根，支配第1胸交感神经的节前纤维（白交通交支）和感觉传导纤维。

主治：支气管炎，肺结核，胸膜炎，哮喘，咽炎，冠状动脉硬化性心脏病，感冒，癫痫，后枕部及颈项痛等。

风门

名义：该穴名是根据其对与风有关的某些病症有显著疗效而定的。针刺该部位，对上呼吸道感染、支气管炎等与风有关的病症疗效较好，特命名"风门"。风，指与风有关的一类病；门，指门户。风门，即是治疗这类风病的门户。

体位：坐位或卧位。

位置：在第1胸椎棘突下缘，平行往外移3cm。《针灸甲乙经·卷三》："在第二椎下两旁各一寸五分。"

方向：垂直刺入。

深度：2～3cm。

反应：局部抽麻、胀痛。

经络：分布着第2胸神经后支、肩胛背神经、副神经和肋间神经。深层为第2胸神经根，支配肺、心的第2胸交感神经节的节前纤维（白交通支）和感觉传导纤维。

主治：支气管炎，感冒，肺结核，胸膜炎，百日咳，哮喘，冠状动脉硬化性心脏病，风湿性心脏病，后枕部及颈项痛等。

肺俞

名义：针刺该部位，对肺部病症有显著疗效，认为这个部位是与肺有特殊联系和专治肺病症的，特命名"肺俞"。

体位：坐位或卧位。

位置：在第2胸椎棘突下缘，平行往外移3cm。《针灸甲乙经·卷三》："在第三椎下两旁各一寸五分。"

方向：垂直刺入。

深度：1～2cm。

反应：局部抽麻等。

经络：分布着副神经、肩胛背神经、第3胸神经后支和肋间神经。深层为第3胸椎横突下和椎间孔附近，此孔发出的神经根系第3胸神经根，支配肺、心的第3胸交感神经节的节前纤维（白交通支）和感觉传导纤维。

主治：肺结核，肺炎，支气管炎，肺气肿，胸膜炎，心内膜炎，风湿性心脏病，冠状动脉硬化性心脏病等。

厥阴俞

名义：该穴名主要是根据其对某些病症有显著疗效而定的。针刺该部位，能使与心相关的某些病症有显著疗效。古人认为手厥阴与心包有关，故命名"厥阴俞"。也可能古人进行解剖研究，发现该部位之经络：与心包有特殊联系，而命名"厥阴俞"的。或者，该穴名的形成，与上述两种原因均有关。

体位：坐位或卧位。

位置：在第3胸椎棘突下缘，平行往外移3cm。《备急千金要方》："在第四椎下两旁各一寸五分。"

方向：垂直刺入。

深度：1~3cm。

反应：局部抽麻、胀痛等。

经络：分布着第4胸神经后支和副神经。深层是第4胸椎横突下和椎间孔附近，此椎间孔发出的神经根系第4胸神经根，支配肺、心的第4胸交感神经节的节前纤维（白交通支）和感觉传导纤维。

主治：心内膜炎，风湿性心脏病，冠状动脉硬化性心脏病，哮喘，胸膜炎，肺炎，支气管炎，肺结核等。

心俞

名义：心俞，即是针刺治疗心脏病症的俞穴。该穴名主要是根据针刺该部位治疗心脏病症有显著疗效和解剖后发现该部位的经络与心脏有特殊联系，特命名"心俞"。

体位：坐位或卧位。

位置：在第4胸椎棘突下缘，平行往外移3cm。《针灸甲乙经·卷三》："在第五椎下两旁，各一寸五分。"

方向：垂直刺入。

深度：1~3cm。

反应：局部抽麻，有时感胸松快。

经络：分布着第5胸神经后支和副神经。深层为第5胸椎横突下和椎间孔附近，此椎间孔发出的神经根系第5胸神经根，支配肺、心的第5胸交感神经节的节前纤维（白交通支）和感觉传导纤维。

主治：心内膜炎，风湿性心脏病，支气管炎，肺结核，肺炎，冠状动脉硬化性心脏病，癫痫等。

三、背侧线穴位

附分

名义：该穴名是根据其对某些病症有显著疗效而定的。附，另外加上；分，成分。附分，即是附加成分，实际指治病的好部位。

体位：坐位或卧位。

位置：在第1胸椎棘突下，平行往外移6cm。《针灸甲乙经·卷三》："在第二椎下附项内廉两旁各三寸。"

方向：直刺。

深度：1～2cm。

反应：局部抽麻等。

经络：分布着第2胸神经后支。

主治：感冒，支气管炎，肺炎，哮喘，心动过速，肩背痛等。

魄户

名义：该穴名是根据其对某些心、肺病症有显著疗效而定的。古人认为五脏与精神、情感关系密切。针刺该部位，能治愈肺、心某些病引起的症候，特命名"魄户"。

体位：坐位或卧位。

位置：在第2胸椎棘突下，平行往外移6cm。《针灸甲乙经·卷三》："在第三椎下两旁各三寸。"

方向：直刺。

深度：1～2.5cm。

反应：局部抽麻等。

经络：分布着第3胸神经后支。

主治：支气管炎，肺炎，肺结核，哮喘，心动过速，颈项痛，肩背痛等。

膏肓俞

名义：该穴名主要是根据其对深部和脏腑病症有显著疗效而定的。因为膏肓系指心下膈上，躯肢深部。膏肓俞，即是治疗膏肓部位之病症的俞穴。

体位：坐位或卧位。

位置：在第3胸椎棘突下，平行往外移6cm。《备急千金要方》："在第四椎下两旁相去各三寸。"

方向：垂直刺入。

深度：1～2cm。

反应：局部抽麻等。

经络：分布着第4胸神经后支。

主治：支气管炎，肺炎，肺结核，哮喘，心动过速等。

神堂

名义：该穴名主要是根据其对某些病引起的与神有关症候有显著疗效而定的。古人认为心与神有关，由于针刺该部位，对心的病症引起有关神的症候有疗效，特命名"神堂"。

体位：坐位或卧位。

位置：在第4胸椎棘突下，平行往外移6cm。《针灸甲乙经·卷三》："在第五椎下两旁各三寸陷者中。"

方向：直刺。

深度：1～2cm。

反应：局部油麻等。

经络：分布着第5胸神经后支。

主治：阵发性心动过速，风湿性心脏病，冠状动脉硬化性心脏病，心内膜炎，支气管炎，肺炎，肺结核，哮喘，肩背痛，高位截瘫等。

四、前正中线穴位

璇玑

名义：该穴名是根据其对气管、肺之病症有显著疗效而定的。针刺该部位，能治疗气管、肺之病症。为了形容该部位之疗效，特选用古代珍贵的天文仪器"璇玑"为名。

体位：坐位。

位置：在胸骨柄中央，正对第14肋骨端凹陷处。《针灸甲乙经·卷三》："在天突下一寸中央陷者中。"

方向：横刺。

深度：0.5～1cm。

反应：局部推麻等。

经络：分布着头颈神经和肋间神经前皮支。

主治：扁桃体炎，咽炎，支气管炎，哮喘，肺气肿，肋间神经痛等。

华盖

名义：该穴名是根据其对胸部病症有显著疗效而定的。针刺该部位，能治疗胸部的某些病症。特别是对胸腔内脏器的病症疗效显著，为了形容该部位重要及珍贵，特命名"华盖"。

体位：坐位。

位置：在胸骨柄和胸骨体的交界处，即胸骨角的正中，正对第2肋骨端。《针灸甲乙经·卷三》："在璇玑下一寸陷者中。"

方向：横刺。

深度：0.5～1cm。

反应：局部抽麻等。

经络：分布着肋间神经前皮支。

主治：扁桃体炎，喉炎，支气管炎，肺气肿，胸膜炎等。

紫宫

名义：该穴名是根据其对胸腔内脏器病症有特殊疗效而定的。针刺该部位，能治疗心肺某些病症，为了形容该部位非常珍贵，特命名"紫宫"。紫，指紫色；宫，指宫殿。"紫宫"的直意即是紫色的宫殿，系帝王所居之处。此处"紫宫"的真正含义即是非常珍贵之部位。

体位：坐位。

位置：在胸骨体部的上1/4凹陷处，正对第3肋端。《针灸甲乙经·卷三》："在华盖下一寸六分陷者中。"

方向：横刺。

深度：0.5～1cm。

反应：局部抽麻等。

经络：分布着第2肋间神经前皮支。

主治：支气管炎，哮喘，肺结核，胸膜炎等。

玉堂

名义：该穴名是根据其对心肺之病症有显著疗效而定的。针刺该部位，能治疗心肺某些病症，认为该部位疗效好，很珍贵，特命名"玉堂"。玉，指玉石；堂，指殿堂。"玉堂"即是贵重之殿堂，此处的真正含义即是治疗心肺病症的珍贵部位。

体位：坐位。

位置：在胸骨体的中点，正对第4肋骨端。《针灸甲乙经·卷三》："在紫宫下一寸六分陷者中。"

方向：横刺。

深度：0.5～1cm。

反应：局部抽麻等。

经络：分布着肋间神经前皮支。

主治：支气管炎，哮喘，胸膜炎等。

膻中

名义：该穴名是根据其对心肺之病症有显著疗效而定的。针刺该部位对肺、心病症有效，特命名"膻中"。"膻中"指胸腔中，意思是能治疗胸腔中病症的部位。

体位：坐位。

位置：在胸骨体部的下1/4凹陷处，正对第5肋骨端。《针灸甲乙经·卷三》："在玉堂下一寸六分陷者中。"

方向：横刺。

深度：0.5～1cm。

反应：局部抽麻等。

经络：分布着肋间神经前皮支。

主治：支气管炎，哮喘，肺炎，肺结核，阵发性心动过速，冠状动脉硬化性心脏病，风湿性心脏病，肋间神经痛，乳腺炎等。

中庭

名义：该穴名是根据其对胸腔内某些病症有显著疗效而定的。针刺该部位，能治疗肺、心的某些病症，认为该部位疗效好，很珍贵，特命名"中庭"。中，指中间；庭，庭院。"中庭"即是中间的庭院。此处"中庭"的真正含义即是治疗肺、心病症的珍贵部位。

体位：仰卧位或坐位。

位置：在胸骨体和剑突的交界处。正对肋骨端。《针灸甲乙经·卷三》："在膻中下一寸六分陷者中。"

方向：直刺。

深度：0.5～1cm。

反应：局部抽麻等。

经络：分布着肋间神经前皮支。

主治：哮喘，急性胃肠炎等。

五、前正中旁线穴位

俞府

名义：该穴名是根据其对肺、心病症有显著疗效而定的。针刺该部位，能治疗肺、心某些病症，特命名"俞府"。俞，指输注；府，通"腑"。"俞府"即是通往腑之部位。此处"俞府"的真正含义是治疗肺、心病症的好部位。

体位：坐位。

位置：在前正中旁线的锁骨下缘。《针灸甲乙经·卷三》："在巨骨下，去璇玑旁各二寸陷者中。"

方向：斜刺。

深度：1～2cm。

反应：局部抽麻等。

经络：分布着胸前神经、臂丛的锁骨下肌支、锁骨上神经和肋间神经前皮支。

主治：支气管炎，肺结核，肺炎，胸膜炎，哮喘，百日咳，冠状动脉硬化性心脏病，肋间神经痛等。

彧中

名义：该穴名是根据其对肺、心之病症有显著疗效而定的。针刺该部位，能治疗肺、心的某些病症，特命名"彧中"。"彧"有茂盛之意；"中"指中间、中心。"彧中"即是茂盛的中心。此处，"彧中"的真实含义即是治疗肺、心病症的好部位。

体位：坐位。

位置：在前正中旁线的第1肋下。《针灸甲乙经·卷三》："在输府下一寸六分陷者中。"

方向：斜刺。

深度：1～2cm。

反应：局部抽麻等。

经络：分布着胸前神经和肋间神经。

主治：支气管炎，肺结核，肺炎，胸膜炎，百日咳，阵发性心动过速，冠状动脉硬化性心脏病，肋间神经痛等。

神藏

名义：该穴名是根据其对心脏病变引起的心神障碍有显著疗效而定的。神，神明；藏，有心藏神之说；神藏，即指对藏神的心病症有较好疗效的部位。

体位：坐位。

位置：在前正中旁线的第2肋缘下。《针灸甲乙经·卷三》："在彧中下一寸六分陷者中。"

方向：斜刺。

深度：1～2cm。

反应：局部抽麻等。

经络：分布着胸前神经及肋间神经。

主治：支气管炎，肺炎，肺气肿，肺结核，胸膜炎，冠状动脉硬化性心脏病等。

灵墟

名义：该穴名是根据其对心脏病症所致神灵障碍有显著疗效而定的。灵，神灵；墟，旧址。灵墟，即是神灵所在部位。"灵墟"在此处的真实含义即是针刺该部位，能使心脏病症所致神灵障碍恢复的好部位。

体位：坐位。

位置：在前正中旁线的第3肋缘下。《针灸甲乙经·卷三》："在神藏下一寸六分陷者中。"

方向：斜刺。

深度：1～2cm。

反应：局部抽麻等。

经络：分布着胸前神经和肋间神经。

主治：支气管炎，肺结核，胸膜炎，哮喘，冠状动脉硬化性心脏病，肋间神经痛等。

神封

名义：该穴名是根据其对心脏病症所致神灵障碍的显著疗效而定的。针刺该部位，能治疗心脏病症所致神灵障碍，特命名"神封"。神，指神明、神灵；封，有封闭，帝王把土地等封给人之意。神封，即是封给神灵之部位。此处"神封"的真实含义即是治疗心脏病症所致神灵障碍的好部位。

体位：坐位。

位置：在前正中旁线的第4肋缘下。《针灸甲乙经·卷三》："在灵墟下一寸六分陷者中。"

方向：斜刺。

深度：1～2cm。

反应：局部抽麻等。

经络：分布着胸前神经和肋间神经。

主治：冠状动脉硬化性心脏病，阵发性心动过速，支气管炎，胸膜炎，哮喘，乳腺炎，肋间神经痛等。

步廊

名义：该穴名是根据其对肺气肿、哮喘等症有显著疗效而定的。针刺该部位，能治疗肺气肿、哮喘等病症，使这些患者呼吸困难、气短消失，患者能轻松自如地行走，故命名"步廊"。步，步行；廊，走廊。步廊的直意即是步行的走廊。此处，"步廊"的真实含义即是治疗肺气肿、哮喘等病症的好部位。

体位：坐位。

位置：在前正中旁线的第5肋缘下。《针灸甲乙经·卷三》："在神封下一寸六分陷者中。"

方向：斜刺。

深度：1～2cm。

反应：局部抽麻等。

经络：分布着胸前神经和肋间神经。

主治：支气管炎，哮喘，肺气肿，胸膜炎，冠状动脉硬化性心脏病，乳腺炎，肋间神经痛等。

六、锁乳肋线穴位

气户

名义：针刺该部位，能治疗某些与呼吸有关的病候，形容该部位为气之门户，特命名"气户"。

体位：坐位或卧位。

位置：在锁乳肋线的锁骨下缘。《针灸甲乙经·卷三》："在巨骨下输府旁各二寸陷者中。"

方向：斜刺。

深度：1～2cm。

反应：局部抽麻等。

经络：分布着锁骨上神经、胸前神经分支。

主治：支气管炎，肺结核，肺炎，胸膜炎，哮喘，百日咳，冠状动脉硬化性心脏病等。

库房

名义：针刺该部位，能治疗心肺的多种病症，形容该部位作用非常广泛，特命名"库房"。

体位：坐位或卧位。

位置：在锁乳肋线的第1肋缘下。《针灸甲乙经·卷三》："在气户下一寸六分陷者中。"

方向：斜刺。

深度：1～2cm。

反应：局部抽麻等。

经络：分布着胸前神经和肋间神经。

主治：支气管炎，肺炎，胸膜炎，哮喘，冠状动脉硬化性心脏病等。

屋翳

名义：针刺该部位，能治疗胸腔内多种病症，为了形容该部位对胸腔内多种病症有显著疗效，特命名"屋翳"。古人将胸腔比作为屋；翳，有盖、窗之意。屋翳的直意即是屋的窗户或盖。此处"屋翳"的真正含义即是进入胸腔的窗口，治疗胸腔内病症的好部位。

体位：坐位或卧位。

位置：在锁乳肋线的第2肋缘下。《针灸甲乙经·卷三》："在库房下一寸六分陷者中。"

方向：斜刺。

深度：1～2cm。

反应：局部抽麻等。

经络：分布着胸前神经和肋间神经。

主治：支气管炎，肺结核，肺炎，胸膜炎，冠状动脉硬化性心脏病，肋间神经痛等。

膺窗

名义：该穴名是根据其对胸腔内脏器的多种病症的显著疗效而定的。针刺该部位，能使胸腔内脏器多种病症的患者康复。特命名"膺窗"。因膺，指胸；窗，指窗户。"膺窗"即是胸的窗口，实际含义是治疗胸腔内脏器病症的好部位。因窗口能直接通往胸腔。

体位：坐位或卧位。

位置：在锁乳肋线的第3肋缘下。《针灸甲乙经·卷三》："在屋翳下一寸六分。"

方向：斜刺。

深度：1～2cm。

反应：局部抽麻等。

经络：分布着胸前神经和肋间神经。

主治：支气管炎，肺结核，肺炎，胸膜炎，哮喘，冠状动脉硬化性心脏病，乳腺炎，肋间神经痛等。

乳中

名义：该穴名是根据其所在部位而定的。

位置：乳头处。《针灸甲乙经·卷三》："乳中，禁不可刺灸，灸刺之，不幸生蚀疮。疮中有脓血清汁者可治，疮中有息肉若蚀疮者死。"

乳根

名义：该穴名是根据其所在部位而定的。

体位：坐位。

位置：在锁乳肋线的第5肋缘下。《针灸甲乙经·卷三》："在乳下一寸六分陷者中。"

方向：斜刺。

深度：1～2cm。

反应：局部抽麻等。

经络：分布着胸前神经和肋间神经。

主治：乳腺炎，乳汁分泌不足，支气管炎，肺结核，胸膜炎，冠状动脉硬化性心脏病，肋间神经痛等。

七、前外侧线穴位

云门

名义：该穴名是根据其对某些病症有显著疗效而定的。针刺该部位，能治愈肺、心某些病症，形容该部位疗效奇特，特命名"云门"。

体位：坐位或卧位。

位置：在前外线的锁骨外端下缘，肩胛骨喙状突的内侧。《针灸甲乙经·卷三》："在巨骨下，气户两旁各二寸陷者中。动脉应手。"

方向：向外斜刺。

深度：1～2cm。

反应：局部抽麻等。

经络：分布着锁骨上神经中、后支，胸前神经分支及臂丛的外侧束。

主治：支气管炎，胸膜炎，哮喘，冠状动脉硬化性心脏病，肋间神经痛，臂丛神经炎等。

中府

名义：该穴是根据针刺该部位，能治疗胸腔内脏器之某些病症而定的。古人为了肯定该部位的疗效价值，持命名"中府"。"中"指集中；"府"指储藏财物的地方（府库）。"中府"的实际含义即是治疗胸腔内脏器多种病症的最集中最重要的部位。

体位：坐位或卧位。

位置：在前外侧线第2肋骨的外侧。《针灸甲乙经·卷三》："在云门下一寸乳上三肋间陷者中，动脉应手。"

方向：向外斜刺。

深度：1～2cm。

反应：局部抽麻等。

经络：分布着胸前神经、胸神经和肋间神经。

主治：支气管炎，肺结核，肺炎，胸膜炎，哮喘，阵发性心动过速，冠状动脉硬化性心脏病等。

周荣

名义：该穴名是根据其对某些病症有显著疗效而定的。针刺该部位，对心、肺病症有疗效，特命名"周荣"。周，周围，周行；荣，荣养。"周荣"即是荣养周围，其真正含义是针刺该部位，对胸部病症有显著疗效。

体位：坐位或卧位。

位置：在前外线的第2肋下。《针灸甲乙经·卷三》："在中府下一寸六分陷者中。"

方向：斜刺。

深度：1～2cm。

反应：局部抽麻等。

经络：分布着胸前神经、胸长神经和肋间神经。

主治：支气管炎，肺气肿，肺结核，胸膜炎，哮喘，冠状动脉硬化性心脏病，肋间神经痛等。

胸乡

名义：针刺该部位，能治疗胸腔脏器部分病症，特命名为"胸乡"。

体位：坐位或卧位。

位置：在前外侧线的第3肋缘下。《针灸甲乙经·卷三》："在周荣下一寸六分陷者中。"

方向：斜刺。

深度：1～2cm。

反应：局部抽麻等。

经络：分布着胸前神经、胸长神经和肋间神经。

主治：支气管炎，肺气肿，哮喘，冠状动脉硬化性心脏病，肋间神经痛等。

天溪

名义：该穴名是根据其对某些病症有显著疗效而定的。针刺该部位，对心、肺之病症有显著疗效，为了形容其疗效，特命名"天溪"。溪是山间小溪，天溪即指最大的溪。此处"天溪"的真正含义是治疗心肺病症的最好部位。

体位：坐位或卧位。

位置：在前外侧线第4肋缘下。《针灸甲乙经·卷三》："在胸乡下一寸六分陷者中。"

方向：斜刺。

深度：1～2cm。

反应：局部抽麻等。

经络：分布着胸长神经和肋间神经。

主治：支气管炎，肺结核，肺炎，胸膜炎，哮喘，冠状动脉硬化性心脏病，乳腺炎，肋间神经痛等。

食窦

名义：该穴名是根据其对消化系统病症有疗效而定的。针刺该部位，对消化系统某些病症有效，为了形容该部位之疗效，特命名"食窦"。食，饮食；窦，有空、道之意。食窦，即是食物通过之道路。

体位：坐位或卧位。

位置：在前外线的第5肋缘下。《针灸甲乙经·卷三》："在天溪下一寸六分陷者中。"

方向：斜刺。

深度：1～2cm。

反应：局部抽麻等。

经络：分布着胸长神经和肋间神经。

主治：肺气肿，肺炎，冠状动脉硬化性心脏病，肝炎，胆囊炎，胃炎，十二指肠溃疡，肋间神经痛等。

有关穴位见图2-11、图2-12、图2-13、图2-14。

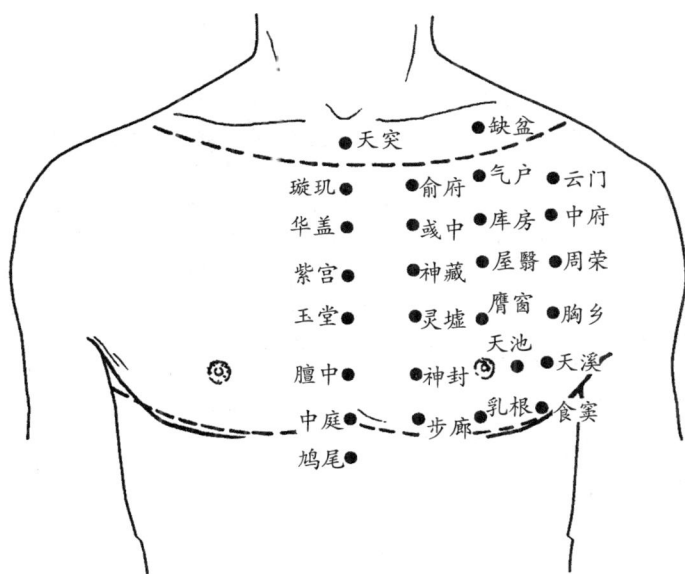

图2-11 上胸部前面穴位图

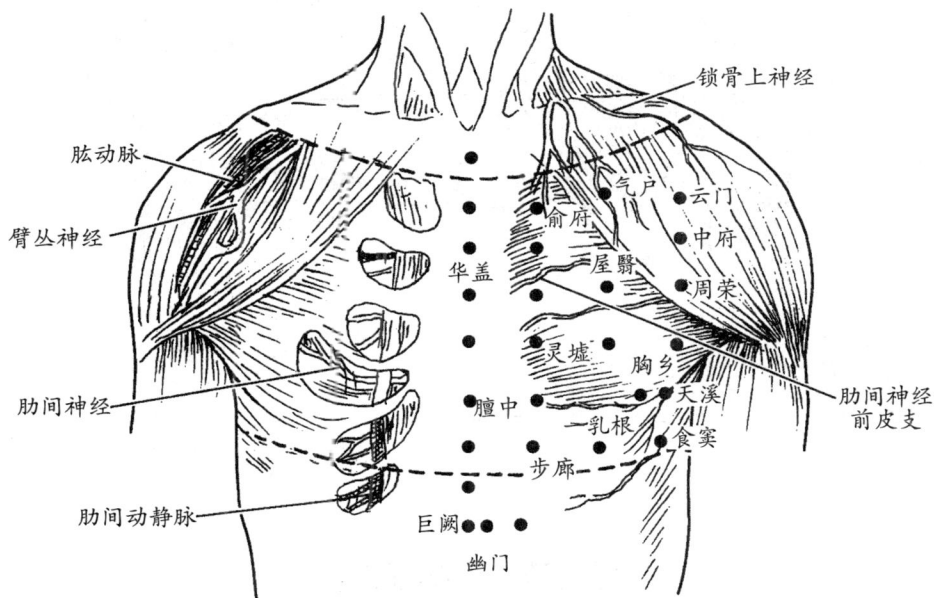

图2-12 上胸部前面穴位与神经等组织关系图

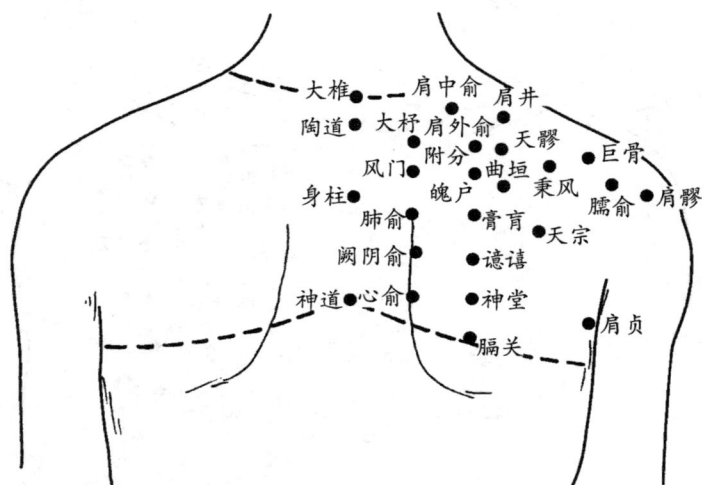

图2-13　上胸部背面穴位图

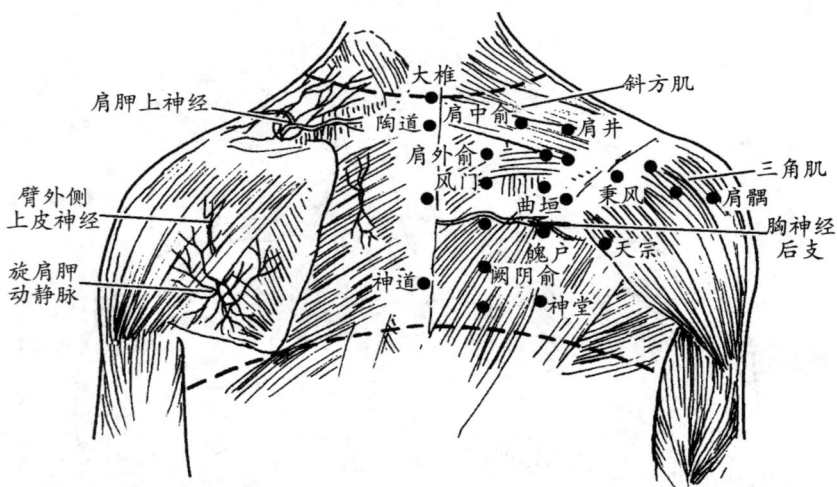

图2-14　上胸部背面穴位与神经等组织关系图

第五节　下胸部穴位

下胸部穴位分背正中线、背正中旁线、背侧线、前正中线、前正中旁线、前侧1线、前侧2线、前侧3线描记。

一、背正中线穴位

灵台

名义：该穴名是根据其对某些病症有显著疗效而定的。针刺该部位，对某些病症有显著疗效，为了形容该部位之疗效，特命名"灵台"。灵，灵验、聪明；台，指建造的台子。直意即是建造的非常灵验的台子，实际含义是治疗某些病症有非常灵验的特殊部位。

体位：坐位。

位置：在第5胸椎棘突下。《素问·气府论篇第五十九》：王冰注："在第六椎节下间。"

方向：垂直刺入。

深度：1.5～2cm。

反应：局部抽麻感。

经络：分布着第六胸神经后支。

主治：哮喘，支气管炎，肺炎，心动过速，肋间神经痛，肠胃炎，肝炎，胆囊炎等。

至阳

名义：针刺该部位，对躯肢多种病症有效，特命名"至阳"。至，到；阳，古人称人体背部为阳。

体位：坐位或卧位。

位置：在第6胸椎棘突下。《针灸甲乙经·卷三》："在第七椎节下间。"

方向：垂直刺入。

深度：1.5～2cm。

反应：局部抽麻。

经络：分布着第7胸神经后支。

主治：消化不良，胃炎，肝炎，胆囊炎，肺气肿，冠状动脉硬化性心脏病，背痛等。

筋缩

名义：该穴名主要是根据其治疗的病候而定的。因脊骨空里髓在此部位病损后可引起屈曲性瘫痪，似筋缩，针刺该部位，能使似筋缩现象治愈或好转，特命名"筋缩"。

体位：坐位或卧位。

位置：在第8胸椎棘突下。《针灸甲乙经·卷三》："在第九椎节下间。"

方向：垂直刺入。

深度：1.5～2cm。

反应：局部抽麻。

经络：主要分布第9胸神经后支。

主治：截瘫，背痛，癫痫，胃炎，胃痉挛，胃溃疡，肝炎，胆囊炎等。

中枢

名义：该穴名是根据其所在部位而定的。该部位在第9胸椎棘突下，按古人讲脊柱为21节，此在第10椎节下间，即是脊椎的中间，又因脊骨空里髓又称枢，所以将此部位称为"中枢"。

体位：坐位或卧位。

位置：在第9胸椎棘突下。

方向：垂直刺入。

深度：1.5～2cm。

反应：局部抽麻等。

经络：分布着第10胸神经后支。

主治：消化不良，急性胃肠炎，胆囊炎，腰背痛等。

脊中

名义：该穴名是根据其所在部位而定的。脊中在第11椎节下间，古人描述的脊椎为21节，第11节下即是其中间，特命名"脊中"

体位：坐位或卧位。

位置：在第10胸椎棘突下。《针灸甲乙经·卷三》："在第十一椎节下间。"

方向：垂直刺入。

深度：1.5～2cm。

反应：局部抽麻。

经络：分布着第11胸神经后支。

主治：急性肠胃炎，细菌性痢疾，消化不良，癫痫等。

二、背正中旁线穴位

督俞

名义：督俞，即是治疗督脉病症的腧穴。由于针刺该部位对督脉病症有显著疗效和解剖后发现该部位之经络与督脉有特殊联系而定的。

体位：坐位或卧位。

位置：在第5胸椎棘突下缘，平行往外移3cm。《针灸资生经》："在第六椎下两旁各一寸五分。"

方向：垂直刺入。

深度：2～3cm。

反应：局部抽麻等。

经络：分布着第6胸神经后支、副神经和胸背神经。深层是第6胸椎横突下和椎间孔附近，此椎间孔发出的神经根系第6胸神经根，支配肝、胆、胃的第6胸交感神经节的节前纤维（白交通支）和感觉神经传导纤维。

主治：心内膜炎，心动过速，风湿性心脏病，冠状动脉硬化性心脏病，肝炎，胆囊炎，胃炎，胃溃疡等。

膈俞

名义：膈俞，即是膈的腧穴。该穴名主要是根据针刺该部位治疗与膈相关病症的疗效和解剖后发现该部位之经络与膈有联系而定的。

体位：坐位或卧位。

位置：在第6胸椎棘突下缘，平行往外移3cm。《针灸甲乙经·卷三》："在第七椎下两旁各一寸五分。"

方向：垂直刺入。

深度：2～3cm。

反应：局部抽麻。

经络：分布着第7胸神经后支、副神经和胸背神经，深层是第7胸椎横突下和椎间孔附近，此椎间孔发出的神经根系第7胸神经根，支配肝、胆、胃的第7胸交感神经节的节前纤维（白交通支）和感觉传导纤维。

主治：胃炎，胃溃疡，胃痉挛，肝炎，胆囊炎，心内膜炎，心悸，胸膜炎，哮喘，肠炎等。

肝俞

名义：肝俞，即是治疗肝病症的腧穴。针刺该部位对某些肝病症有显著疗效和解剖后发现该部位之经络与肝脏有特殊联系而定的。

体位：坐位或卧位。

位置：在第8胸椎棘突高点，平行往外移3cm。《针灸甲乙经·卷三》："在第九椎两旁各一寸五分。"

方向：垂直刺入。

深度：2~3cm。

反应：局部抽麻。

经络：分布着第9胸神经后支。深层是第9胸椎横突下和椎间孔附近，此孔发出的神经根系第9胸神经根，支配肝、胆、胃的第9胸交感神经节的节前纤维（白交通支）和感觉传导纤维。

主治：急性胃炎，胃溃疡，胃扩张，胃痉挛，胃出血，肝炎，肝炎，胆囊炎，胆结石，肠炎等。

胆俞

名义：胆俞，即是治疗胆病症的腧穴。针刺该部位对某些胆病症有显著疗效和解剖后发现该部位之经络与胆囊有特殊联系而定的。

体位：坐位或卧位。

位置：在第9胸椎棘突下缘，平行往外移3cm。《针灸甲乙经·卷三》："在第十椎下两旁各一寸五分。"

方向：垂直刺入。

深度：2~3cm。

反应：局部抽麻等。

经络：分布着第10胸神经后支，深层是第10胸椎横突下和椎间孔附近，此椎间孔发出的神经根系第10胸神经根，支配小肠的第10胸交感神经节的节前纤维（白交通支）和感觉传导纤维。

主治：急慢性胃肠炎，细菌性痢疾，肠痉挛，肠虫症，消化不良，肝炎，胆囊炎，胃炎等。

脾俞

名义：脾俞，即是治疗脾病症的腧穴。针刺该部位对某些脾之病症疗效显著，特命名"脾俞"。

体位：坐位或卧位。

位置：在第10胸椎棘突下缘，平行往外移3cm。《针灸甲乙经·卷三》："在第十一椎下两旁各一寸五分。"

方向：垂直刺入。

深度：2~3cm。

反应：局部抽麻。

经络：分布着第11胸神经后支。深层是第11胸椎横突下和椎间孔附近，此椎间孔发出的神经根系第11胸神经根，支配小肠、结肠的第11胸交感神经节的节前纤维（白交通支）和感觉传导纤维。

主治：急慢性胃肠炎，细菌性痢疾，肠虫症，消化不良，肠炎，胃十二指肠溃疡，腹水，肝炎，胆囊炎等。

胃俞

名义：胃俞，即是治疗胃病症的腧穴。针刺该部位对胃的某些病症有显著疗效，解剖后发现该部位之经络与胃有特殊联系而定的。

体位：坐位或卧位。

位置：在第11胸椎棘突下，紧靠第12胸椎棘突上，平行往外移3cm。《针灸甲乙经·卷三》："在第十二椎下两旁各一寸五分。"

方向：垂直刺入。

深度：3～4cm。

反应：局部抽麻。

经络：分布着第12胸神经后支，深层是第12胸椎横突下和椎间孔附近，此椎间孔发出的神经根系第12胸神经根，支配第12胸交感神经节的节前纤维（白交通支）和感觉传导纤维。

主治：肠炎，消化不良，肠鸣，腹部胀满，过敏性结肠炎，胃十二指肠溃疡，胃炎等。

三、背侧1线穴位

谚谚

名义：谚谚，指叹息声。以手压穴处，"令病人呼谚谚应手"故而得名。

体位：坐位或卧位。

位置：在第5胸椎棘突下缘，平行往外移6cm。《针灸甲乙经·卷三》："髇在肩髇内廉髇，侠第六椎下两旁各三寸。"

方向：直刺髇。

深度：1～2cm。

反应：局部拒麻等。

经络：深层为第6胸神经后支。

主治：阵发性心动过速，风湿性心脏病，冠状动脉硬化性心脏病，心内膜炎，支气管炎，肺炎，肺结核，哮喘，呃逆，急性胃炎等。

膈关

名义：该穴名主要是根据其对膈的病症有显著疗效而定的。因为针刺该部位能治疗与膈相关的病症，认为此处是通向膈的关口，故命名"膈关"。

体位：坐位或卧位。

位置：在第6胸椎棘突下，平行往外移6cm。《针灸甲乙经·卷三》："在第七椎下两旁各三寸陷者中。"

方向：直刺。

深度：1～2cm。

反应：局部抽麻等。

经络：分布着第7胸神经后支。

主治：急性胃炎，膈肌痉挛，肋间神经痛等。

魂门

名义：古人认为肝与精神、情感关系密切。针刺该部位，对肝病引起的精神、情感障碍有疗效，特命名"魂门"。因魂有精神、情感之意。

体位：坐位。

位置：在第8胸椎棘突下，平行往外移6cm凹陷中。《针灸甲乙经·卷三》："在第九椎下两旁各三寸陷者中。"

方向：直刺。

深度：1～2cm。

反应：局部抽麻等。

经络：分布着第9胸神经后支。

主治：肝炎，胆囊炎，胃炎，胃溃疡，消化不良等。

阳纲

名义：该穴名主要是根据其对某些病症有显著疗效而定的。阳，指体表背部；纲，统帅。因针刺该部位对背部多种病症有效，特命名"阳纲"。

体位：卧位。

位置：在第9胸椎棘突下，平行往外移6cm凹陷中。《针灸甲乙经·卷三》："在第十椎下两旁各三寸陷者中。"

方向：垂直刺入。

深度：1～2cm。

反应：局部抽麻等。

经络：分布着胸神经后支，第10肋间神经干。

主治：腰背疼痛，消化不良，胃溃疡，胃炎，肝炎，胆囊炎，肠炎，细菌性痢疾，肠虫症等。

意舍

名义：古人认为脾与精神、情感关系密切。针刺该部位，对脾病引起的情感、意志障碍有疗效，特命名"意舍"。

体位：卧位。

位置：在第10胸椎棘突下，平行往外移6cm。《针灸甲乙经·卷三》："在第十一椎下两旁各三寸陷者中。"

方向：直刺。

深度：2～3cm。

反应：局部抽麻等。

经络：分布着第11肋间神经干。

主治：消化不良，肠炎，细菌性痢疾等。

胃仓

名义：该穴名是根据其对胃病有特殊疗效而定的。因胃部之多种病变，常引起食欲不佳，所以进食较少。针刺该部位，能使多种胃病治愈或好转，患者食欲增加，古人形容治疗后胃功能正常，能容纳很多东西，似仓库，故起名"胃仓"。

体位：卧位。

位置：在第11胸椎棘突下，平行往外移6cm。《针灸甲乙经·卷三》："在第十二椎下两旁各三寸陷者中。"

方向：直刺。

深度：2～3cm。

反应：局部抽麻等。

经络：分布着第12肋间神经干。

主治：胃炎，过敏性结肠炎，便秘，十二指肠溃疡，肠炎等。

四、前正中线穴位

鸠尾

名义：该穴名是根据其所在部位而定的。因该穴位于胸骨剑突尖端下，胸骨剑突似鸠鸟之尾，特命名"鸠尾"。

体位：卧位。

位置：在胸骨剑突尖端下约1cm。《针灸甲乙经·卷三》："在臆前蔽骨下五分。"

方向：直刺、向下斜刺。

深度：1～2cm。

反应：局部抽麻、胀痛等。

经络：分布着肋间神经前皮支。

主治：急性肠炎，胃十二指肠溃疡，哮喘，冠状动脉硬化性心脏病等。

巨阙

名义：该穴名是根据其对气闭、昏倒等病症有显著疗效而定的。针刺该部位，能治疗气闭、昏倒等症。古人将气闭、昏倒等称为"厥"，认为该部位对厥有巨大的作用，特命名"巨阙"。因巨指巨大；阙指昏倒、气闭等。

体位：卧位。

位置：在鸠尾下2cm。《针灸甲乙经·卷三》："在鸠尾下一寸。"

方向：直刺。

深度：1～2cm。

反应：局部抽麻等。

经络：分布着第7肋间神经前皮支，深部正对肝的左叶。

主治：急性胃炎，胃十二指肠溃疡，胃痉挛，胃下垂，消化不良，腹膜炎，胸膜炎，支气管炎，冠状动脉硬化性心脏病，肝炎，胆囊炎等。

上脘

名义：该穴名是根据其所在部位而定的。上，指上部；脘，指胃脘。上脘，即是胃脘的上部，该部位正位于胃脘上部对应体表部位，特命名"上脘"。

体位：卧位。

位置：在中脘上2cm。《针灸甲乙经·卷三》："在巨阙下一寸五分。"

方向：直刺。

深度：2～3cm。

反应：局部抽麻等。

经络：分布着第7肋间神经前皮支。

主治：急慢性胃炎，胃扩张，胃下垂，食欲不振，消化不良，胃溃疡，腹膜炎，肾炎等。

中脘

名义：该穴名是根据其所在部位而定的。中，指中部；脘，指胃脘。"中脘"即是胃的中部，该部位正位于胃脘中部对应体表部位，特命名"中脘"。

位置：卧位。

位置：在脐上8cm。《针灸甲乙经·卷三》："在上脘下一寸。"

方向：直刺。

深度：2～4cm。

反应：局部抽麻等。

经络：分布着第7肋间神经前皮支。

主治：急慢性胃炎，胃或十二指肠溃疡，胃扩张，胃下垂，胃酸过少，膈肌痉挛，腹膜炎，肠炎，食欲不振，消化不良，肾结石，休克等。

建里

名义：该穴名是根据其对上腹部多种病症有显著疗效而定的。针刺该部位对上腹部脏腑之多种病症有显著疗效，古人为形容该部位之疗效，特命名"建里"。建，指建设；里，指腹里。由此而知，建里，即是建设腹里，此处"建里"的真正含义即是治疗腹里病症的好部位。

体位：卧位。

位置：在脐上6cm。《针灸甲乙经·卷三》："在中脘下一寸。"

方向：直刺。

深度：2～4cm。

反应：局部抽麻等。

经络：分布着第8肋间神经前皮支。

主治：胃扩张，胃下垂，急性胃肠炎，胃十二指肠溃疡，膈肌痉挛，腹膜炎等。

下脘

名义：该穴名是根据其所在部位而定的。下，指下部；脘，指胃脘。"下脘"即指胃脘的下部，该部位在胃脘下部对应体表部位，特命名"下脘"。

体位：卧位。

位置：在脐上4.5cm。《针灸甲乙经·卷三》："在建里下一寸。"

方向：直刺。

深度：2～4cm。

反应：局部抽麻等。

经络：分布着第8肋间神经前皮支。

主治：胃扩张，胃下垂，急性胃炎，胃十二指肠溃疡，肠炎等。

水分

名义：该穴名是根据其对腹泻等症有显著疗效而定的。针刺该部位，对腹泻等症有显著疗效。由于对腹泻等症有较好疗效，能迅速使大便中的水分有明显改变，特命名"水分"。

体位：卧位。

位置：在脐上2cm。《针灸甲乙经·卷三》："在下脘下一寸，脐上一寸。"

方向：直刺。

深度：2～4cm。

反应：局部抽麻等。

经络：分布着第8、9肋间神经前皮支。

主治：胃下垂，腹泻、腹水等。

神阙

名义：该穴名是根据其对气闭、昏厥有显著疗效而定的。艾灸该部位，对气闭、昏倒等症有较好疗效。古人将气闭、昏倒等症称为"厥"，为了形容该部位对"厥"有神奇疗效，特命名"神阙"。仅灸，禁刺。

体位：卧位。

位置：在脐正中。《针灸甲乙经·卷三》："脐中。"

经络：分布着第10肋间神经前皮支。

主治：慢性胃肠炎，细菌性痢疾，腹水等。

阴交

名义：该穴名是根据其对腹内某些病症有效而定的。古人称体表为阳，体腔内为阴，故命名"阴交"。

体位：卧位。

位置：在脐下2.5cm。《针灸甲乙经·卷三》："在脐下一寸。"

方向：直刺。

深度：2～4cm。

反应：局部抽麻等。

经络：分布着第10肋间神经前皮支。

主治：腹膜炎，细菌性痢疾，肠炎，过敏性结肠炎，月经不调，功能性子宫出血等。

气海

名义：该穴名是根据其对下腹部某些病症有显著疗效而定的。针刺该部位能治疗下腹部某些病症，古人为了形容该部位对腹部病症有特殊疗效，特命名"气海"。因气有多种含义，其中在中医界习惯用语指病象或病名，如湿气、脚气、痰气等，气海之含义即指治疗腹内多种病症的海。

体位：卧位。

位置：在脐下4cm。《针灸甲乙经·卷三》："在脐下一寸五分。"

方向：直刺。

深度：2～4cm。

反应：局部抽麻等。

经络：分布着第11肋间神经前皮支等。

主治：腹膜炎，细菌性痢疾，肠炎，过敏性结肠炎，月经不调，功能性子宫出血，痛经，膀胱炎，遗精，遗尿等。

五、前正中旁线穴位

幽门

名义：该穴名是根据其所在部位而定的。幽门，指胃的下口，为七冲门之一。《难经·四十四难》："太仓下口为幽门。"该部位直下即幽门附近，由此而得名。

体位：卧位。

位置：在巨阙旁各2cm。《针灸甲乙经·卷三》："在巨阙旁各五分陷者中。"

方向：直刺。

深度：1～2cm。

反应：局部抽麻等。

经络：分布着第7肋间神经前皮支。

主治：胃十二指肠溃疡、急性胃肠炎、胃下垂、肝炎、胆囊炎、支气管炎、肋间神经痛等。

腹通谷

名义：该穴名是根据其对腹内某些病症有显著疗效而定的。针刺该部位，能治疗腹内某些病症，认为该部位是通向腹深部的穴道，特命名"腹通谷"。

体位：卧位。

位置：在上脘旁2cm。《针灸甲乙经·卷三》："在幽门下一寸陷者中。"

方向：直刺。

深度：1.5～3cm。

反应：局部抽麻等。

经络：分布着第7肋间神经前皮支。

主治：急慢性胃炎，胃扩张，胃下垂，胃痉挛，消化不良，肝炎，胆囊炎，哮喘等。

阴都

名义：该穴名是根据其对腹内某些病症有显著疗效而定的。针刺该部位，能治疗腹内某些病症。古人称外为阳，内为阴，腹内用"阴"代表；都，有重要和大之意。为了形容该部位对腹内某些病症的疗效，特命名"阴都"。

体位：卧位。

位置：在中脘旁2cm。《针灸甲乙经·卷三》："在通谷下一寸。"

方向：直刺。

深度：2～4cm。

反应：局部抽麻等。

经络：分布着第7肋间神经前皮支。

主治：急慢性胃炎，肝炎，胆囊炎，腹膜炎，哮喘等。

石关

名义：该穴名是根据其对消化功能障碍有特殊疗效而定的。针刺该部位，对恢复消化功能作用明显，形容针刺该部位后，胃肠连石头都可以消化，特命名"石关"。

体位：卧位。

位置：在建里穴旁2cm。《针灸甲乙经·卷三》："在阴都下一寸。"

方向：直刺。

深度：2～4cm。

反应：局部抽麻等。

经络：分布着第8肋间神经前皮支。

主治：胃炎，消化不良，胃痉挛，便秘，肝炎，胆囊炎等。

商曲

名义：该穴名是根据其对胃肠系统某些病症有显著疗效而定的。针刺该部位，能治疗胃肠系统的某些病症，使其功能恢复正常。胃肠系统是弯弯曲曲的，商，有商榷、得到之意，"商曲"即是得到弯弯曲曲之原状。为了形容该部位之作用，特用"商曲"命名。

体位：卧位。

位置：在下脘穴旁2cm。《针灸甲乙经·卷三》："在石关下一寸。"

方向：直刺。

深度：2～4cm。

反应：局部抽麻等。

经络：分布着第8肋间神经前皮支。

主治：胃痉挛，急性胃肠炎，腹膜炎，消化不良，肝炎，胆囊炎等。

肓俞

名义：该穴名是根据其对腹内某些病症有显著疗效而定的。针刺该部位，对腹内某些病症有较好疗效，特命名"肓俞"。肓，指膏肓，或深部；俞，指腧穴。肓俞的直意即是达到深部的腧穴，此处"肓俞"的真正含义即是治疗腹内病症的腧穴。

体位：卧位。

位置：在脐中旁2cm。《针灸甲乙经·卷三》："在商曲下一寸，直脐旁五分。"

方向：直刺。

深度：2～4cm。

反应：局部抽麻等。

经络：分布着第10肋间神经前皮支。

主治：便秘，肠炎，脱肛，月经不调等。

中注

名义：针刺该部位，对下腹部某些病症有显著疗效，特命名"中注"。中，指中间、集中等；注，指灌注、注入等。中注的直意即是集中注入，此处"中注"的真正含义即是治疗下腹部某些病症的好部位。

体位：卧位。

位置：在阴交旁2cm。《针灸甲乙经·卷三》："在肓俞下五分。"

方向：直刺。

深度：2～4cm。

反应：局部抽麻等。

经络：分布着第10肋间神经前皮支。

主治：便秘，肠炎，脱肛，月经不调等。

六、前侧1线穴位

不容

名义：针刺该部位，能治愈某些胃病，对食欲不振、消化不良疗效尤甚。为形容该部位之特殊功效，特命名"不容"。因不容即是不能容纳，实际指针刺该部位专治胃不能容纳。

体位：卧位。

位置：在幽门旁4cm。《针灸甲乙经·卷三》："在幽门旁各一寸五分。"

方向：直刺。

深度：1.5～2.5cm。

反应：局部抽麻等。

经络：分布着第7肋间神经分支。

主治：急性胃炎，胃十二指肠溃疡，胃扩张，腹胀，食欲不振，肝炎，胆囊炎，肋间神经痛等。

承满

名义：针刺该部位，能治疗某些胃肠病，可使食欲及消化功能恢复正常。为形容针刺该部位后，使胃能承受很多食物，特命名"承满"。

体位：卧位。

位置：在腹通谷旁4cm。《针灸甲乙经·卷三》："在不容下一寸。"

方向：直刺。

深度：1.5～2.5cm。

反应：局部抽麻等。

经络：分布着第7肋间神经分支。

主治：急性胃肠炎，胃十指肠溃疡，胃痉挛，幽门梗阻，腹膜炎，肝炎，胆囊炎等。

梁门

名义：针刺该部位，能治疗腹内某些病症，形容该部位似进入腹腔的桥梁、门户，特命名"梁门"。

体位：卧位。

位置：在阴都穴旁4cm。《针灸甲乙经·卷三》："在承满下一寸。"

方向：直刺。

深度：1.5～2.5cm。

反应：局部抽麻等。

经络：分布着第8肋间神经分支。

主治：急性胃炎，胃痉挛，胃十二指肠溃疡，胃扩张，肝炎，胆囊炎等。

关门

名义：针刺该部位，能治疗腹内其些病症，为形容该部位之功效，特命名"关门"。关门的直意即是关口或门户，此处"关门"的真实含义即是治疗腹内病症的好部位。

体位：卧坐。

位置：在石关穴旁4cm。《针灸甲乙经·卷三》："在梁门下，太乙上。"

方向：直刺。

深度：2～4cm。

反应：局部抽麻等。

主治：急性胃肠炎，胃痉挛，食欲减退，消化不良，便秘，遗尿，腹水等。

太乙

名义：针刺该部位，能治疗上腹部某些病症，为形容该部位之功效，特命名"太乙"。太，指最好，到极点；乙，指天干第二、第二之意。"太乙"是第二达到了极点，即是第一之意。

体位：卧位。

位置：在商曲穴旁4cm。《针灸甲乙经·卷三》："在关门下一寸。"

方向：直刺。

深度：2～4cm。

反应：局部抽麻等。

经络：分布着第8、9肋间神经分支。

主治：急性胃肠炎，胃痉挛，消化不良，遗尿，癫痫，精神分裂症等。

滑肉门

名义：针刺该部位，能治疗某些腹内病症，特别是对消化不良疗效尤甚，为了肯定和形容该部位之功效，特命名"滑肉门"。因为消化不良，特别是吃肉后更易腹泻，针刺该部位能治疗消化不良，吃肉后也不腹泻。"滑肉门"的真正含义即是防止滑肉的门户。

体位：卧位。

位置：在水分穴旁6cm。《针灸甲乙经·卷三》："在太乙下一寸。"

方向：直刺。

深度：2～4cm。

反应：局部抽麻等。

经络：分布着第9肋间神经分支。

主治：急性胃肠炎，胃十二指肠溃疡，肠炎，细菌性痢疾，肝硬化腹水，肾炎引起浮肿，月经不调等。

天枢

名义：针刺该部位，能治疗腹内某些病症，为形容该部位之特殊功效，特命名"天枢"。

体位：卧位。

位置：在脐旁6cm。《针灸甲乙经·卷三》："侠脐两旁各二寸陷者中。"

方向：直刺。

深度：2～5cm。

反应：局部抽麻等。

经络：分布着第10肋间神经分支。

主治：急性胃肠炎，慢性胃炎，肠炎，肠虫症，细菌性痢疾等。

外陵

名义：该穴名是根据其所在部位而定的，因该穴在腹直肌外侧，腹直肌较高，古人将其比为"陵"。

体位：卧位。

位置：在中注旁4cm。《针灸甲乙经·卷三》："在天枢下，大巨上。"

方向：直刺。

深度：2～5cm。

反应：局部抽麻等。

经络：分布着第10肋间神经分支。

主治：急性慢性肠炎，细菌性痢疾，腹膜炎，子宫附件炎等。

七、前侧2线穴位

期门

名义：针刺该部位，能治疗右上腹部某些病症，对肝病疗效尤甚，古人为了形容该部位之功效，特命名"期门"。期，指盼望、希望；门，指门户。期门的直意即是期望之门户，此处"期门"的真实含义即是治疗右上腹部病症的好部位。

体位：卧位。

位置：在乳头直下，第6肋间隙。《针灸甲乙经·卷三》："在第2肋端，不容旁一寸五分，上直两乳。"

方向：直刺。

深度：1～2cm。

反应：局部抽麻等。

经络：分布着第6肋间神经。

主治：肝炎，胆囊炎，胁痛，腹胀，吐酸，乳痛等。

日月

名义：针刺该穴部位，能治疗右上腹病症，对胆之病症疗效尤甚，古人为了形容该部位之功效，特命名"日月"。日，指太阳；月，指月亮。"日月"既指太阳月亮，此处"日月"的真正含义就是治疗右上腹部病症的好部位。

体位：卧位。

位置：在期门下1肋，即指乳头直下第7肋间隙。《针灸甲乙经·卷三》："在期门下一寸五分。"

方向：直刺。

深度：1～1.5cm。

反应：局部抽麻等。

经络：分布着第7肋间神经。

主治：急性胃炎，胃痉挛，胃十二指肠溃疡，肝炎，胆囊炎，胆结石，膈肌痉挛，消化不良等。

腹哀

名义：针刺该部位，能治疗腹内某些病症，为了形容该部位之显著功效，特命名"腹哀"。哀，有哀求之意，腹哀的真正含义就是腹部哀求在该部位针刺，治疗它的病症。

体位：卧位。

位置：在建里穴平行线与日月穴直下相交点。《针灸甲乙经·卷三》："在日月下一寸五分。"

方向：直刺。

深度：1～2cm。

反应：局部抽麻等。

经络：分布着第8肋间神经。

主治：胃和十二指肠溃疡，胃炎，胃痉挛，消化不良，腹膜炎等。

大横

名义：针刺该部位，能治疗腹部某些病症，为了形容该部位之特殊功效，特命名"大横"。横，指意外、不寻常，大横的直意就是大不寻常，非常特殊，其真实含义就是治疗腹部某些病症的好部位。

体位：卧位。

位置：在腹哀直下与脐平行之处。《针灸甲乙经·卷三》："在腹哀下三寸，直脐旁。"

方向：直刺。

深度：2.5～4cm。

反应：局部抽麻等。

经络：分布着第10肋间神经。

主治：急性或慢性胃肠炎，习惯性便秘，肝炎，胆囊炎等。

八、前侧3线穴位

章门

名义：该穴名是根据其对胸腹部某些病症有显著疗效而定的。针刺该部位，能治疗胸腹部某些病症，特命名"章门"。章，指篇章、乐章、第一章等；门，指门户。"章门"就是这个篇章之门户，因章门位于胸腹之侧等，所以在这里的实际含义是治疗胸腹部某些病症的好部位。

体位：侧卧位。

位置：在侧腹部，第11肋游离端的下方。《针灸甲乙经·卷三》："在大横外，直脐季肋端。"

方向：垂直。

深度：2～2.5cm。

反应：局部抽麻等。

经络：分布着第10肋间神经。

主治：胸膜炎，哮喘，急性胃肠炎，肝炎，胆囊炎等。

带脉

名义：该穴名是根据其位于带脉（古人描述）之范围内，特命名"带脉"

体位：侧卧位。

位置：在章门穴直下与脐平行线相交点。《针灸甲乙经·卷三》："在季肋下一寸八分。"

方向：垂直刺入。

深度：2～2.5cm。

反应：局部抽麻等。

经络：分布着肋下神经。

主治：月经不调，腰痛等。

有关穴位见图2-15、图2-16、图2-17、图2-18。

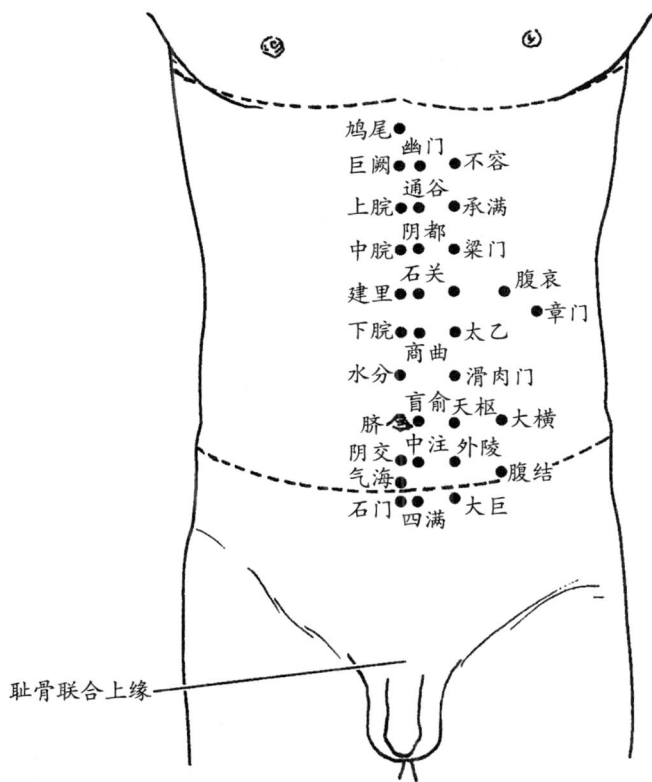

图2-15　下胸部前面穴位图

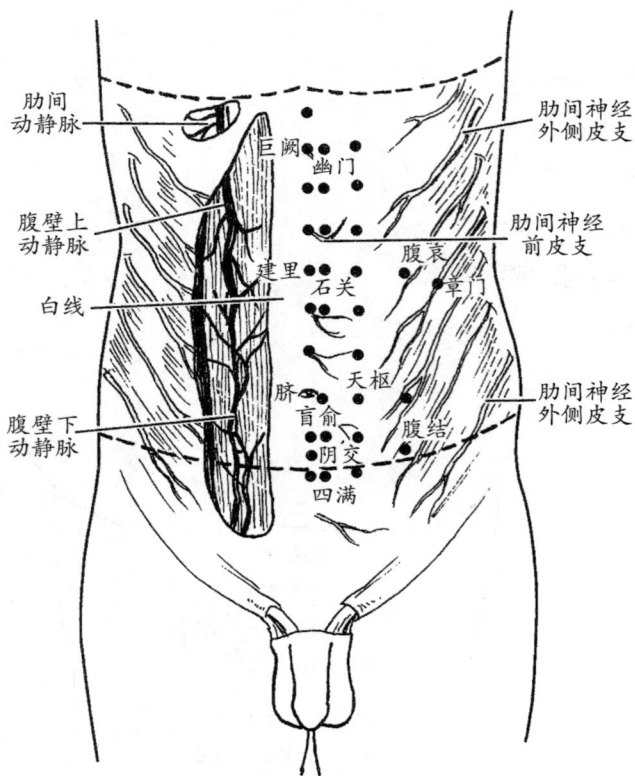

图2-16 下胸部前面穴位与神经等组织关系图

肋间动静脉
巨阙
幽门
腹壁上动静脉
建里
石关
白线
脐
盲俞
腹壁下动静脉
阴交
四满
肋间神经外侧皮支
肋间神经前皮支
腹哀
章门
天枢
腹结
肋间神经外侧皮支

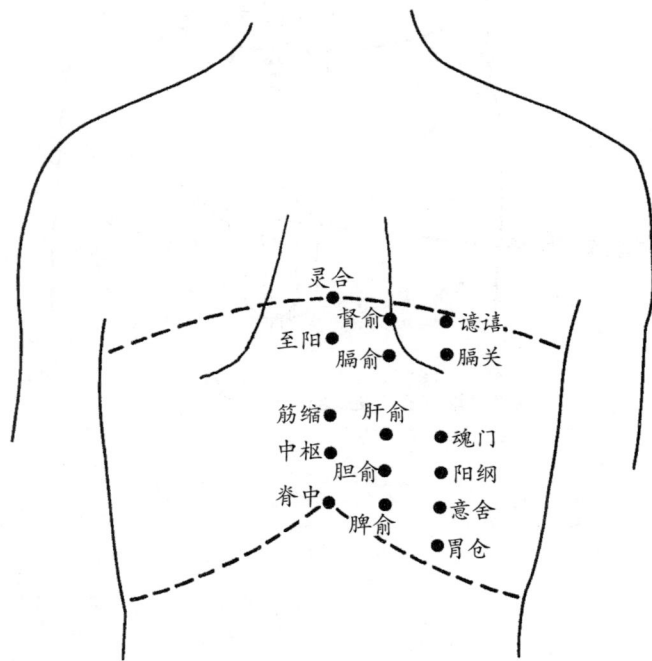

图2-17 下胸部背面穴位图

灵合
督俞
至阳
膈俞
筋缩 肝俞
中枢
胆俞
脊中
脾俞
譩譆
膈关
魂门
阳纲
意舍
胃仓

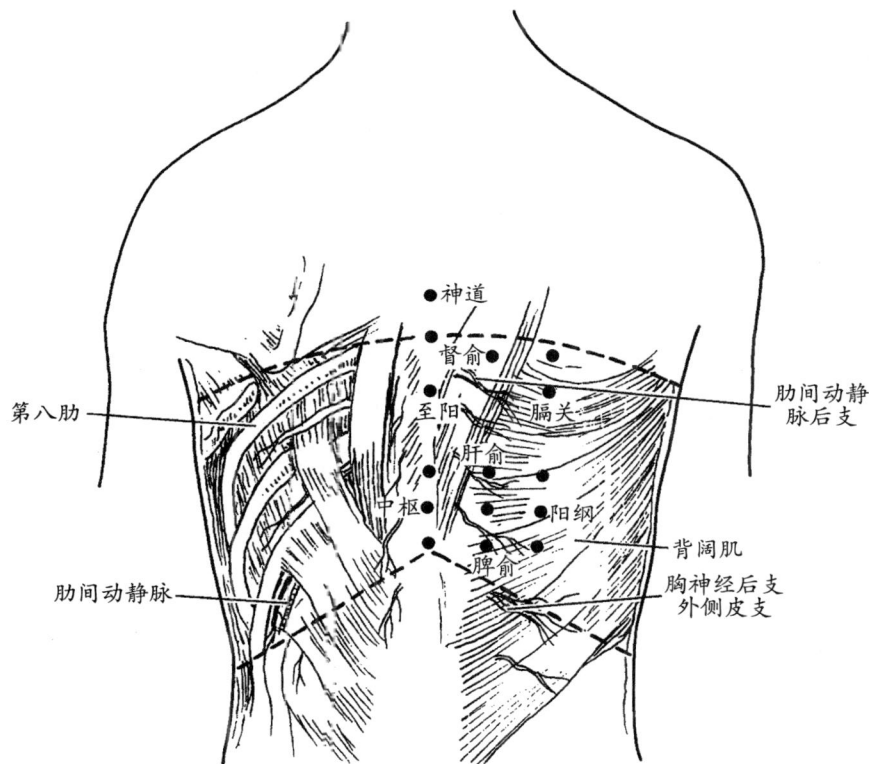

图2-18　下胸部背面穴位与神经等组织关系图

第六节　腰骶部穴位

腰骶部穴位分背正中线、背正中旁线、背侧1线、背侧2线、前正中线、前正中旁线、前侧1线、前侧2线、前侧3线描记。

一、背正中线穴位

悬枢

名义：该穴名是根据其直下的脊骨空里髓而定的。悬，悬吊；枢，中枢。悬枢的直意即是悬吊的中枢，因悬枢位于第13椎节下间，现代解剖证明，第13椎节下间即是第1腰椎下缘，成人的脊髓下缘即在此处悬吊，说明古人在当时已清楚地知道脊骨空里髓，并称其为枢，特命名"悬枢"。

体位：坐位或卧位。

位置：在第12胸椎棘突下。《针灸甲乙经·卷三》："在第十三椎节下间。"

方向：垂直刺入。

深度：1.5～2cm。

反应：局部抽麻等。

经络：分布着第12胸神经后支。

主治：腰痛，背痛，过敏性肠炎等。

命门

名义：该穴名是根据其对某些重要病症有显著疗效而定的。命，生命；门，门户。命门即是生命的门户。

体位：坐位或卧位。

位置：在第1腰椎棘突下。《针灸甲乙经·卷三》："在第十四椎节下间。"

方向：垂直刺入。

深度：1.5～2cm。

反应：局部抽麻。

经络：分布着第1腰神经后支。

主治：腰痛，急慢性胃炎，遗精，阳痿，消化不良等。

腰阳关

名义：该穴名是根据其对腰部病症有特殊疗效而定的。针刺该部位，能治疗腰部多种病症，故命名"腰阳关"。

体位：坐位或卧位。

位置：在第3腰椎棘突下。《针灸甲乙经·卷三》："在第十六椎节下间。"

方向：垂直刺入。

深度：1.5～2cm。

反应：局部抽麻等。

经络：分布着第3腰神经后支。

主治：腰痛，腰骶神经根炎，根性坐骨神经痛，月经不调，功能性子宫出血，急性膀胱炎，小儿夜尿等。

二、背正中旁线穴位

三焦俞

名义：该穴名是根据其对三焦部位某些病症有显著疗效而定的。

体位：坐位或卧位。

位置：在第12胸椎棘突下至第1腰椎棘突顶点的中央，平行往外移3cm。《针灸甲乙经·卷三》："在第十三椎下两旁各一寸五分。"

方向：直刺。

深度：2～4cm。

反应：局部抽麻等。

经络：分布着第1腰神经后支，深层是第1腰椎横突下和椎间孔附近，此椎间孔发出的神经根系第1腰神经根和支配肾、结肠的第1腰交感神经节的节前纤维（白交通支）和感觉纤维。

主治：急慢性肾炎，遗精，阳痿，早泄，泌尿系结石，急性肾盂肾炎，遗尿，消化不良，过敏性结肠炎，腰痛等。

肾俞

名义：肾俞，即是治疗肾病症的腧穴。针刺该部位对部分肾病症有显著疗效，特命名"肾俞"。在临床治疗的病症包括膀胱、泌尿系病症，这可能与该部位经络与泌尿系有特殊联系有关。

体位：卧位。

位置：在第2腰椎棘突尖部，平行往外移3cm。《针灸甲乙经·卷三》："在第十四椎下两旁各一寸五分。"

方向：直刺。

深度：2～4cm。

反应：局部抽麻等。

经络：分布着第2腰神经后支，深层是第2腰椎横突下和椎间孔附近，此椎间孔发出的神经根系第2腰神经根，支配肾、结肠的第2腰交感神经节的节前纤维（白交通支）和感觉传导纤维。

主治：急性肾盂肾炎，慢性肾炎，遗精，阳痿，早泄，泌尿系结石，遗尿，消化不良，过敏性结肠炎，腰痛等。

气海俞

名义：该穴名是根据其位于气海穴前后相应部位而定的。

体位：卧位。

位置：在第3腰椎棘突尖部中央，平行往外移2.5cm。《针灸资生经》："在第十五椎下两旁，相去脊各一寸五分。"

方向：直刺。

深度：2～3cm。

反应：局部抽麻等。

经络：分布着第3腰神经后支，深层是第3腰椎横突下和椎间附近，此孔发出的神经根系第3腰神经根支配直肠、膀胱、子宫的第3腰交感神经的节前纤维（白交通支）和感觉传导纤维。

主治：月经不调，子宫内膜炎，附件炎，急性膀胱炎，小儿夜尿，尿失禁，便秘，痔疮等。

大肠俞

名义：该穴名是根据其对大肠病症有显著疗效而定的。"大肠俞"即是治疗大肠病症的腧穴，对大肠病疗效好的原因是此处经络属腰骶部经络，其范围往里入腹里属络大肠、膀胱、子宫等，该穴名虽然是"大肠俞"，但对遗尿、痛经等均有效，为了维护习惯命名，目前仍应用"大肠俞"。

体位：卧位。

位置：在第4腰椎棘突下，平行往外2.5cm。《针灸甲乙经·卷三》："在第十六椎下两旁各一寸五分。"

方向：直刺，或向中线偏斜刺。

深度：3～4cm。

反应：局部抽麻等。

经络：分布着第3腰神经的后支，深层为腰丛。

主治：肠炎，菌痢，食不消化，便秘，小便不利，遗尿，痛经等。

关元俞

名义：该穴名是根据其位于关元穴前后相应部位而定的。该穴位于腰、骶部经络范围，因其内属大肠、膀胱、子宫等脏器，所以可治疗大肠、膀胱、子宫等脏器之病症。

体位：卧位。

位置：在第5腰椎旁2.5cm。《太平圣惠方》："在第十七椎两旁，相去同身寸一寸半。"

方向：直刺。

深度：3～4cm。

反应：局部抽麻等。

经络：位于腰骶部经络，分布着第5腰神经后支。

主治：腰痛，腹泻，痢疾，慢性肠炎，慢性盆腔炎，小便困难，月经不调等。

小肠俞

名义：该穴名是根据其对小肠病症等有特殊疗效而定的。"小肠俞"即是治疗小肠病症的腧穴，对小肠病症有效的原因是此处经络属腰骶部经络范畴，往里入腹里属络大肠、膀胱、子宫等脏器，该穴名虽然是小肠俞，但对小肠病症及对大肠、膀胱、子宫病症也有显著疗效。

体位：卧位。

位置：在第1骶椎棘突下旁开3.5cm。《针灸甲乙经·卷三》："在第十八椎下两旁各一寸五分。"

方向：直刺。

深度：3～4cm。

反应：局部抽麻等。

经络：位于腰骶部经络范围，分布着第1骶神经后支外侧支、第5腰神经后支。

主治：肠炎，盆腔炎，骶髂关节炎，腹泻，小便困难，尿失禁，遗尿，月经不调等。

膀胱俞

名义：该穴名是根据其对膀胱病症有显著疗效而定的。此处属腰骶部经络范围，往里属络大肠、膀胱、子宫等，不仅对膀胱病症疗效好，而且可治疗大肠、子宫等病症。

体位：俯卧位。

位置：在第2骶椎棘突下旁开3.5m。《针灸甲乙经·卷三》："在第十九椎下两旁各一寸五分。"

方向：直刺。

深度：3～4cm。

反应：局部抽麻等。

经络：位于腰骶部经络范围，分布着第1、2骶神经后支外侧支，并有交通支与第1骶神经交通。

主治：腰脊强痛，腹泻，尿急，尿频，排尿困难，尿失禁，月经不调，阴部肿痛等。

中膂俞

名义：该穴名是根据其所在脊椎两旁肌肉隆起之下而定的。

体位：俯卧位。

位置：在第3骶椎棘旁开3.5cm。《针灸甲乙经·卷三》："在二十椎下旁各开一寸五分。"

方向：直刺。

深度：3～4cm。

反应：局部抽麻等。

经络：分布着第1、2、3、4骶神经后支外侧支。

主治：腰骶部疼痛，腹胀等。

白环俞

名义：该穴名是根据其所在部位而定的。

体位：俯卧位。

位置：在骶管裂孔上旁开3.5cm。《针灸甲乙经·卷三》："在第二十一椎下旁各一寸五分。"

方向：直刺。

深度：3～4cm。

反应：局部抽麻等。

经络：分布着臀下皮神经和第1、2、3骶神经后支及外侧支所组成的神经干，臀下神经，深层正当阴部神经。

主治：坐骨神经痛，下肢瘫痪，子宫内膜炎，肛门疾病，盆腔炎，小便困难，遗精等。

上髎

名义：该穴名是根据其所在部位而定的。髎，指孔穴；上，指上面。上髎，即是八髎中居于上者。

体位：俯卧位。

位置：在第1骶后孔处。《针灸甲乙经·卷三》："在第一空腰髁下一寸，侠脊陷者中。"

方向：直刺。

深度：2.5～4cm。

反应：骶部抽麻等。

经络：分布着第2骶神经后支，经骶前孔发出支配膀胱、子宫、直肠的副交感神经的节前纤维和感觉传导纤维。

主治：月经不调，子宫内膜炎，附件炎，急慢性肾炎，急性膀胱炎，小儿夜尿，尿失禁，便秘，痔疮等。

次髎

名义：该穴名是根据所在部位而定的。尻骨的八个空为八髎，从上往下位于第二者为次髎。

　　体位：俯卧位。

　　位置：在第2骶后孔处。《针灸甲乙经·卷三》："在第二空侠脊陷者中。"

　　方向：直刺。

　　深度：2.5～4cm。

　　反应：骶部抽麻等。

　　经络：分布着第2骶神经后支，经骶前孔发出支配膀胱、子宫、直肠等器官的副交感神经的节前纤维和感觉传导纤维。

　　主治：月经不调，子宫内膜炎，附件炎，急性膀胱炎，尿闭，尿失禁，睾丸炎，便秘，腰骶部痛等。

中髎

　　名义：该穴名是根据所在部位而定的。尻骨的八个孔为八髎，由上往下居于第三者为"中髎"。

　　体位：俯卧位。

　　位置：在第3骶后孔处。《针灸甲乙经·卷三》："在第三空侠脊陷者中。"

　　方向：直刺。

　　深度：2.5～4cm。

　　反应：骶部抽麻等。

　　经络：分布着第3骶神经后支，经骶前孔发出支配膀胱、子宫、直肠等器官的副交感神经的节前纤维。

　　主治：月经不调，子宫内膜炎，附件炎，急性膀胱炎，尿闭，尿失禁，睾丸炎，便秘，腰骶部痛等。

下髎

　　名义：该穴名是根据所在部位而定的。尻骨的八个孔为八髎，位于最下者为下髎。

　　体位：俯卧位。

　　位置：在第4骶后孔处。《针灸甲乙经·卷三》："在第四空侠脊陷者中。"

　　方向：直刺。

　　深度：2.5～4cm。

　　反应：骶部抽麻等。

　　经络：分布着第4骶神经后支，经骶前孔发出支配膀胱、子宫、直肠等器官的副交感神经的节前纤维和感觉传导纤维。

主治：月经不调，子宫内膜炎，附件炎，急性膀胱炎，尿闭，尿失禁，睾丸炎，腰骶部痛等。

三、背侧1线穴位

肓门

名义：该穴名是根据其对深部和内脏病症有效而定的。肓，膏肓；门，门户。这里肓系指深部、脏腑。肓门，即是治疗深部病症的门户。

体位：卧位。

位置：在第12胸椎棘突下，平行往外移6cm。《针灸甲乙经·卷三》："在第十三椎下两旁各三寸。"

方向：直刺。

深度：2~3cm。

反应：局部抽麻等。

经络：分布着第1腰神经后支。

主治：急慢性肾炎，遗精，阳痿，早泄，泌尿系结石，急性肾盂肾炎，遗尿，消化不良，过敏性结肠炎，腰痛等。

志室

名义：该穴名是根据其对肾病变引起情感、意志等症候有效而定的。古人认为肾与精神、情感关系密切，针刺该部位能使肾部病变引起的情感、意志等症候有疗效，特命名"志室"。

体位：卧位。

位置：在第2腰椎棘突尖部中央，平行往外移6cm。《针灸甲乙经·卷三》："在第十四椎下两旁各三寸陷者中。"

方向：直刺。

深度：2~3cm。

反应：局部抽麻等。

经络：分布着腰神经后支。

主治：急性肾盂肾炎，慢性肾炎，遗精，阳痿，早泄，泌尿系结石，遗尿，消化不良，过敏性结肠炎，腰痛等。

胞肓

名义：该穴名主要是根据其对子宫、膀胱等病症有显著疗效而定的。古人称子宫为胞，"肓"，指深部。胞肓，即是子宫的深部，形容该部位针刺能治疗子宫等病症。

体位：卧位。

位置：在第1骶椎棘突下，平行往外移6cm。《针灸甲乙经·卷三》："在第十九椎下两旁各三寸陷者中。"

方向：直刺。

深度：2～3cm。

反应：局部抽麻。

经络：分布着臀上神经、臀下神经。

主治：月经不调，子宫内膜炎，附件炎，急性膀胱炎，尿闭，尿失禁，睾丸炎，腰骶部痛等。

四、背侧2线穴位

京门

名义：针刺该部位，能治疗某些病症，为了形容和肯定该部位之功效，特命名"京门"。京，指国家的首都、京城；门，指门户。京门，即是京城之门户。此处"京门"的真实含义即是治疗某些病症的好部位。

体位：侧卧位。

位置：在侧腰部，约第12肋游离端下际。《针灸甲乙经·卷三》："在监骨下腰中挟脊，季胁下一寸八分。"

方向：垂直刺入。

深度：1.5～2.5cm。

反应：局部抽麻等。

经络：分布着第11肋间神经。

主治：肾炎，腰痛，肋间神经痛等。

五、前正中线穴位

石门

名义：该穴名是根据其对消化功能障碍的特殊功能而定的。针刺该部位，能使消化功能恢复正常，为了形容该部位之功能，特命名"石门"。"石门"的真正含义即是针刺该部位后，胃肠连石头都可以消化。

体位：卧位。

位置：在脐下5cm。《针灸甲乙经·卷三》："在脐下二寸。"

方向：直刺。

深度：2～4cm。

反应：局部抽麻等。

经络：分布着第11肋间神经前皮支。

主治：腹膜炎，细菌性痢疾，肠炎，月经不调，功能性子宫出血，膀胱炎，遗尿等。

关元

名义：该穴名是根据其对下腹部多种病症有显著疗效而定的。针刺该部位能治疗下腹部的多种病症，古人为了形容该部位之特殊作用，特命名"关元"。关，指关口；元，有开始、第一、为首等意。"关元"的直意即是首要的关口。此处"关元"的真正含义即是治疗下腹部病症的好部位。

体位：卧位。

位置：在脐下7cm。《针灸甲乙经·卷三》："在脐下三寸。"

方向：直刺。

深度：2～4cm。

反应：局部抽麻等。

经络：分布着第11、12肋间神经前皮支。

主治：腹膜炎，肠炎，细菌性痢疾，消化不良，急慢性肾炎，膀胱炎，月经不调，功能性子宫出血，阳痿，遗精等。

中极

名义：该穴名是根据其所在部位而定的。因该部位在躯体的前中线下极，故命名"中极"。

体位：卧位。

位置：在脐下10cm。《针灸甲乙经·卷三》："在脐下四寸。"

方向：直刺。

深度：2～4cm。

反应：局部抽麻等。

经络：分布着第12肋间神经前皮支。

主治：急性膀胱炎，尿频，尿急，小儿夜尿，月经不调，功能性子宫出血，产后感染等。

曲骨

名义：该穴名是根据其所在部位而定的。古人称该部位之骨为曲骨（今人称耻骨联合处），特命名"曲骨"。

体位：卧位。

位置：在脐下13cm（在曲骨上中极下2cm）。《针灸甲乙经·卷三》："在横骨上，中极下一寸。"

方向：直刺。

深度：1~2cm。

反应：局部抽麻等。

经络：分布着髂腹下神经。

主治：遗精，阳痿，膀胱炎，子宫内膜炎，宫颈糜烂等。

会阴

名义：该穴名是根据其所在部位而定的。古人称外生殖器及肛门为两阴，该穴在两阴之间，特命名"会阴"。

体位：卧位屈膝。

位置：男性在阴囊与肛门之间，女性在阴唇后连合至肛门之间。《针灸甲乙经·卷三》："在大便前小便后两阴之间。"

方向：垂直刺入。

深度：2~3cm。

反应：局部抽麻等。

经络：分布着会阴神经。

主治：尿闭，便秘，月经不调，阴囊湿疹，痔疮等。

六、前正中旁线穴位

四满

名义：针刺该部位，对腹内某些病症有显著疗效，特命名"四满"。四，指四面八方；满，指胀满等意。四满即指整个腹胀腹满。此处"四满"的真实含义即是针刺该部位，是治疗腹胀腹满的好部位。

体位：卧位。

位置：在石门穴旁开2cm。《针灸甲乙经·卷三》："在中注下一寸。"

方向：直刺。

深度：2~4cm。

反应：局部抽麻等。

经络：分布着第11肋间神经前皮支。

主治：腹胀，腹泻，腹痛，遗精，月经不调，痛经，产后腹痛等。

气穴

名义：针刺该部位，能治疗下腹部某些病症，古人为了形容该部位之功能，特命名"气穴"。气有多种含义，其中有指病象病名的湿气、脚气、痰气等。"气穴"实际含义即是治疗某些病症的穴位。

体位：卧位。

位置：在关元穴旁开2cm。《针灸甲乙经·卷三》："在四满下一寸。"

方向：直刺。

深度：2～4cm。

反应：局部抽麻等。

经络：为肋下神经分布处。

主治：月经不调，功能性子宫出血，不孕症，产后感染，急慢性肾炎，小儿夜尿，尿闭，急性膀胱炎，阳痿，遗精，早泄等。

大赫

名义：针刺该部位，对下腹部某些病症有显著疗效，为了形容该部位之特殊作用，特命名为"大赫"。赫，指明显、盛大，大赫直意即是非常显著，非常大之含义。此处大赫的真正含义即是治疗下腹部某些病症的好部位。

体位：卧位。

位置：在中极穴旁2cm。《针灸甲乙经·卷三》："在气穴下一寸。"

方向：直刺。

深度：2～4cm。

反应：局部抽麻等。

经络：分布着肋下神经前股和髂腹下神经的分支。

主治：早泄，阳痿，精液缺乏，阴道炎，子宫附件炎等。

横骨

名义：该穴名是根据其所在横骨附近而命名"横骨"的。

体位：卧位。

位置：在曲骨穴旁2cm。《针灸甲乙经·卷三》："在大赫下一寸。"

方向：直刺。

深度：1.5～2.5cm。

反应：局部抽麻等。

经络：分布着髂腹下神经和下部肋间神经的前股。

主治：尿闭、遗尿、尿频、遗精等。

七、前侧1线穴位

大巨

名义：针刺该部位，能治疗下腹部某些病症，古人认为针刺该部位疗效是巨大的，特命名"大巨"。

体位：卧位。

位置：在四满旁4cm。《针灸甲乙经》："在天枢下二寸。"

方向：直刺。

深度：2.5～5cm。

反应：局部抽麻等。

经络：分布着第11肋间神经。

主治：小腹胀满，便秘，小便困难，遗精，早泄等。

水道

名义：针刺该部位，能治疗泌尿系统病变引起的排尿障碍，为了肯定和形容该部位之功效，特命名"水道"。

体位：卧位。

位置：在气穴旁4cm。《针灸甲乙经·卷三》："在大巨下一寸。"

方向：直刺。

深度：2～3cm。

反应：局部抽麻等。

经络：分布着第11肋间神经。

主治：肠炎，膀胱炎，排尿困难，月经不调，便秘，脱肛，肾炎等。

归来

名义：针刺该部位，能治疗妇女停经、月经不调，使月经能重新再来，特命名"归来"。

体位：卧位。

位置：在大赫穴旁4cm。《针灸甲乙经·卷三》："在水道下二寸。"

方向：直刺。

深度：2～3cm。

反应：局部抽麻等。

经络：分布着髂腹下神经。

主治：月经不调，停经，腹膜炎，肠炎，阴茎痛，阳痿，遗精等。

气冲

名义：该穴名是根据其所在部位而定的。因为在该部位股动脉不停地搏动，古人认为此现象与气有关，特命名"气冲"。

体位：卧位。

位置：在横骨旁4cm。《针灸甲乙经·卷三》："在归来下，鼠鼷上一寸，动脉应手。"

方向：直刺。

深度：1cm。

反应：局部抽麻，有时往下肢放散。

经络：髂腹股沟神经通过。

主治：腹痛肠鸣，疝气，外阴肿痛，阳痿，痛经，月经不调等。

八、前侧2线穴位

腹结

名义：针刺该部位，能治疗腹内某些病症，为了形容该部位之显著功效，特命名"腹结"。结，有身体健壮、结实等意。"腹结"的直意即是腹壮健，结实。此处，"腹结"的真实含义即是针刺该部位，能使腹健壮、结实。

体位：卧位。

位置：在大横直下与阴交穴平行线相交点。《针灸甲乙经·卷三》："在大横下一寸三分。"

方向：直刺。

深度：2～4cm。

反应：局部抽麻等。

经络：分布着第11肋间神经。

主治：腹膜炎，细菌性痢疾，肠疝痛，阳痿等。

府舍

名义：针刺该部位，能治疗腹内某些病症，为了形容该部位之功效，特命名"府舍"。府，有储藏财物的地方（府库）之意；舍，有宿舍之意。府舍的直意是储藏财物的府库。此处"府舍"的真实含义即是治疗腹内某些病症的可贵部位。

体位：卧位。

位置：在腹结直下与中极平行线相交点。《针灸甲乙经·卷三》："在腹结下三寸。"

方向：直刺。

深度：2～2.5cm。

反应：局部抽麻等。

经络：分布着髂腹股沟神经。

主治：肠炎，便秘，阑尾炎等。

冲门

名义：该穴名是根据其所在部位而定的。该部位在动脉搏动处，特命名"冲门"。

体位：卧位。

位置：在府舍穴直下与曲骨穴平行线往外相交点。《针灸甲乙经·卷三》："上去大横五寸，在府舍下横骨两端。"

方向：直刺。

深度：2～2.5cm。

反应：局部抽麻等。

主治：睾丸炎，精索神经痛，子宫内腹炎等。

九、前侧3线穴位

五枢

名义：针刺该部位，对某些病症有显著疗效，命名"五枢"。

体位：侧卧位。

位置：在带脉穴直下与四满穴平行线相交点。《针灸甲乙经·卷三》："在带脉下三寸。"

方向：垂直刺入。

深度：2～2.5cm。

反应：局部抽麻等。

经络：分布着髂腹下神经。

主治：肾炎，膀胱炎，便秘，月经不调等。

维道

名义：针刺该部对腹内某些病症有显著疗效，为了形容和肯定该部位之功效，特命名"维道"。维，指系、联结、保护等；道，指道路。"维道"的直意即是联结道路。此处"维道"的真实含义即是治疗腹内某些病症的好部位。

体位：侧卧位。

位置：在章门下13cm。《针灸甲乙经·卷三》："在章门下五寸三分。"

方向：垂直刺入。

深度：2cm。

反应：局部抽麻等。

经络：分布髂腹股沟神经。

主治：慢性阑尾炎，肾炎，睾丸炎，子宫出血，消化不良等。

有关穴位见图2-19、图2-20、图2-21、图2-22。

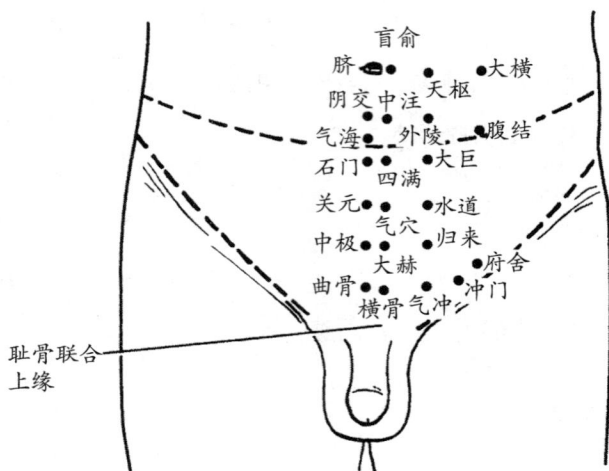

图2-19　腰骶部前面穴位图

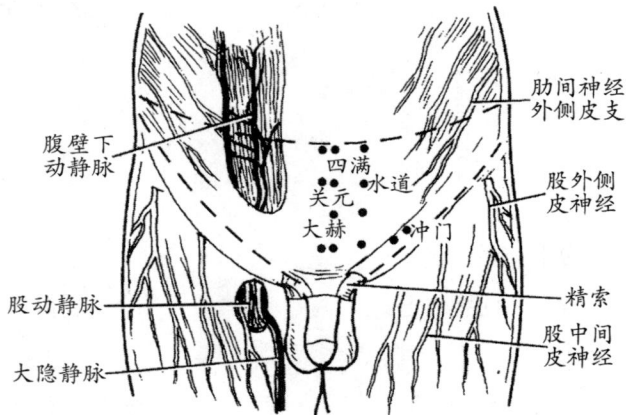

图2-20　腰骶部前面穴位与神经等组织关系图

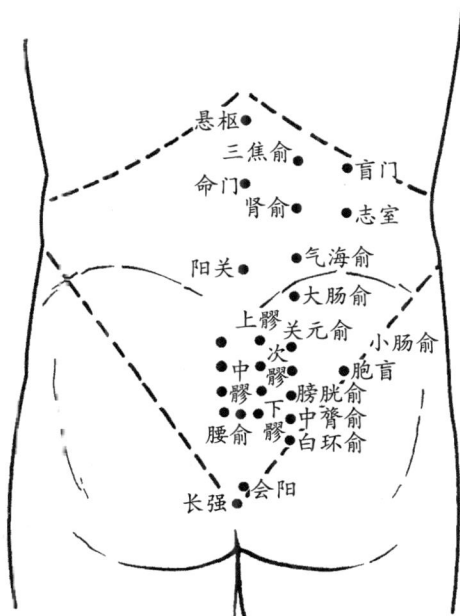

图2-21　腰骶部背面穴位图

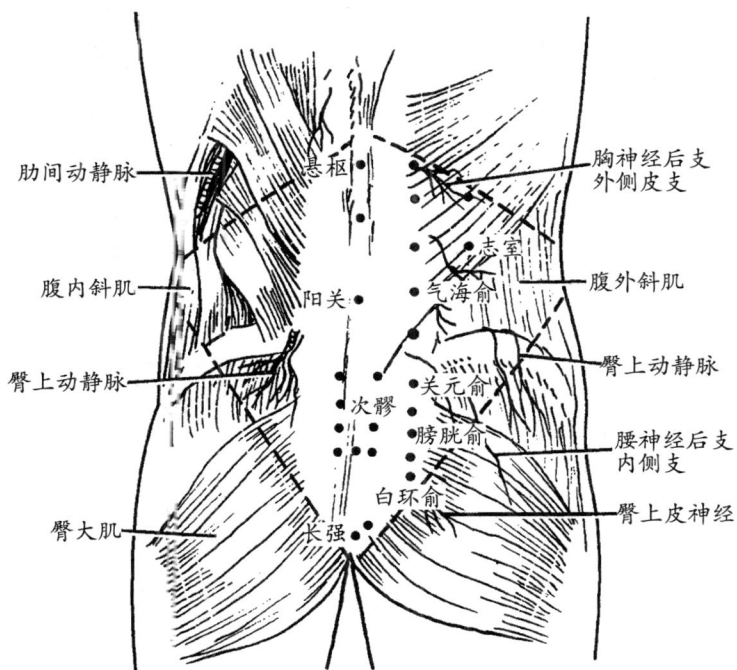

图2-22　腰骶部背面穴位与神经组织等关系图

第七节　下肢穴位

下肢穴位见图2-23、图2-24、图2-25、图2-26、图2-27、图2-28。

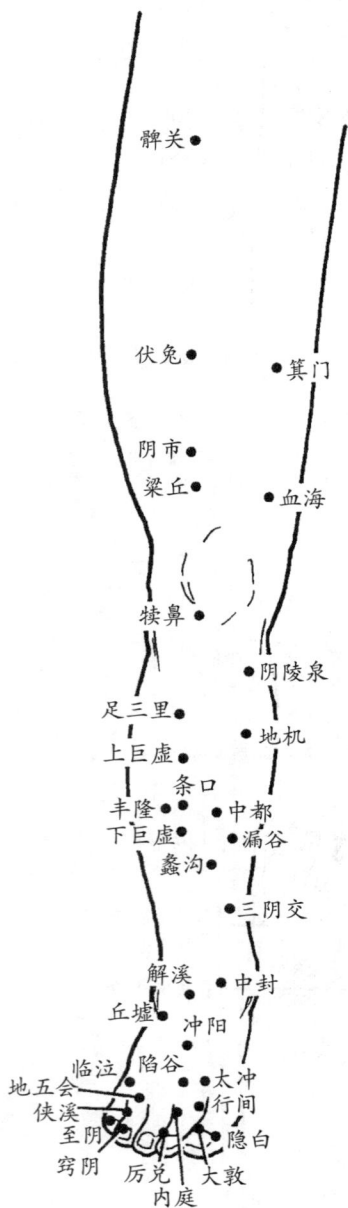

图2-23　下肢前面穴位图

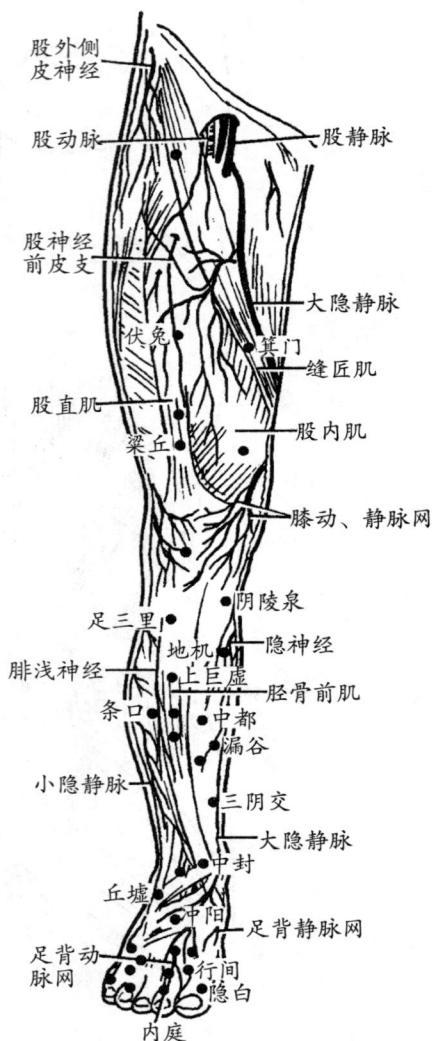

图2-24　下肢前面穴位与神经等组织关系图

第二编　针刺部位

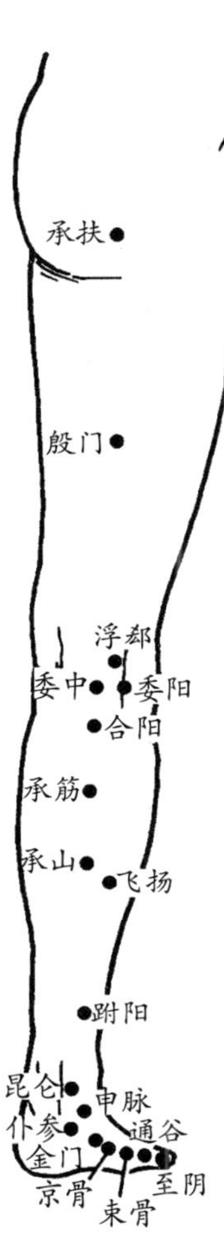

图2-25 下肢后面穴位图

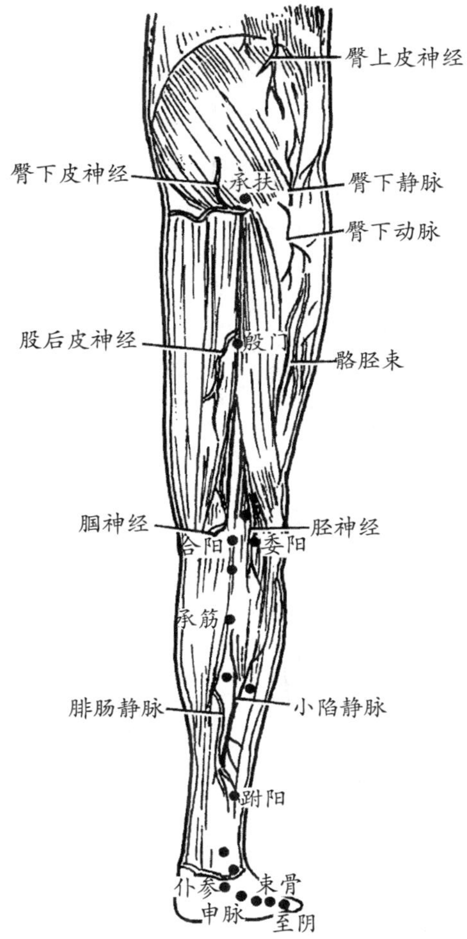

图2-26 下肢后面穴位与神经等组织关系

一、内侧前线穴位

大敦

名义：该穴名是根据其对某些病症有显著疗效而定的。针刺该部位，对某些病症有显著疗效，命名"大敦"。敦，敦厚、厚道。"大敦"的直意即是非常厚道。在此处"大敦"的真正含义即是针刺该部位是治疗某些病症的好部位。

体位：坐位或卧位。

位置：在跚趾外侧，距趾甲角0.3cm。《针灸甲乙经·卷三》："在足大指端，去爪甲如韭叶及三毛中。"

环跳　居髎

风市
中渎
膝阳关

阳陵泉

丰隆
阳交　外丘
光明　阳辅
悬钟
解溪
足临泣　陷谷　内庭
冲阳
丘墟　窍阴　厉兑
地五会　侠溪

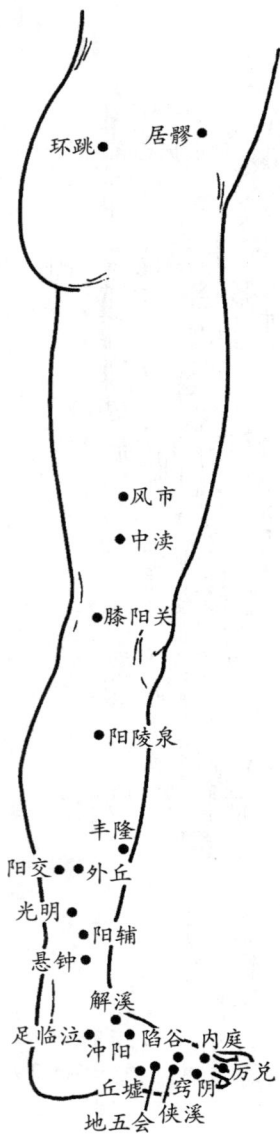

图2-27　下肢侧面穴位图

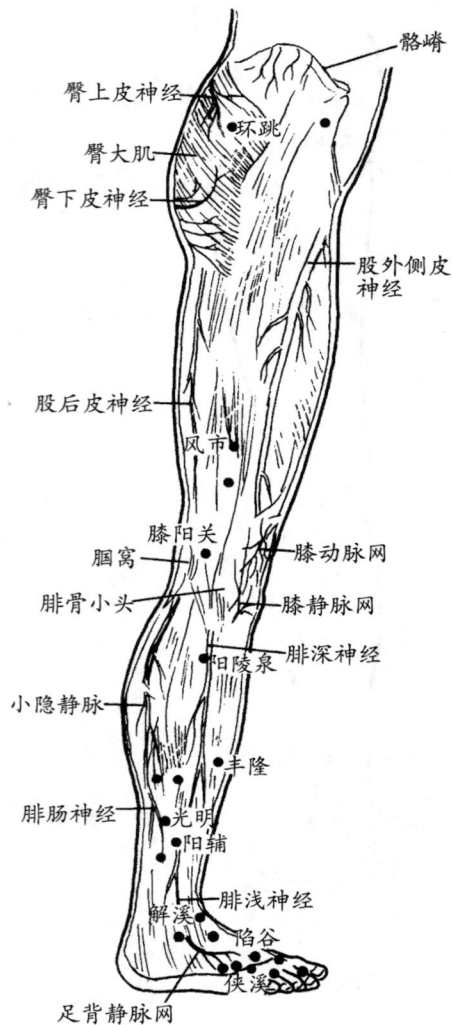

髂嵴
臀上皮神经
环跳
臀大肌
臀下皮神经
股外侧皮神经
股后皮神经
风市
膝阳关
腘窝　　膝动脉网
腓骨小头　膝静脉网
腓深神经
阳陵泉
小隐静脉
丰隆
腓肠神经　光明
阳辅
腓浅神经
解溪　陷谷
侠溪
足背静脉网

图2-28　下肢侧面穴位与神经等组织关系图

方向：垂直刺入或向内侧斜刺。

深度：0.3cm。

反应：局部抽麻。

经络：分布着腓深神经的趾背神经。

主治：癫痫，尿失禁，月经不调，功能性子宫出血，急性膀胱炎，习惯性便秘等。

行间

名义：该穴名是根据其对脚部病变后行走困难有显著疗效而定的。针刺该部位，对脚病变引起的行走困难有显著疗效，命名"行间"。行，行走；间，在一定的地方、时间或人物的范围之内，如田间、人间、晚间等。"行间"的直意即是行走任何范围。此处"行间"的真正含义即是针刺后能使足运动功能恢复，行走自如。

体位：坐位或卧位。

位置：在足蹬趾和第2趾的跖趾关节之前的凹陷处。

《针灸甲乙经·卷三》："在足大指间动脉陷者中。"

方向：垂直刺入。

深度：1～1.5cm。

反应：局部抽麻，有时达趾尖。

经络：分布着腓深神经，深处为胫神经。

主治：脚肿痛、瘫痪及麻木、癫痫、精神分裂症、脑动脉硬化、哮喘、阵发性心动过速、肝炎、胆囊炎、急性及慢性胃肠炎、消化不良、月经过多、尿失禁等。

太冲

名义：该穴名是根据其对某些病症有显著疗效而定的。太，极、非常；冲，对着、猛烈。"太冲"的直意即是非常猛烈。在此处"太冲"的真正含义即是针刺该部位对某些病症有非常显著之疗效。

体位：坐位或仰卧位。

位置：在足背侧，当第1跖骨间隙的后方凹陷处取穴。《灵枢·本输第二》："行间上二寸陷者中。"《针灸甲乙经·卷三》："在足大指本节后二寸或曰一寸半陷者中。"

方向：直刺。

深度：1～1.5cm。

反应：局部抽麻或向上下放射。

经络：分布着腓浅、深神经。

主治：足肿，跖趾关节痛，膝痛，头痛，肋痛，腹泻，月经不调，小便不利等。

中封

名义：该穴名是根据其对某些病症有显著疗效而定的。针刺该部位，对某些病症有显著疗效，为了肯定该部位之疗效，特命名"中封"。中，集中；封，有帝王把土地或爵位给人之意，如封侯等。"中封"的直意即是集中给之意。此处"中封"的真正含义即是针刺该部位是治疗某些病症的好部位。

体位：坐位或卧位。

位置：在内踝前下方的凹陷处。《针灸甲乙经·卷三》："在足内踝前一寸，仰足取之，陷者中，伸足乃得之。"

方向：直刺。

深度：1～1.5cm。

反应：抽麻感可传至脚趾。

经络：分布着隐神经和腓浅神经的足背内侧皮神经。

主治：踝关节扭伤，脚背肿痛，肠功能紊乱，遗精，膀胱炎，胆囊炎等。

蠡沟

名义：该穴名是根据其对某些病症有显著疗效而定的。针刺该部位，对某些病症有显著疗效，命名"蠡沟"。沟，沟通；蠡，有分之意。"蠡沟"的直意即是沟通分离，条理正常等。此处"蠡沟"的真正含义即是针刺该部位能治疗某些病症的好部位。

体位：卧位，屈膝90度。

位置：在胫骨后缘，内踝尖上14cm。《针灸甲乙经·卷三》："在足内踝上五寸。"

方向：垂直刺入。

深度：1～1.5cm。

反应：抽麻感传至脚内侧或膝。

经络：分布着隐神经和支配该部位肌肉的胫神经。

主治：膝关节内侧痛，胫脚肿痛，月经不调，排尿困难，腹股沟淋巴结核，肠疝等。

中都

名义：该穴名是根据其对某些病症有疗效而定的。针刺该部位，对某些病症有显著疗效，命名"中都"。都，都市；中，中间、集中。"中都"的实际含义即是治疗某些病症的好部位。

体位：卧位，屈膝90度。

位置：在胫骨后缘，内踝上20cm。《针灸甲乙经·卷三》："在内踝上7寸中，与少阴相直。"

方向：垂直刺入。

深度：1～1.5cm。

反应：抽麻感可传至脚，或传至膝内侧。

经络：分布着隐神经的小腿内侧皮支、胫神经肌支。

主治：膝关节炎，下肢瘫痪和麻木，功能性子宫出血，白带多等。

地机

名义：该穴名是根据其对某些病症有显著疗效而定的。针刺该部位，对某些病症有显著疗效，命名"地机"。机，指事物发生的枢纽，如生机、危机、转机等；地，地球，人类活动生长的所在部位，如天地等。"地机"的直意即是大的关键部位。此处"地机"的真正含义即是治疗某些病症的关键部位。

体位：卧位，屈膝90度。

位置：在阴陵泉下7cm的胫骨后缘处。《针灸甲乙经·卷三》："在膝下五寸。"

方向：垂直刺入。

深度：1～2.5cm。

反应：抽麻感可传至内踝附近。

经络：分布着隐神经及胫神经。

主治：肝炎，胆囊炎，胃炎，月经不调，子宫内膜炎，急性膀胱炎，遗精等。

阴陵泉

名义：该穴名是根据其对多种病症有效而定的。针刺该部位，对某些病症有显著疗效，命名"阴陵泉"。陵，大山；陵泉即是指大泉。因位于阴面，称"阴陵泉"。"阴陵泉"在这里的真正含义即是针刺该部位，治疗某些病症的好部位。

体位：坐位或仰卧位。

位置：在胫骨内髁后下缘的凹陷处。《针灸甲乙经·卷三》："在膝下内侧辅骨下陷者中。"

方向：垂直刺入。

深度：1～2.5cm。

反应：局部抽麻，有时可有触电感传至踝内侧。

经络：分布着隐神经和支配该部肌肉的胫神经。

主治：膝关节炎，膝关节扭伤，遗尿，尿频，肝炎，胆囊炎，胃肠炎，细菌性痢疾等。

内犊鼻

名义：该穴名是根据其所在部位而定的。因为髌骨似鼻尖，髌骨下中间的髌韧带较高，两侧较低，似牛鼻形状，故称"犊鼻"，位于内侧者称"内犊鼻"。

体位：坐位，屈膝90度。

位置：在膝部，髌骨与髌韧带内侧凹陷中。

方向：垂直刺入，或针尖微偏中线。

深度：2.5cm。

反应：抽麻感。

经络：分布着隐神经、胫神经肌支等。

主治：膝关节痛，月经不调等。

血海

名义：命名该穴名与疗效有关。针刺该部位，对月经不调等病症有显著疗效，为了形容该部位治疗与血有关病症的疗效，特命名"血海"。

体位：仰卧位。

位置：在股内侧，膝上方，股骨内上髁的上缘6cm处。《针灸甲乙经·卷三》："在膝髌上内廉白肉际二寸半。"

方向：直刺。

深度：1～2.5cm。

反应：抽麻感可传至膝。

经络：分布着股前皮神经，深层有隐神经。

主治：月经不调，膝关节炎等。

箕门

名义：该穴名是根据其对某些病症有显著疗效而定的。箕，指簸箕，是清除垃圾的器具；门，门户。"箕门"的直意即是清除垃圾的门户。此处"箕门"的真正含义即是治疗某些病症的门户。

体位：仰卧位。

位置：在股内侧，股四头肌内侧缘凹陷处（血海穴上16cm）。《针灸甲乙经·卷三》："在鱼腹上越两筋间，动脉应手。"

方向：垂直刺入。

深度：1.5～2.5cm。

反应：抽麻感可传至膝内侧。

经络：分布着闭孔神经和股神经。

主治：功能性子宫出血，子宫内膜炎，月经不调，急性膀胱炎，腹股沟淋巴结炎等。

二、内侧中线穴位

隐白

名义：该穴名是根据其对某些病症有效而定的。针刺该部位，对某些病症有效，命名"隐白"。白，清楚、明白。"隐白"的直意即是隐藏起来的明白部位。此处"隐白"的真正含义即是治疗某些病症的好部位。

体位：坐位。

位置：在跗趾内侧，距趾甲角0.3cm。《针灸甲乙经·卷三》："在足大指端内侧，去爪甲如韭叶。"

方向：垂直刺入。

深度：0.3cm。

反应：局部抽麻。

经络：分布着腓浅神经的趾背神经和隐神经。

主治：癫痫，多梦，昏迷，急性肠炎，腹膜炎，月经过多等。

大都

名义：该穴名是根据其对些病症有显著疗效而定的。针刺该部位，对某些病症有显著疗效，命名"大都"。都，都城、都市。"大都"的直意即是大都市。此处"大都"的真正含义即是治疗某些病症的大部位。

体位：坐位。

位置：在跗趾的内侧，距趾关节之前，拇展肌停止部下缘的凹陷处。《针灸甲乙经·卷三》："在足大指本节后陷者中。"

方向：垂直刺入。

深度：1cm。

反应：局部抽麻。

经络：分布着胫神经分支的足底内侧神经。

主治：对胃痉挛、胃溃疡、消化不良等病症有效。

太白

名义：该穴名是根据其对某些病症有显著疗效而定的。针刺该部位，对某些病症有显著疗效，命名"太白"。太、大，始；白，清楚、明白。"太白"的直意即是太清楚了或非常明白。此处"太白"的真正含义即是针刺该部位，对某些病症有显著疗效的部位。

体位：坐位或卧位。

位置：在足内侧，第1跖骨小头的后下方凹陷处。《针灸甲乙经·卷三》："在足内侧核骨下陷者中。"

方向：垂直刺入。

深度：1cm。

反应：局部抽麻。

经络：分布着胫神经的足底内侧神经。

主治：对胃炎、胃十二指肠溃疡、消化不良、习惯性便秘、脚气等有效。

公孙

名义：该穴名是根据其对某些病症有显著疗效而定的。针刺该部位，对某些病症有显著疗效，命名"公孙"。公，到平；孙，指儿子的儿子，孙子以后的各代。"公孙"的直意即是公公平平的孙子。此处"公孙"的真正含义即是针刺该部位是治疗某些病症的好部位，其好的程度似最好的孙子一样。

体位：坐位或卧位。

位置：在足内侧，第1跖骨前底的前下缘。《灵枢经·经脉第十》："去（足大趾）本节之后一寸。"《针灸甲乙经·卷三》："去足大趾本节之后一寸。"

方向：垂直刺入。

深度：1cm。

反应：局部抽麻。

经络：分布着胫神经。

主治：对癫痫、心肌炎、胸膜炎、急性胃肠炎、肝炎、足肿痛等有效。

商丘

名义：该穴名是根据其对某些病症有显著疗效而定的。针刺该部位，对某些病症有显著疗效，命名"商丘"。商，商量、生意。"商丘"的直意即是商量的土丘。此处"商丘"的真正含义即是该部位是治疗某些病症的好部位。

体位：坐位或卧位。

位置：在内踝前下方，内踝尖和舟骨粗隆的凹陷处。《针灸甲乙经·卷三》："在足内踝下微前陷者中。"

方向：垂直刺入。

深度：0.5~1cm。

反应：局部抽麻有时可传至脚趾。

经络：分布着隐神经和腓浅、深神经。

主治：对癫痫、肝炎、胆囊炎、胃炎、附件炎、踝关节扭伤等有效。

交信

名义：该穴名是根据其对某些病症有显著疗效而定的。针刺该部位，对某些病有显著疗效，命名"交信"。交，付托、相处、交情；信，诚实、信任、消息。"交信"即诚实的相处。这里"交信"是治疗某些病症的好部位。

体位：坐位或卧位屈膝。

位置：在胫骨后方，趾长屈肌的后缘，在内踝上缘上5cm。《针灸甲乙经·卷三》："在足踝上二寸。少阴前，太阴后，筋骨间。"

方向：垂直刺入。

深度：1～2cm。

反应：抽麻感传至两侧。

经络：分布着隐神经和支配该部肌肉的胫神经。

主治：月经不调，功能性子宫出血，细菌性痢疾，肠炎，急性肾盂肾炎，膝以下瘫痪及麻木等。

三阴交

名义：该穴名是根据三条阴经至此相交而定的。

体位：坐位或仰卧位屈膝90度。

位置：在胫骨后方，距内踝上缘7cm处。《针灸甲乙经·卷三》："在内踝上三寸骨下陷者中。"

方向：垂直刺入。

深度：1.5～3cm。

反应：抽麻感可往上下放射。

经络：分布着隐神经和胫神经。

主治：肝炎，胆囊炎，急性胃肠炎，胃十二指肠溃疡，急性肾盂肾炎，细菌性痢疾，月经不调，功能性子宫出血，不孕，难产，阳痿，遗精，早泄，急性膀胱炎，尿道炎，膝以下瘫痪及麻木等。

漏谷

名义：该穴名是根据其对内脏某些病症有效而定的。针刺该部位，对某些内脏病症有显著疗效，特命名"漏谷"。谷，指山谷、两山中间的水道，又指两山之间万丈深谷……"漏谷"即漏往内部或深层之部位。这里"漏谷"的真正含义是治疗内脏病症的好部位。

体位：坐位或卧位屈膝。位置：在三阴交穴上7cm处的胫骨后缘处。

《针灸甲乙经·卷三》："在内踝上六寸骨下陷者中。"

方向：垂直刺入。

深度：1.5～3cm。

反应：抽麻感可往两侧放散。

经络：分布着隐神经和胫神经。

主治：急性胃肠炎，消化不良，月经不调，功能性子宫出血，急性膀胱炎，膝关节炎，踝关节扭伤等。

膝关

名义：该穴名是根据其对某些病症有显著疗效而定的。针刺该部位，能治疗膝关节的多种病症，命名"膝关"，即膝的关口。

体位：坐位或卧位。

位置：在胫骨内髁下缘往下3cm的胫骨后缘处。《针灸甲乙经·卷三》："在犊鼻下二寸陷者中。"

方向：垂直刺入。

深度：1.5～2.5cm。

反应：抽麻感有时往上下放散。

经络：分布着隐神经和支配该部位肌肉的胫神经。

主治：风湿性膝关节炎，下肢疼痛等。

曲泉

名义：该穴名是根据其对某些病症有效和所在部位而定的。针刺该部位对某些病症有效，结合所在部位命名"曲泉"。曲，弯曲；泉，指从地下流出的水源。"曲泉"的直意即是在弯曲部位的泉。这里"曲泉"的真正含义是使膝弯曲的好部位。

体位：坐位或卧位。

位置：在膝内侧横纹头。《针灸甲乙经·卷三》："在膝辅骨下，大筋上，小筋下，陷者中。"

方向：垂直刺入。

深度：1～2cm。

反应：抽麻感可往两侧放射。

经络：分布着隐神经、胫神经和股内侧皮神经。

主治：膝关节内侧痛，细菌性痢疾，阳痿，遗精，月经不调，急性膀胱炎等。

阴包

名义：该穴名是根据其对下腹部和下肢内侧病症有效而定的。针刺该部位，对下腹部脏器和下肢内侧病症有显著疗效，特命名"阴包"。阴，内侧面及内脏；包，包裹、保证。"阴包"的直意即是包裹阴部。这里"阴包"的真正含义即是针刺该部位，能治疗阴部（下腹脏器及下肢内侧面）病症。

体位：坐位或卧位，屈膝90度。

位置：在股骨内上髁直上9cm处，半膜肌前缘凹陷处。《针灸甲乙经·卷三》："在膝上四寸股内廉两筋间。"

方向：垂直刺入。

深度：1.5～2cm。

反应：抽麻感可往两侧扩散。

经络：分布着闭孔神经和股神经前皮支。

主治：股内侧痛，腰骶部痛，月经不调，小便失禁等。

足五里

名义：该穴名是根据其所在部位而定的。因位于箕门上五寸，故人有称一里一寸也；又因位于下肢，命名为"足五里"。

体位：卧位腿分开。

位置：在阴廉下7cm处的股动脉中处。《针灸甲乙经·卷三》："在阴廉下，去气冲三寸，阴股中动脉。"

方向：垂直刺入。

深度：1.5～2.5cm。

反应：抽麻感可往两侧放射。

经络：分布着髂腹股沟神经和支配该肌肉的闭孔神经、股神经。

主治：月经不调，消化不良，阴股痛等。

阴廉

名义：该穴名是根据其对某些病症有显著疗效而定的。针刺该部位，对某些病症有显著疗效，改命名"阴廉"。阴，阴面；廉，清廉。"阴廉"即位于阴面的清廉部位，这里是指位于阴面的好部位。

体位：仰卧腿分开。

位置：在大腿内侧，当耻骨联合上缘中点旁开5cm的气冲穴直下5cm处。《针灸甲乙经·卷三》："在羊矢下，去气冲二寸，动脉中。"

方向：垂直刺入。

深度：1～2cm。

反应：局部抽麻有时往下放射。

经络：分布着股内侧皮神经，深层有闭孔神经的前支。

主治：股痛，月经不调，带下多、腹痛等。

三、内侧后线穴位

涌泉

名义：该穴名是根据其对某些病症有显著疗效而定的。"涌"是指水由下向上冒出来、涌现等。"泉"指地下涌出的水。"涌泉"的直意是涌出地面的泉，此处的真实含义是指治疗某些病症的好部位。

体位：坐位或卧位。

位置：在足内踝前下方，足舟骨粗隆前下缘凹陷处。

方向：直刺。

深度：1～1.5cm。

反应：局部抽麻等。

经络：分布着小腿内侧皮神经及足底内侧皮神经。

主治：足底部疼痛，月经不调，腹泻等。

然谷

名义：针刺该部位对某些病症有显著疗效，特命名"然谷"。然，是、对、当然；谷，指两个山或两块高地间的低凹地带，一头有出口。据此可知，"然谷"即当然的山谷，这里的真正含义是通往深层之部位。

体位：坐位或卧位。

位置：在足内侧，舟骨粗隆前下方的凹陷处。《针灸甲乙经·卷三》："在内踝前，起大骨下陷者中。"

方向：垂直刺入。

深度：1.5cm。

反应：局部抽麻有时可传至脚趾。

经络：分布着胫神经。

主治：对扁桃体炎、急性胃炎、阳痿、月经不调等有效。

照海

名义：该穴名是根据其对某些病症有显著疗效而定的。针刺该部位对某些病症有显著疗效，故命名"照海"。"照海"即光照大海，这里是针刺该部位治疗病症的功效似光照的大海一般。

体位：坐位或卧位。

位置：在内踝直下凹陷处。《针灸甲乙经·卷三》："在足内踝下一寸。"

方向：垂直刺入。

深度：1cm。

反应：局部抽麻有时可传至脚趾。

经络：分布着隐神经和足底内侧皮神经。

主治：对精神分裂症、癫痫、咽炎、扁桃体炎、月经不调等有效。

水泉

名义：该穴名是根据其对某些病症有显著疗效而定的。"水泉"是指地下泉水之泉，这里是治疗某些病症的好部位。

体位：坐位或卧位。

位置：位于大钟和照海之间。《针灸甲乙经·卷三》："去太溪下一寸，在足内踝下。"

方向：垂直刺入或向前斜刺。

深度：1~1.5cm。

反应：局部抽麻有时可传至脚趾。

经络：分布着胫神经分支和小腿内侧皮神经。

主治：对急性膀胱炎、月经不调、消化不良等有效。

大钟

名义：该穴名是根据其对某些病症有显著疗效而定的。针刺该部位，对某些病症有显著疗效，故命名"大钟"。大，与小相反；钟，指金属制成，敲时发声之物。"大钟"即指大警钟。"大钟"在此处的真正含义是治疗某些病症的敏感点。

体位：坐位或卧位。

位置：在内踝下缘往后，位于跟骨前缘。《针灸甲乙经·卷三》："在足跟后衡中。"

方向：垂直刺入或往前下斜刺。

深度：1cm。

反应：局部抽麻有时可传至脚趾。

经络：有胫神经通过，由小腿内侧皮神经司感觉。

主治：对精神分裂症、脑动脉硬化、失眠、口腔炎、肺结核、阵发性心动过速、消化不良、习惯性便秘、痛经、跟骨骨刺等有效。

太溪

名义：该穴名是根据其对某些病症有较好疗效而定的。针刺该部位对某些病症有显著疗效，特命名"太溪"。太，非常、极；溪，山间小溪。"太溪"即非常大的溪，这里的真正含义是治疗某些病症非常好的部位。

体位：坐位或卧位。

位置：在内踝后缘和跟骨之间凹陷处。《针灸甲乙经·卷三》："在足内踝后跟骨上动脉陷者中。"

方向：垂直刺入。

深度：1cm。

反应：局部抽麻有时可传至脚尖。

经络：有胫神经通过，由小腿内侧皮神经司感觉。

主治：对扁桃体炎、喉炎、口腔炎、哮喘、肺结核、肺炎、糖尿病、阳痿、遗精、早泄、踝关节扭伤等有效。

复溜

名义：该穴名是根据其对下肢运动障碍有较好疗效而定的。针刺该部位，能治愈下肢瘫痪，患者可行走自如，特命名"复溜"。复，重复、许多；溜，滑行、随意行走。"复溜"即重复地随意行走，这里真正的含义是指针刺痊愈后，患者能来回自如行走的部位。

体位：坐位或卧位。

位置：距内踝上缘5cm处的跟腱外缘。《针灸甲乙经·卷三》："在足内踝上二寸陷者中。"

方向：垂直刺入。

深度：1cm。

反应：局部抽麻有时可传至脚。

经络：分布有胫神经分支，由腓肠内侧皮神经司感觉。

主治：足和下肢瘫痪。对腹膜炎、肠功能紊乱、膀胱炎、踝关节扭伤等有效。

筑宾

名义：该穴名是根据其对某些病症有显著疗效而定的。针刺该部位，对某些病症有显著疗效，特命名"筑宾"。筑，建造、修盖；宾，宾客。"筑宾"即修筑宾客，这里的实际含义即是指针刺该部位能使治愈后的患者成为像宾客一样好。

体位：坐位或卧位屈膝。

位置：在复溜穴直上，当腓肠肌内侧肌腹下端取之。《针灸甲乙经·卷三》："在足内踝上分中。"

方向：垂直刺入。

深度：1.5cm。

反应：局部抽麻有时可往脚趾放射。

经络：深部有胫神经通过，皮神经为胫神经的分支，由腓肠内侧皮神经司感觉。

主治：对癫痫，腓肠肌痉挛等症有效。

阴谷

名义：该穴名是根据其所在部位及对某些病症有显著疗效而定的。针刺该部位对某些病症有效，特别指达体内深部病症及位于下肢阴面病症，特命名"阴谷"。其直意为位于阴面到达深谷的部位，这里的真正含义是治疗深部病症的好部位。

体位：卧位，膝屈90度。

位置：在腘窝横纹的内侧，胫骨内髁的后部。《针灸甲乙经·卷三》："在膝下骨辅骨后，大筋之下，小筋之上，按之应手，屈膝得之。"

方向：垂直刺入。

深度：1～2cm。

反应：局部抽麻。

经络：分布着胫神经、股后皮神经和股内侧皮神经。

主治：对癫痫、精神分裂症、阳痿、遗精、早泄、月经不调、功能性子宫出血、膝关节炎等有效。

四、外侧前线穴位

厉兑

名义：该穴名是根据其对多种病症有显著疗效而定的。针刺该部位，对多种病症有显著疗效，为了形容该部位之疗效显著，特命名"厉兑"。"厉"指严格、确实；"兑"指兑现。"厉兑"即确实兑现，在这里的真正含义是针刺该部位，使多种病确实有显著疗效。

体位：坐位或卧位。

位置：在足第2趾的外侧，距趾甲角约0.3cm。《针灸甲乙经·卷三》："在足大指次指之端，去爪甲角如韭叶。"

方向：直刺或斜刺。

深度：0.3cm。

反应：局部胀痛。

经络：分布着腓浅神经的趾背神经。

主治：对癫痫、精神分裂症、癔病、鼻出血、消化不良、局部痛有效。

内庭

名义：该穴名是根据其对腹内多种病症有疗效而定的。针刺该部位，对腹内多种病症有效，特命名"内庭"。内，内部、内脏；庭，庭院。"内庭"即通往内部庭院，在这里的真正含义是治疗腹内病症的好部位。

体位：坐位或卧位。

位置：在第2、第3趾的跖趾关节的前方凹陷中。《灵枢·本输第二》："次指外间。"《针灸甲乙经·卷三》："在足大指次指外间陷者中。"《医学入门》："足次指、三指歧骨陷中。"

方向：直刺。

深度：1cm。

反应：局部抽麻。

经络：分布着足背内侧皮神经的趾背神经。

主治：足背肿痛，胃炎，胃溃疡，细菌性痢疾，腹泻等。

陷谷

名义：该穴名是根据其所在部位而定的。《灵枢·本输第二》："上中指内间上行二寸陷者中。"即在第2、第3跖骨结合部前方凹陷中。文中的陷中即是陷入其谷之意，故名"陷谷"。

体位：坐位或卧位。

位置：在第2趾、第3趾的跖趾关节的后方凹陷处。《针灸甲乙经·卷三》："在足大指次指外间本节后陷者中，去内庭二寸。"

方向：直刺。

深度：1cm。

反应：抽麻感可传至脚趾尖。

経絡：分布足背内侧皮神经。

主治：足背肿痛，腹胀腹痛，胸胁支满等。

冲阳

名义：针刺该部位，对腹内多种病症及脚部病症有显著疗效，特命名"冲阳"。因"冲"有对着、猛烈之意；"阳"有明亮、明显之意。"冲阳"直意即是猛烈的明亮，突然明亮，在这里的真正含义是针刺治疗腹内及踝关节多种病症有显著疗效的好部位。

体位：坐位或卧位。

位置：在内庭穴的直后方，足背的最高处，第2、第3楔骨的踝关节部。《针灸甲乙经·卷三》："在足跗上五寸，骨间动脉上，去陷谷三寸。"

方向：直刺。

深度：1cm。

反应：局部抽麻，有时可传至脚尖。

经络：分布着腓浅神经、足背内侧支神经及胫神经。

主治：足背肿痛，踝关节扭伤、炎症，足瘫痪、麻木，急慢性胃肠炎，肠功能紊乱，偏头痛等。

解溪

名义：该穴名是根据其有活血化瘀之功效而定的。针刺该部位，能治疗外伤、炎症等引起的踝关节活动障碍及肿胀，为了肯定其疗效，古人特命名"解溪"。解，把束着的东西解开；溪，山里的小河流。"解溪"的直意即是解开小溪。"解溪"在此处的真正含义是针刺该部位，能治疗踝关节扭伤等引起肿胀、活动障碍等的好部位。

体位：坐位或卧位。

位置：在足背踝关节横纹的中央凹陷处。《针灸甲乙经·卷三》："在冲阳后一寸五分，腕上陷者中。"

方向：直刺。

深度：1～1.5cm。

反应：局部抽麻感。

经络：分布着腓浅神经、腓深神经。

主治：踝关节疼痛等。

下巨虚

名义：该穴名是根据其对腹内脏腑的严重病症有显著疗效而定的。针刺该部位，能治疗腹内严重病症，为了肯定该部位对严重病症有效，特命名"巨虚"。虚，与实相反；巨，巨大。"巨虚"的直意即是非常虚。"巨虚"在此处的真正含义是针刺该部位，能治疗腹内非常虚的病症。又因在实践中发现"巨虚"不是一个，而是两个，位于其下边的即是"下巨虚"。

体位：坐位，膝屈90度。

位置：在胫骨和腓骨之间，在条口下2.5cm。《针灸甲乙经·卷三》："在上廉下三寸。"

方向：直刺。

深度：1.5～3cm。

反应：触电感传至脚或伴有脚及胫前突然抽动。

主治：下肢瘫痪、麻木，急性胃肠炎，肝炎，肾炎等。

条口

名义：该穴名是根据其对胃肠系统病症有疗效而定的。针刺该部位，对胃肠系统多种病症有较好疗效，为了肯定该部位之疗效，特命名"条口"。条，有条理、秩序之意，如井井有条，有条不紊；口，关口。"条口"的直意即是有条理的关口。"条口"在此处的真正含义是使胃肠功能正常的关口。

体位：坐位，屈膝关节呈90度。

位置：在胫骨和腓骨之间，上巨虚下5cm。《针灸甲乙经·卷三》："在下廉上一寸。"

方向：直刺。

深度：1.5～3cm。

反应：触电感传至脚或伴有脚及胫前突然抽动。

经络：浅层分布腓肠外侧皮神经，深层有腓深神经通过。

主治：下肢瘫痪、麻木，腓神经麻痹，细菌性痢疾，胃肠炎，腹胀，腹痛等。

上巨虚

名义：该穴名是根据其对腹内脏腑的严重病症有显著疗效而定的。针刺该部位，能治疗腹内严重病症，为了肯定该部位对严重病症有效，特命名"巨虚"。虚，与实相反；巨，巨大。"巨虚"的直意即是非常虚。"巨虚"在此处的真正含义是针刺该部位，能治疗腹内非常虚的病症。又因在实践中发现"巨虚"不是一个，而是两个，位于其上边的即是"上巨虚"。

体位：坐位，屈膝90度。

位置：在胫骨和腓骨之间，在三里穴下7cm。《针灸甲乙经·卷三》："在三里下三寸。"

方向：直刺。

深度：2～4cm。

反应：触电感传至脚或伴有脚及胫前突然抽动。

经络：分布着腓肠外侧皮神经、腓深神经。

主治：下肢瘫痪及感觉障碍，急性胃肠炎，痢疾，便秘，排尿障碍等。

足三里

名义：该穴名是根据其位于膝下三寸而定的。《针灸甲乙经·卷三》曰："在膝下三寸，胻骨外廉。"可能是古人将寸比喻成里，又因位于膝下，特命名为"足三里"。

体位：坐位，屈膝90度。

位置：在髌骨下缘下10cm处约胫骨和腓骨之间。《针灸甲乙经·卷三》："在膝下三寸，胻骨外廉。"

方向：直刺。

深度：2～4cm。

反应：触电感传至脚或可伴有膝以下突然抽动。

经络：分布着股神经前皮支、腓肠外侧皮神经、腓深神经。

主治：下肢中枢性及周围性瘫痪、麻木。对腹内多种病症有效，所以有人述："肚腹三里留"。

外犊鼻

名义：该穴名是根据其所在部位而定的。因为髌骨似牛鼻尖，髌骨下中间的髌韧带较高，两侧较低，似牛鼻形状，故称"犊鼻"。位于其外侧者称"外犊鼻"。

体位：坐位，屈膝90度。

位置：在胫骨上端，髌韧带的外侧缘凹陷处，同髌尖平高。《针灸甲乙经·卷三》："在膝膑下胻上侠解大筋中。"

方向：直刺，或微偏中线。

深度：1～2.5cm。

反应：膝关节内酸胀抽等。

经络：分布着腓肠外侧皮神经及腓总神经关节支。

主治：膝关节肿、痛，膝关节炎，膝关节损伤等。

梁丘

名义：该穴名是根据其所在部位而定的。《针灸甲乙经·卷三》曰："在膝上二寸。"此部位即是股四头肌之间。两侧的股四头肌较高，似梁，中间较低似丘，故命名"梁丘"。

体位：坐位。

位置：在髌骨上缘上5cm。《针灸甲乙经·卷三》："在膝上二寸。"

方向：直刺。

深度：1～2cm。

反应：局部抽麻。

经络：分布着股神经的肌支和前皮支。

主治：膝盖、膝关节疼痛，运动障碍等。

阴市

名义：该穴名是根据其对腹及下肢某些病症有效而定的。针刺该部位，对寒疝痛、腹胀满、小腹胀痛、腰脚如冷水、膝寒等症有效。为了肯定该部位疗效，特命名"阴市"。古人将体表称其阳，腹内称其阴；热称阳，寒称阴。市，指都市等。"阴市"的直意即是阴的都市。此处"阴市"的真正含义即是治疗腹部病症、股膝某些病症的好部位。

体位：坐位。

位置：在髌骨上缘7cm。《针灸甲乙经·卷三》："在膝上三寸，伏兔下。"

方向：直刺。

深度：1.5～2.5cm。

反应：局部抽麻。

经络：分布着股神经前皮支和股外侧皮神经，深层有股神经肌支。

主治：股痛，膝寒，屈伸不利，腹胀，腹痛等。

伏兔

名义：该穴名是根据其所在部位而定的。《针灸甲乙经·卷三》曰："在膝上六寸，起肉间。"此处起肉实指股直肌，"伏"有趴、隐藏之意，即是该部位似趴一只兔子。简称"伏兔"。

体位：坐位。

位置：在髌骨上缘15cm。《针灸甲乙经·卷三》："在膝上六寸，起肉间。"

方向：直刺。

深度：2～3cm。

反应：局部抽麻。

经络：分布着股前皮神经及股外侧皮神经。

主治：股痛，膝肿，下肢瘫痪等。

髀关

名义：该穴名是根据其对大腿病症有效而定的。针刺该部位，能治疗大腿的多种病症，古人为了肯定该部位之疗效，特命名"髀关"。髀者，大腿也；关者，关口也。"髀关"的直意即是大腿的关口。此处"髀关"的真正含义即是治疗髀部病症的好部位。

体位：仰卧位。

位置：在髂前上棘直下与耻骨联合下缘水平线交叉点处。《针灸甲乙经·卷三》："在膝上，伏兔后交分中。"

方向：直刺。

深度：2～4cm。

反应：触电感，有时可传至大腿外侧。

经络：分布着股外侧皮神经。

主治：股痛，下肢瘫痪、麻木，慢性子宫内膜炎，腹股沟淋巴结肿大，白带过多等。

五、外侧中线穴位

足窍阴

名义：该穴名主要是根据其对脏腑病症有效而定的。窍，指窟窿、孔洞、窍门等；阴，指体腔内部。"窍阴"即脏腑的孔穴，针刺该部位，对脏腑的多种病症有效，为了肯定该部位之功效，特命名"窍阴"。又因位于足，特命名"足窍阴"。

体位：坐位或卧位。

位置：在第4趾外侧，距趾甲角约0.3cm。《针灸甲乙经·卷三》："在足小指次指之端，去爪甲如韭叶。"

方向：直刺。

深度：0.3cm。

反应：局部痛、胀。

经络：分布着腓浅神经的趾背神经。

主治：头痛，眩晕，结膜炎，扁桃体炎，支气管炎，肺结核，胸膜炎，肝炎，胆囊炎等。

侠溪

名义：该穴名是根据其对某些病症有显著疗效而定的。侠，指仗着自己力量帮助被压迫者的人或行为；溪，指山间小溪。"侠溪"即是侠义之溪。"侠溪"在此处的真正含义即是针刺治疗多种病症的最佳部位。

体位：坐位或卧位。

位置：在第4趾和第5趾的跖趾关节前的凹陷处。《针灸甲乙经·卷三》："在小指次指二歧骨间，本节前陷者中。"

方向：直刺。

深度：1cm。

反应：抽麻感，可达脚背。

经络：分布着腓浅神经的足背中间皮神经。

主治：头痛，眩晕，结膜炎，耳鸣，耳聋，腮腺炎，肺结核，乳腺炎，冠状动脉硬化性心脏病，肝炎，胆囊炎等。

地五会

名义：该穴名是根据其对多种病症有效而定的。针刺该部位，对多种病症有效，特命名"地五会"。地，地球，人类生活的场所；会，多方相会。"地五会"的直意即是多方经脉在足相会之处。"地五会"在此处的真正含义是治疗多种病症的好部位。

体位：坐位或卧位。

位置：在第4跖骨和第5跖骨间隙的前端，手指掐得凹陷处。《针灸甲乙经·卷三》："在足小指次指本节后间陷者中。"

方向：直刺。

深度：0.5～1cm。

反应：局部抽麻。

经络：分布着足背中间皮神经、足背外侧皮神经等。

主治：足肿痛，腰痛，结膜炎，耳鸣，肺结核，乳腺炎，胃溃疡等。

足临泣

名义：该穴名主要是根据其对与泣有关的病症有效及位于足，与头临泣相对应而命名的。因为针刺该部位，对与泣有关之病症有效，类似头临泣功效，又因位于足，特定名"足临泣"。

体位：坐位或卧位。

位置：在第4跖骨和第5跖骨间隙的后端，手指掐得的凹陷处。《针灸甲乙经·卷三》："在足小指次指本节后间陷者中。"

方向：直刺。

深度：1cm。

反应：局部抽麻，有时可传至小趾尖。

经络：分布着足背中间皮神经、足底外侧神经的分支。

主治：足肿痛，头痛，目痛，癫狂等。

丘墟

名义：该穴名是根据其所在部位而定的。墟指山下之地，足外廉踝下如前陷者中，似高山之下的丘墟之地一样，特命名"丘墟"。

体位：坐位或卧位。

位置：在外踝前下缘，骰骨后上方凹陷处。《针灸甲乙经·卷三》："在足外廉踝下如前陷者中，去临泣一寸。"

方向：直刺。

深度：1～1.5cm。

反应：局部抽麻，有时可传至脚尖。

经络：分布着足背中间皮神经分支及腓浅神经分支。

主治：踝关节扭伤，小儿麻痹足内翻，呕吐，嗳酸，胸胁痛，颈项痛等。

悬钟

名义：该穴名主要是根据其对某些病症的显著疗效而定的。针刺该部位，能使一些病症立刻见效，为了肯定该部位之功效，特命名"悬钟"。钟，指钟表及规定时间之意；悬，悬吊、悬挂。"悬钟"的直意即是悬挂的钟表。"悬钟"在此处的真正含义是该部位似悬挂的钟表一样，针刺后立刻会使病症发生变化。

体位：坐位或侧卧位。

位置：在外踝尖上7cm的腓骨前缘处。《针灸甲乙经·卷三》："在足外踝上三寸，动脉中。"

方向：直刺。

深度：1～2cm。

反应：触电感传至脚外侧，有时伴有脚突然背屈的动作。

经络：分布着腓浅神经。

主治：膝以下中枢性及周围性瘫痪，脊髓灰质炎后足内翻，踝关节炎，肝炎，胆囊炎，胃肠炎，肾炎等。

阳辅

名义：该穴名主要是根据其所在部位而定的。因在辅骨之阳侧，特命名"阳辅"。

体位：坐位或卧位。

位置：在外踝尖上9.5cm的腓骨前缘处。《针灸甲乙经·卷三》："在足外踝上四寸，辅骨前，绝骨端，如前三分，去丘墟七寸。"

方向：直刺。

深度：1～2cm。

反应：触电感传至脚背。

经络：浅层分布着腓肠外侧皮神经和腓浅神经。

主治：踝关节扭伤，踝关节炎，膝以下中枢性及周围性瘫痪，偏头痛等。

光明

名义：该穴名是根据其对眼病症有效而定的。针刺该部位，对某些眼病有疗效，为了形容该部位对眼病之功效，特命名"光明"。

体位：坐位或卧位。

位置：在外踝尖上12cm的腓骨前缘处。《针灸甲乙经·卷三》："在足外踝上五寸。"

方向：直刺。

深度：1～2cm。

反应：触电感传至脚或伴有脚突然背屈的动作。

经络：分布着腓浅神经。

主治：踝关节扭伤，小儿麻痹足内翻，膝以下中枢性及周围性瘫痪，结膜炎，视力障碍等。

外丘

名义：该穴名主要是根据其所在部位而定的。因该部位在踇长伸肌上，较高，似丘陵，又因在外侧，特命名"外丘"。

体位：坐位或仰卧位。

位置：在外踝上16cm的腓骨前缘处。《针灸甲乙经·卷三》："在外踝上七寸。"

方向：直刺。

深度：1～2cm。

反应：触电感，传至脚背。

经络：分布着腓浅神经。

主治：小儿麻痹足内翻，膝以下中枢性及周围性瘫痪，腰痛等。

阳交

名义：该穴名是根据其所在部位经络分布特征而定的。在该部位直下，即是腓浅神经由深层穿向表层之部位，形容该经络由阴交到阳（体表），特命名"阳交"。

体位：坐位或侧卧位。

位置：在外踝上16cm。《针灸甲乙经·卷三》："在外踝上七寸，斜属三阳分肉间。"

方向：直刺。

深度：1～2cm。

反应：触电感传至脚背。

经络：分布着腓肠外侧皮神经、腓浅神经。

主治：小腿疼痛和运动障碍等。

阳陵泉

名义：该穴名是根据其对下肢和上腹部的多种病症有显著疗效及位于下肢阳面而定的。针刺该部位，对下肢的运动、感觉障碍及上腹部多种病症有显著疗效，为了形容该部位之疗效，特选"陵泉"。陵有大山之意；泉，指地下流出的水源。"陵泉"即指大泉。"陵泉"的实际含义是形容该部位为最佳部位，因其位于膝下外侧，特命名"阳陵泉"。

体位：坐位或卧位。

位置：目前针灸界常用取穴法有两种：一是在小腿外侧，腓骨小头前下方凹陷处。二是在膝以下，腓骨小头的下缘凹陷处，约在腓骨小头下缘一横指（腓总神经分为腓浅神经与腓深神经，浅层有腓肠外侧皮神经），此处有人称为"后阳陵泉"。《灵枢·本输第二》："在膝外侧陷者中也。"《针灸甲乙经·卷三》："在膝下一寸，胻外廉陷者中。"

方向：直刺。

深度：2～3cm。

反应：触电感传至脚或伴有胫部肌肉突然收缩的感觉。

经络：浅层分布有腓肠外侧皮神经，深层有腓总神经分支。

主治：下肢中枢性及周围性瘫痪、麻木，膝关节炎，坐骨神经痛，月经不调，便秘，肝炎，胆囊炎，胃炎等。

膝阳关

名义：该穴名是根据其对膝多种病症有疗效而定的。针刺该部位，对膝多种病症有显著疗效，为了形容该部位之疗效，特命名"膝阳关"。

体位：坐位或侧卧位。

位置：在犊鼻外陷者中。《针灸甲乙经·卷三》："在阳陵泉上三寸，犊鼻外陷者中。"

方向：直刺。

深度：1～2cm。

反应：局部抽麻，有时可向下放散。

经络：分布着股外侧皮神经末支。

主治：膝关节炎，膝肿痛，小腿麻木等。

中渎

名义：该穴名是根据其对一些病症有较好疗效而定的。渎，水沟、小渠，"中渎"指集中之渠，实际含义是指此处是治疗病症的好部位。

体位：坐位或侧卧位。

位置：在膝阳关穴直上11cm。《针灸甲乙经·卷三》："在髀骨外，膝上五寸，分肉间陷者中。"

方向：直刺。

深度：1～2cm。

反应：局部抽麻，有时可往下放散。

经络：浅层有股外侧皮神经，深层有股神经的肌支。

主治：股外侧皮神经炎，膝关节炎，下肢中枢及周围性瘫痪、麻木等。

风市

名义：该穴名是根据其对下肢疼痛等病症有显著疗效而定的。中医认为多种腿痛均与风有关，针刺该部位，对下肢疼痛等症有显著疗效，为了肯定和形容该部位对下肢疼痛等症之特殊功效，特命名"风市"。风，指与下肢疼痛有关的病症；市，市场。"风市"的直意即是风的市场。"风市"在此处的真正含义即是治疗下肢疼痛的最佳部位。

体位：侧卧位。

位置：在膝阳关直上14cm。《针灸资生经》："在膝上7寸，外侧两筋间。"

经验取穴法：直立，两手自然下垂，中指尖处。

方向：直刺。

深度：2~3cm。

反应：局部抽麻，有时可往下放散。

经络：浅层分布着股外侧皮神经，深层有股神经的肌支。

主治：下肢麻痹和疼痛，股神经痛，坐骨神经痛等。

六、外侧后线穴位

至阴

名义：该穴名是根据其对脏腑病症有效而定的。针刺该部位，对脏腑的多种病症有效。古人称体表为阳，胸、腹腔内为阴，"至"有到达之意，为了肯定该部位对脏腑病症的疗效，特命名"至阴"，意思是针刺该部位能达到阴的部位。

体位：坐位或卧位。

位置：在足小趾外侧，距趾甲0.3cm。《针灸甲乙经·卷三》："在足小指外侧，去爪甲如韭叶。"

方向：直刺。

深度：0.3~0.5cm。

反应：局部抽麻、疼痛。

经络：分布着腓浅神经和腓肠神经。

主治：头痛，眩晕，结膜炎，鼻炎，感冒，冠状动脉硬化性心脏病，肝炎，胆囊炎，阳痿，遗精，急性膀胱炎，月经不调等。

足通谷

名义：该穴名是根据其对躯体深部病症有效而定的。针刺该部位，对体内某些深部病症有效，古人为了肯定该部位对深部病症之疗效，特命名"通谷"。因谷有到达底部、深部之含义；通即通达之意。据此可知，"通达"即是形容该部位能通达人体的深部，因位于足部，特命名"足通谷"。

体位：坐位或卧位。

位置：在足小趾外侧，第5跖趾关节之间的凹陷处。《针灸甲乙经·卷三》："在足小指外侧，本节前陷者中。"

方向：直刺。

深度：0.5cm。

反应：局部抽麻，有时可传至小趾尖。

经络：分布着足底外侧神经的分支。

主治：头痛、眩晕，鼻出血，月经不调，慢性胃肠炎等。

束骨

名义：该穴名是根据其位于第5跖骨下而定的。因其位于第5跖骨小头后下方外侧，第5跖骨呈束状，特命名"束骨"。

体位：坐位或侧卧位。

位置：在足外侧，第5趾骨小头的后外侧，赤白肉际的凹陷处。《针灸甲乙经·卷三》："在足小指外侧，本节后陷者中。"

方向：直刺。

深度：1cm。

反应：有触电感，可传至脚趾尖。

经络：分布着足底外侧神经。

主治：头痛，结膜炎，足外侧痛等。

京骨

名义：该穴名是根据其位于脚骨下而定的。因该部位在足外侧的大骨，古人称其为"京骨"；因该部位在足外侧大骨下，即第5跖骨粗隆前下方，即以此骨名为名，故定名"京骨"。

体位：坐位或侧卧位。

位置：在足外侧，第5跖骨底的前外侧，赤白肉际的凹陷处。《针灸甲乙经·卷三》："在足外侧大骨下，赤白肉际陷者中。"

方向：直刺。

深度：1cm。

反应：触电感，可传至脚趾。

经络：分布着胫神经的足底外侧皮神经。

主治：膝痛不可屈伸，腰背急痛不可俯仰等。

金门

名义：该穴名是根据其对某些病症有特殊疗效而定的。因在该部位针刺足背外侧皮神经，对某些病症有显著疗效，即称该部位为最珍贵之门户，特用"金门"来形容，故命名"金门"。

体位：侧卧位。

位置：在足外踝前下方，股骨外侧，第5跖骨底后方的凹陷处。《针灸甲乙经·卷三》："在足外踝下。"

方向：直刺或往前下斜刺。

深度：0.5～1.5cm。

反应：触电感，可传至脚尖。

经络：分布着足背外侧皮神经。

主治：膝胫酸痛不能久立，小儿发痫等。

申脉

名义：该穴名主要是根据其对某些经脉之病症有效而定的。针刺该部位对胫、踝、足等部位之筋脉拘急、屈伸不利等症有较好疗效，特命名"申脉"。申有陈述、申请之意；脉，指经脉。"申脉"的实际含义即是申请治疗经脉的部位。

体位：坐位或侧卧位。

位置：在外踝直下，跟骨滑车突下缘，赤白肉际的凹陷处。《针灸甲乙经·卷三》："在足外踝下陷者中。"

方向：直刺或往前下斜刺。

深度：0.5～1.5cm。

反应：触电感传至脚外侧或伴有脚突然背屈抽动的动作。

经络：分布着胫神经的足外侧皮神经。

主治：踝关节扭伤，脑血管疾病引起的足瘫痪麻木，头痛，眩晕，痛经等。

仆参

名义：该穴名是根据其对脚和胫部运动障碍有显著疗效而定的。针刺该部位，能治疗跟骨骨刺、胫以下活动障碍等。为了形容该部位之疗效，特命名"仆参"。仆，伺候人的工役；参有两种发音和意思，即参差不齐，人参、参星。"仆参"的真正含义，该部位是治疗下肢瘫痪的最佳部位，治愈的患者下肢灵活有力，似好仆人那样勤快。

体位：坐位或侧卧位。

位置：在昆仑穴直下方，足跟外侧的凹陷处。《针灸甲乙经·卷三》："在跟骨下陷者中。"

方向：直刺。

深度：1cm。

反应：触电感传至脚外。

经络：分布着腓肠神经跟外侧支。

主治：跟骨骨刺，踝关节扭伤，膝以下疼痛和瘫痪等。

昆仑

名义：该穴名是根据其所在部位而定的。在外踝之后的腓肠神经是该部最大的经络，针刺该部位疗效显著，为了形容该部位经络之大和显著疗效，特用最大山脉之名"昆仑"为名。

体位：坐位或侧卧位。

位置：在外踝之后，外踝和跟腱的中间凹陷处。《针灸甲乙经·卷三》："在外踝后，跟骨上陷者中。"

方向：直刺或斜刺。

深度：1～2cm。

反应：触电感传至脚外侧。

经络：分布着腓肠神经和腓浅神经。

主治：踝关节扭伤，脚跟肿痛等。

附阳

名义：该穴名主要是根据经络由此分布在足阳面而定的。现代解剖证明，腓肠神经由此处向前外下，达足外侧上面。"附"有脚背之意，"阳"有表面之意。"附阳"的直意即是脚背的表面。这里"附阳"的真正含义是治疗附阳病症的最佳部位。

体位：坐位或侧卧位。

位置：在外踝上缘7cm处的跟腱外侧缘。《针灸甲乙经·卷三》："在足外踝上三寸。"

方向：直刺。

深度：1～2cm。

反应：触电感传至脚。

经络：分布着腓肠外侧皮神经和支配该部位肌肉的腓浅神经。

主治：踝关节扭伤，足中枢性及周围性瘫痪等。

阳交

名义：该穴名主要是根据经络与阳面相交而定的。现代解剖证实，腓肠外侧皮神经在此处向下斜达外侧面（即阳面），可能据此而命名"阳交"的。

体位：坐位或侧卧位。

位置：在外踝上16cm。《针灸甲乙经·卷三》："在外踝上七寸，斜属三阳分肉间。"

方向：直刺。

深度：1～2cm。

反应：触电感传至脚。

经络：分布着腓肠外侧皮神经、腓浅神经。

主治：小腿疼痛和运动障碍等。

飞扬

名义：该穴名是根据其对下肢运动障碍有显著疗效而定的。针刺该部位，能使下肢运动功能恢复，患者可扬步如飞。为了形容该部位恢复肌力之功效，特用扬步如飞来形容，据此，命名"飞扬"。

体位：俯卧位。

位置：在承山穴外下约3cm。《灵枢·经脉第十》："去踝七寸。"《针灸甲乙经·卷三》："在足外踝上七寸。"

方向：直刺。

深度：1～2cm。

反应：触电感传至脚。

经络：分布着腓神经交通支（腓肠外侧皮神经）。

主治：膝以下运动和感觉障碍，小腿痛，痔疮等。

承山

名义：该穴名是根据其对下肢某些病症有显著疗效而定的。承，承受；"承山"指能承受山。下肢疼痛，活动障碍，不能站立及行走患者，针刺该部位能使下肢疼痛消失，活动恢复正常，而且肌力增大。为了肯定该部位恢复肌力之功效，特用站立时能承受山来形容，据此，命名"承山"。

体位：侧卧位。

位置：在小腿后面正中，腓肠肌两侧肌腹交界的下端，手指掐得的凹陷处。《针灸甲乙经·卷三》："在兑腨肠下分肉间陷者中。"

方向：直刺。

深度：2～4cm。

反应：触电感传至脚或伴有膝下突然抽动的动作。

经络：浅层分布着腓肠内侧皮神经，深层为胫神经。

主治：膝下的瘫痪及麻木，腰腿痛，坐骨神经痛，腹泻，便秘，脱肛等。

承筋

名义：该穴名是根据其对下肢某些病症有显著疗效而定的。古人认为下肢疼痛和活动障碍与经筋病症有关。承，承受；筋，经筋。"承筋"即承受经筋，针刺该部位，能使下肢疼痛、活动障碍消失，为了肯定该部位承受筋之作用，特命名"承筋"。

体位：侧卧位。

位置：在合阳与承山两穴连线的中点（约在腓肠肌中央）。《针灸甲乙经·卷三》："在腨肠中央陷者中。"

方向：直刺。

深度：2～3cm。

反应：触电感传至脚或伴有膝下突然抽动的动作。

经络：浅层分布着腓肠内侧皮神经，深层为胫神经。

主治：足胫疼痛，膝下瘫痪及麻木，习惯性便秘，痔疮等。

合阳

名义：该穴名比较特殊，主要是根据通向阳面的经络在此处相合而定的。因为，在该部位有支配胫深部及前外侧的分支，分别合入胫神经干，故命名"合阳"。

体位：俯卧位。

位置：在委中穴直下5cm。《针灸甲乙经·卷三》："在膝约文中央下二寸。"

方向：直刺。

深度：2～3cm。

反应：触电感传至脚或伴有膝下突然抽动的动作。

经络：浅层为股后皮神经和腓肠内侧皮神经，深层为胫神经。

主治：下肢中枢性及周围性瘫痪、麻木，膝腿酸重，筋挛急，功能性子宫出血，子宫内膜炎，睾丸炎等。

委中

名义：该穴名是根据其位于膝关节后的中央部位而定的。因"委"有多种含义，其中有曲折之意，人体膝关节能弯曲，即简称"委"，由于该部位又位于膝关节后的中央部位，特命名"委中"。

体位：俯卧位。

位置：在腘窝横纹正中，腘动脉的外侧。《灵枢·本输第二》："腘中央。"《针灸甲乙经·卷三》："在腘中央约文中动脉。"

附：腘窝在膝关节后面，由股二头肌、半膜肌、半腱肌、腓肠肌肉、外侧头等围成。腘窝内有腘动、静脉和胫神经通过，胫神经位于动脉外侧。由股后皮神经司皮肤感觉。

方向：直刺。

深度：1～2.5cm。

反应：触电感传至脚或伴有下肢突然抽动的动作。

经络：表浅为股后皮神经，深部为胫神经。

主治：下肢瘫痪及麻木，膝关节炎，腰骶痛，坐骨神经痛，腹泻，感冒，鼻出血等。

委阳

名义：该穴名较特殊，主要是根据其位于膝关节后中央偏外侧部位而定的。因"委"有曲折之意，人体膝关节能弯曲，称"委"。由于该部位在膝关节后的中央偏外侧，即偏阳侧，故命名"委阳"。另外，可能还有委部经络通行阳面之意。因现代解剖证明，腓总神经由此部位斜向前外下至小腿前外侧（阳面）。

体位：俯卧位。

位置：在腘窝横纹的外侧，股二头肌腱的内缘。《针灸甲乙经·卷三》："出于腘中外廉，两筋间承扶下六寸。"

方向：直刺。

深度：0.5～1.5cm。

反应：触电感传至脚或伴有膝下突然抽动。

经络：皮肤分布着股后皮神经、下层分布着腓总神经。

主治：膝下中枢性及周围性瘫痪、麻木，腰脊强痛，小便不利，小腹胀满等。

浮郄

名义：该穴名是根据其对下肢运动障碍有效而定的。浮，浮起来；郄，有隙之意。"浮郄"即是能浮起来的穴隙，针刺该部位，能治疗胫部及脚的活动障碍，如从孔隙中上行、浮起一般，特命名"浮郄"。

体位：俯卧位。

位置：在委中和委阳连线的中点，垂直往上2.5cm。《针灸甲乙经·卷三》："在委阳上一寸，屈膝得之。"

方向：直刺。

深度：0.5～1.5cm。

反应：触电感传至脚或伴有膝下突然抽动。

经络：皮肤分布着股后皮神经，下层分布着腓总神经。

主治：下肢中枢性及周围性瘫痪、麻木，习惯性便秘，肠炎，膀胱炎等。

殷门

名义：该穴名是根据其对下肢的多种病症有显著疗效而定的。殷，殷勤；门，门户。"殷门"即指殷勤之门户。因下肢疼痛和活动障碍，患者常懒于活动，针刺该部位，能使下肢的疼痛和活动障碍减轻或消失，患者病愈后行动方便，做事殷勤。为了形容该部位之疗效，将此处定为殷勤之门户，故命名"殷门"。

体位：俯卧位。

位置：在承扶与委中连线的中点往上移2cm。《针灸甲乙经·卷三》："在肉（应为浮）郄下六寸。"

方向：直刺。

深度：3～5cm。

反应：触电感传至脚或伴有下肢突然抽动的动作。

经络：分布着股后皮神经和坐骨神经。

主治：腰背部疼痛，坐骨神经痛，下肢瘫痪和麻木等。

承扶

名义：该穴名是根据其对下肢某些病症有显著疗效而定的。承，承受；扶，扶持。"承扶"即承受扶持。因为下肢疼痛和活动障碍，常需扶拐或扶物行走，针刺该部位，能治愈下肢疼痛和活动障碍，使患者在不扶拐杖的情况下自由行走，为了形容和肯定该部位有承受扶持之疗效，特命名"承扶"。

体位：俯卧位。

位置：在臀横纹正中处，臀大肌的下缘，股二头肌和半腱肌之间。《针灸甲乙经·卷三》："在尻臀下，股阴肿上约文中。"

方向：直刺。

深度：2.5～5cm。

反应：触电感传至脚或伴有下肢突然抽动的动作。

经络：分布着臀下神经、股后皮神经，深部有坐骨神经通过。

主治：坐骨神经痛，腰骶神经疼痛，下肢瘫痪及感觉障碍，痔疮，习惯性便秘等。

环跳

名义：该穴名是根据其对下肢的多种病症有显著疗效而定的。环，指环曲；跳，指跳跃。"环跳"即是转圈跳跃，针刺该部位，能使下肢的感觉和运动恢复正常，病愈后患者不仅能自由行走，而且能随意蹦跳，为了肯定和形容该部位之疗效，特命名"环跳"。

体位：俯卧位或侧卧位。

位置：在骶正中嵴下端，平行往外移8cm，此处夹角约为130度。然后往外下3cm处。《针灸甲乙经·卷三》："在髀枢中。"

方向：直刺。

深度：5～10cm。

反应：触电感传至脚或伴有下肢突然抽动的动作。

经络：分布着臀下皮神经、臀下神经，深部为坐骨神经。

主治：坐骨神经痛，腰骶神经根炎，中枢性及周围性瘫痪等。

秩边

名义：该穴名是根据其对下肢的某些病症有显著疗效而定的。因"秩"指秩序；"边"指边缘等。"秩边"即是有秩序的在边缘行走。因下肢的某些病，可使下肢肌力减弱，行动困难，针刺该部位，能使下肢疼痛消失、活动恢复正常，行走时步态灵活自如，且可在最边缘处有秩序地行走，为了形容和肯定该部位之疗效，特命名"秩边"。

体位：俯卧位或侧卧位。

位置：骶下中嵴下端平行往外8cm（约四横指宽）。《针灸甲乙经·卷三》："在第二十一椎下两旁各三寸陷者中。"

方向：直刺。

深度：6～8cm。

反应：触电感传至脚或伴有下肢突然抽动的动作。

经络：分布着臀下神经、股后皮神经及坐骨神经。

主治：坐骨神经痛，下肢瘫痪及麻木，腰骶痛，大便不利，小便难等。

撰后感

本编论述的"针刺部位"，是古代针刺治病专家，在探索和运用针刺治病方法时，将易出现"得气"和疗效显著的部位，先初步选定，然后反复验证，明确肯定，历代实践，不断传承的最佳固定"针刺部位"。

因"针刺部位"是通过针刺确定的，范围较小，为此在针灸界习惯称其为点、穴、孔穴、腧穴等。这类名称的出现，最好的一面是将"针刺部位"限定在一个特定的"点"；但不利的一面是给正确理解"针刺部位"的含义带来困难。如有些针灸家，将"孔穴"理解成人体先天就有的穴道，后人只是发现而已……

由此使"针刺部位"变得神秘莫测，也正因为如此，至今仍在不断研究。

偏见比无知距离真理更远。由于研究偏离了正确方向，到现在还未能说清"穴位"的大小、深浅和形状，"穴位"内被针刺治病的主要物质是什么？以上问题不是说不清，而是由于理念不同，不能说清。如在20世纪，上海中医学院等医学院校的解剖教研组，行解剖研究时就发现了，几乎每个"穴位"中都分布着不同的神经，后在一些书和文章中也引用，但由于理念不同，在绝大多数书和文章中，没有把这一重大科研成果，归纳到经络范畴。我在撰写"针刺部位"编时，刻意将其归纳到"穴位"的经络中。其理由是，在"穴位"中只有这些神经，才能代表古人描述的经络。因我本人就是神经科医师，知道神经生理、解剖。经过几十年针刺治病的临床实践，一再证明，针刺"穴位"能出现"得气"现象，就是刺中周围神经出现的特殊现象。也只有刺中周围神经，才会出现"得气"现象。针刺"穴位"疗效显著，就是因为刺中了该"穴位"中的周围神经。如果在"穴位"中刺不中周围神经，就不可能出现显著疗效。据此，我就毅然这样写了。在这里，我要特别感谢研究和发现每个"穴位"中分布神经的专家、工作人员、决策者、支持者。

总之，通过这次撰写"针刺部位"编，悟叹多多……

"针刺部位"是中国针灸家伟大实践的科研成果。

"针刺部位"是中国针灸学的重大发现和发明。

"针刺部位"是中国针灸学的重要组成部分。

"针刺部位"是针刺治病的门户。

"针刺部位"是在躯肢针刺经络的最佳位置。

"针刺部位"是获得疗效的关键。

"针刺部位"是探索经络实质的"天窗"。

"针刺部位"是开创针灸学的可贵资源。

……

如果我们能抛弃杂念，正确理解古代针灸家发现和确定的"针刺部位"。根据针刺时出现的"得气"现象，探讨经络实质。按照"针刺部位"的"名义"和治疗病症的规律，研究经络内连腑脏，外络肢节的规律……将会使中国针灸学的"针刺部位"揭开神秘的面纱，沿着科学之路，快速向前发展。

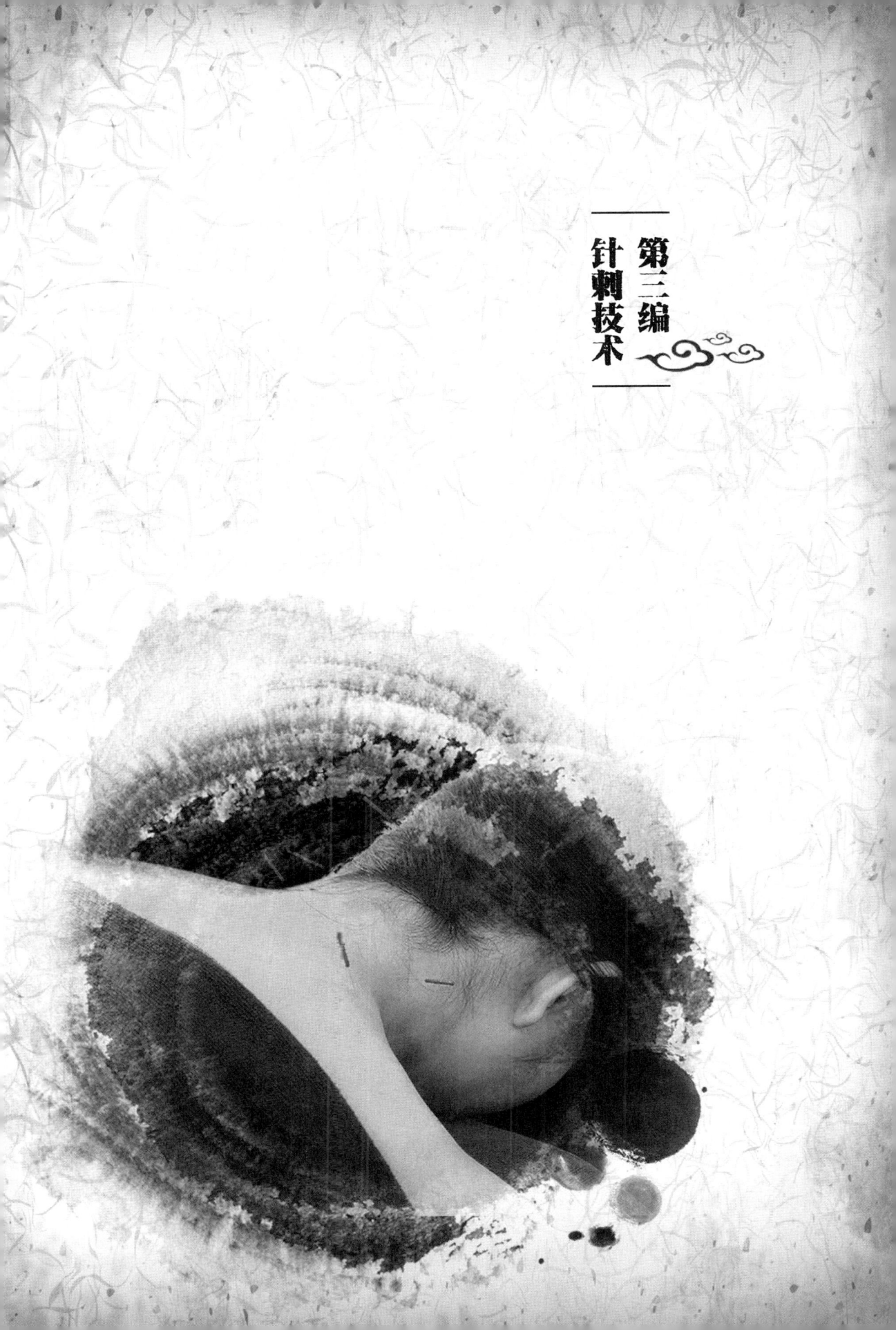

针刺技术，是指用针（特制的）刺入体治病的特殊技术。它首先应具备科学性，因只有运用的针刺方法科学，才有可能出现疗效。所以，探索针刺技术的过程，即应是科学研究的过程。

为此，现在要研究和论述针刺技术，必须树立科学理念，认真研究、总结、继承古代针刺技术的精华，并根据现代科学知识，认真提炼出理论科学、方法先进、疗效独特的针刺技术。

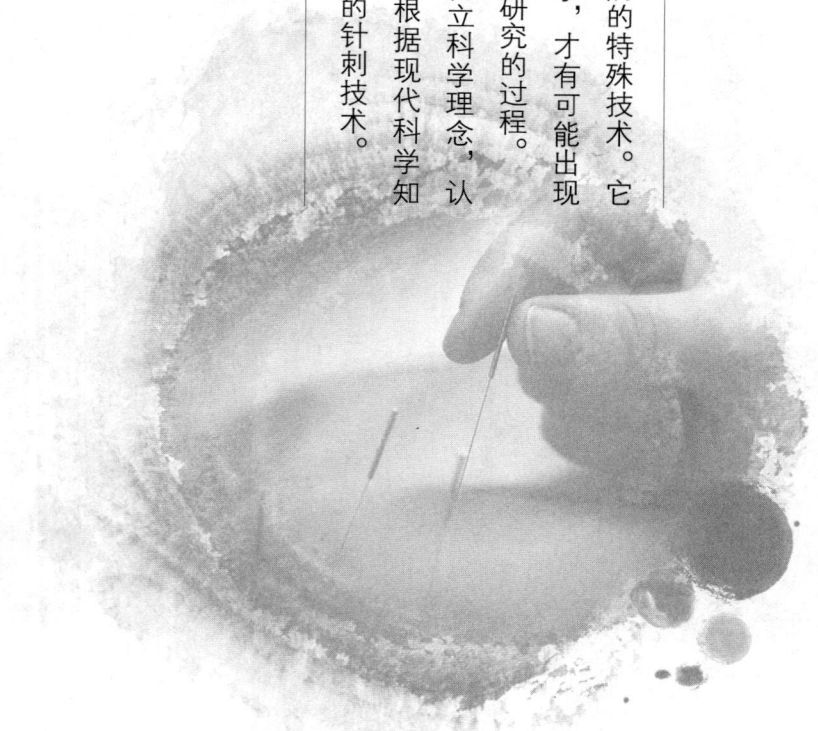

针道——针刺治病解析

第三编 针刺技术

第一章　针刺术

《灵枢·九针十二原第一》曰："欲以微针通其经脉，调其血气，营其逆顺出入之会，令可传于后世。"这段经文很重要，它不仅是中国针灸学的"灵魂"，而且是针刺技术的总纲。几千年来，针灸家们一直紧紧抓住"针刺经脉"这个关键性的核心技术，探索着，实践着，不断积累经验，继续发展、完善。

经文中描述的"欲以微针通其经脉……"主要总结了前人用毫针刺"心脉络系统"的"脉络""脑经络系统"的"经络"之方法。早期以刺"脉络"为主，到《内经》成书年代，已发展到刺"脉络"和刺"经络"。从宋代至今，主要是刺"经络"治病。因此，本书重点论述古人运用毫针刺"经络"治疗病症的方法。

在经典医著中，描述有关针刺技术的内容很多，笔者认为，《灵枢·九针十二原第一》："欲以微针通其经脉，调其血气，营其逆顺出入之会。令可传于后世，必明为之法。""刺之而气不至，无问其数；刺之而气至，乃去之，勿复针。""刺之要，气至而有效，效之信，若风之吹云，明乎若见苍天。刺之道毕矣。"《难经·第七十八难》："得气因推而内之是谓补；动而伸之，是谓泻。不得气，乃与男外女内；不得气，是为（谓）十死不治也。"这些经文应视为中心内容或核心部分，深刻理解其含义，全面继承其先进性及科学性。古人的经验证明，刺中"经络"出现"气至"，即能获显著疗效。《灵枢·九针十二原第一》："刺之要，气至而有效，效之信，若风之吹云，明乎若见苍天。刺之道毕矣。"即是佐证。为此，研究针刺技术，必须紧紧抓住"气至"这个重要环节。

第一节　针刺穴位治疗全身多种病症

经典医著中描述的穴位，是古人在临床实践中，总结出来的"针刺经络"治疗全身多种病症的最佳固定针刺点。在这些固定点针刺，不仅易刺中经络，而且疗效相对较好。

一、寻找穴位

经典医著中，对每个穴位都描记有具体部位。所以，首先要根据其描记的位置寻找穴位。

但是，严格来讲，单纯靠描记的位置，寻找穴位是不够的，因为还需要有寻找准确部位的方法。

常用方法有四种。

（一）手指按弹

针刺前用手指按弹寻找穴位的方法，在经典医著中有多处描记。《灵枢·邪气脏腑病形第四》曰："刺涩者……必先按而循之……"《灵枢·卫气第五十二》曰："取此者用毫针，必先按而在久应于手，乃刺而予之。"《灵枢·刺节真邪论篇第七十五》曰："用针者……切而循之，按而弹之。"《灵枢·经筋第十三》曰："手太阳之筋……结于肘内锐骨之后，弹之应小指之上……"《难经·第七十八难》曰："针有补泻，何谓也？然：补泻之法，非必呼吸出内针也。知为针者……先以左手厌按所针荣俞之处，弹而努之，爪而下之，其气之来，如动脉之状，顺针而刺之。"

"必先按而循之"即是在针刺前必须先用手指按压感传循行的部位，即是穴位。"必先按而在久应于手，乃刺而予之"即是必须首先按压，在手下有物体持续存在的部位针刺，才能使疾病痊愈。"知为针者，信其左，不知为针者，信其右，当针之时，先以左手按荣、俞之处……爪而下之，其气之来，如动脉之状，顺针而刺之。"这就是说越有经验的医生，越知道用左手按压。在用手指往下按压时，其气之来，顺针而刺之。经文中不仅有按压的方法和经验，而且还叙述了弹的经验。

总之，在穴位的范围内进行按压和弹，是寻找经络的好方法。因此，在针刺前，特别是在体表经络比较表浅的部位，应该经常运用手指按压或弹的方法，寻找穴位的准确部位。

古人还发现用手指按压时，疼痛立刻缓解，即是穴位。《灵枢·背腧第五十一》曰："则欲得而验之，按其处，应在中而痛解，乃其腧也。"即是佐证。

上述描记说明，古人在临床实践中，已总结出在针刺前先用手指按压，寻找准确针刺部位的方法。这不仅指出，在针刺前按压，而且指出越有经验的医生，越知道用左手按压。而没有经验的，只知道用右手针刺，而不知道用左手按压。

按压时，待患者有感觉的时候，不仅手下有物体存在，而且状如动脉，久应于手，在此部位针刺能使疾病痊愈。

（二）寻找骨孔

古人将人体表部位很多骨孔，定为针刺治病的穴位。

《素问·骨空论第六十》　"腰痛不可以转摇，急引阴卵，刺八髎及痛上，八髎在腰尻分间。"八髎在尻骨外表的八个空内，主要有络支通过。

由此而知，古人总结出刺"骨孔"之法，实际是通过"骨孔"针刺经络的好方法。为此，在针刺与骨空相关穴位时，应该先用手指按压等方法寻找骨空。

（三）找陷中或凹陷中

经典医著中的穴位有百余个在陷者中或凹陷中。

《灵枢·本输第二》曰："太渊，鱼后一寸陷者中也……曲泽，肘内廉下陷者之中也。商丘，内踝之下，陷者之中也。阴之陵泉，辅骨之下，陷者之中也。丘墟，外踝之前下，陷者中也……阳之陵泉，在膝外陷者中也。"

绝大多数陷者或凹陷中有经络穿行而过。为此，古人将穴位定在陷者中或凹陷中，即是凭借凹陷寻找经络、针刺经络。

（四）凭动脉选穴位

在经典医著中，有多处撰记，以动脉为准定穴位。《针灸甲乙经·卷三》中说："天窗穴，在曲颊下，扶突后，动脉应手陷者中。下关穴，在客主人下，耳前动脉下空下廉，合口有孔，张口即闭。禾髎穴，在耳前兑发下横动脉。听会穴，在耳前陷者中，张口得之，动脉应手。尺泽者，水也，在肘中约纹上动脉。天府，在腋下三寸，臂臑内廉动脉中。"

在早期是刺动脉为主，后来即刺动脉和经络。从宋代以后，特别是目前，在上述穴位针刺，不是刺中动脉放血，而是在针刺时要求"得气"，治疗多种病症。

因在躯肢中很多血管旁有经络伴行。所以，以动脉为准选穴，即是以动脉为准，选与血管伴行的经络，特别是在四肢近端肌肉丰满部位。

二、刺经络

选准穴位后，"刺经络"即是关键的核心技术。根据数千年积累的经验，一旦"经络被刺中"，就可出现"气至"现象。因此可将出现"气至"现象，视为"刺中经络"的依据。现据这个基本经验分别进行论述。

（一）持针

持针要有力，即用手指紧握针柄。《灵枢·九针十二原第一》："持针之道，坚者为宝。"即是佐证。

（二）进针

进针是针刺经络的关键技术。一般分两个步骤：

1. 快速刺入皮下

第一个步骤是"快速将针刺入皮下"。关于进针的速度，早年并无详细记述，后世的针灸家对刺入速度和力量均有过不同描述。窦汉卿《标幽赋》曰："左手重而多按，欲令气散；右手轻而徐入，不痛之因。"即已清楚描述微微捻转，轻轻刺入，患者不会疼痛。而此其后医者何若愚则认为"单刺速进"，即进针时不加捻转，一直刺透皮肤。在临床实践中一再证明，单手快速刺入皮下，多数患者不出现任何痛感。因此，选快速刺入皮下较为理想。

2. 刺中经络

第二个步骤即是"刺中经络"。这个步骤最关键，因为能不能刺中经络，关键就在第二个步骤。

（1）关注"气至"

要想准确、快速刺中经络，除熟练的技术外，必须要聚精会神、集中精力，关注"刺中经络"出现的"气至"现象。《灵枢·九针十二原第一》曰："神在秋毫，属意病者。""方刺之时，必在悬阳。"即指关注"气至"之论述。

（2）针刺方向

能出现"气至"的方向，就是针刺的正确方向。关于针刺方向，有具体论述，也有特殊要求。有人提出在穴位针刺应垂直刺入，不应偏斜。《灵枢·九针十二原第一》曰："正指直刺，无针左右"即是佐证。有人则认为，针刺的正确方向应以能出现"气至"为准，即以能出现"气至"的方向为正确方向，简称"顺"。使"气至"失去的方向为逆行方向，简称"往"。《灵枢·九针十二原第一》曰："往者为逆，来者为顺；明知逆顺，正行无问"即是佐证。在临床上，根据每个穴位的特定位置和治病的具体要求，两种论述灵活应用，其目的是要出现"气至"。为此，应视能出现"气至"的方向为正确方向。

（3）针刺深度

能出现"气至"的深度，为针刺的准确深度。关于针刺的深度，每个穴位几乎各不相同，但这只是大概参考数据。在临床上根据经验和治疗某种病的特殊要求，深度可灵活掌握。一般来讲不应超出描记的深度，以防止因针刺过深，损害重要组织或器官。针刺的深度是由"气至"决定的，所以有人深有感触地说，针刺不管深浅，只要出现"气至"即停。《针灸大成》曰："凡刺浅深，针惊则止。"《针灸问对》曰："待气至针动……"就是部分佐证。

（4）针刺动作

①刺："刺"是刺中经络出现"气至"的主要方法。一般来讲，只要方向正确，单纯运用"刺"即可刺中经络使"气至"出现，这种方法是临床最常用的方法，也是最易出现"气至"的方法。《灵枢·九针十二原第一》曰："刺之而气不至，无问其数；刺之而气至，乃去之，勿复针。"就是佐证之一。

②按和转结合：采用按和转相结合的方法，是出现"气至"的另一种方法。在针刺到一定深度后（针尖将接近经络），再将针按压进行旋转，即可使"气至"出现。《灵枢·官能第七十三》："切而转之，其气乃行。"即是佐证。

（5）"气至"现象

因为出现"气至"现象是刺中经络的唯一依据，所以必须熟悉"气至"现象。

"气至"也称"得气"，在经文中常见。在早期，已确认"气至"或"得气"类似于"中气穴""得气穴""调气"等内容，但什么是"气至"或"得气"，当时并没有详细描记。后世针灸家通过临床实践，从不同的角度描述了亲身的感悟。《标幽赋》曰："轻、滑、慢而未来，沉、涩、紧而已至。气之至也，如鱼吞钩饵之浮沉；气未至也，如闲处幽堂之深邃。"《针灸大成》曰："如针下沉、重、紧、满者，为气已至；如针下轻、滑、虚、活者，气犹未至；如插豆腐者，莫能进之，必使之候；如神气既至，针自紧涩，可以依法察虚实，而施之。"另曰："凡刺浅深，惊针则止。"《针灸问对》曰："待气至针动……"《针灸内篇》曰："凡针入穴，宜渐次从容而进，攻病者知酸、知麻、知痛或似麻、似痛之不可忍者即止。"当代针灸学中，除承用上述描记外，增加的主要有"触电感"和"抽动"（肌肉、局部肢节跳动）。从上述描记可知，"气至"现象主要是患者在被针刺时，感到的酸、麻、痛、触电、抽动等异常感觉及抽动；针灸家在针刺时持针的手，感到针突然变沉、涩、重、紧、满、动等，以上的现象和感受应视为"气至"的标准。

上述的"气至"现象和反应，不是在全身每个穴位都很典型，在四肢，特别是肘、膝关节附近的穴位易出现。

（6）"气至"的调控

在临床上要求出现的"气至"，既要现象明显、患者又能忍受，才为适度。

为了达到这个目的，针灸家们已经总结出补充和泻出的原则，即"不足补之，有余泻之。"《灵枢·小针解第三》曰："针以得气，密意守气，勿失也。""气盛不可补也；气虚不可泻也。"即是佐证。

泻气法：如在针刺时"气至"出现的太强，患者难以忍受，应立刻将针往外微动，即可使"气至"减弱或消失。《灵枢·官能第七十三》曰："伸而迎之。"即是有关论述。到《难经·第七十八难》曰："动而伸之，是谓泻。"再次进行了强调。这一泻气法，到目前为止，在临床上仍然有应用价值。特别是在针刺入后"气至"太强，患者不能忍受时，必须采取的唯一有效方法。

补气法：如在针刺时"气至"虽然出现了，但因程度太弱而不理想，需要增补时，即可用补气法。常用的方法是"微旋而徐推之"（《灵枢·官能第七十三》），到《难经》改成"推而内之"。这类补气法，妙在"微"和"徐"。因在"气至"不理想时，将针微旋和（或）徐推，有些确实能使"气至"得以增补（只局限在某些穴位中），但因旋转大、推动过快或过大，不仅不能使"气至"增补，反而会使原来的"气至"消退的一干二净。

三、留针

在临床实践中"气至"来之不易。一旦出现"气至"，要十分珍惜，应保留针位不变，争取"气至"延长、增补、重现。

1. 守气

古代针灸家对"守气"特别重视，认为在"气至"后，应立刻用手紧握针柄，不能移动，使针位不变，达到"守气"之目的。《灵枢·小针解第三》曰："针以得气，密意守气，勿失也。"《素问·针解篇第五十四》曰："如临深渊者，不敢堕也。""手如握虎者，欲其壮也。"即是古代针灸家对"守气"进行的生动描记。

数千年实践证明，古人要求"守气"的理念是正确的，应该继承。问题是当时提出的"守气"方法，耗时费力，效果较差。"气至"后立刻将手离开针柄，使针静留穴位，远比手持针柄进行固定效果好。因此，目前针灸家已用"留针"的方式，代替了"守气"之方法。

2. 增气

临床实践证明，再"气至"或重复"气至"，对某些病症能提高疗效。因此，在临床上就出现了多种形式的再"气至"技术。

现对方法简便、效果可靠、患者痛苦小的五类技术，分别进行论述。

（1）按法　用手指轻轻按针柄，可使"气至"增补或再现。

（2）叩法　用手指轻轻叩击针端，可使"气至"增加或再现。

（3）弹法　用手指轻弹针柄侧面，可使"气至"增补或再现。

（4）摇法　用手指捏住针柄，轻轻摇动，可使"气至"增加或再现。

（5）再刺法　如用以上技术，未能使"气至"增加或再现，说明针尖已离位。如果还需再"气至"时，将针再往内推进，有时即可出现"气至"。如还不能出现"气至"，将针提到浅层，改变方向再刺，可重新获"气至"。

留针约需30分钟，在此期间可反复操作2～3次。

四、出针

出针，是针刺的结束动作，再无别的意思。多数穴位可快速出针，少数穴位捻转后再出针。出针后按揉穴位，没有补泻之意，只是根据出血多少，决定按压的时间长短。

笔者提示：在针刺治病时，必须坚持"用针细、动作准、动作轻"的原则，将针刺时对经络的损伤减少到最低限度。

附：针刺经络歌诀

（一）针刺经络总歌诀

针刺经络并不难，古人早有好经验，

找穴针技与得气，三个环节是关键。

（二）按切弹压歌诀

穴的定位重之重，找准经络细端详，

按切弹压需先行，应手痛解速刺中。

（三）沿骨孔寻经络歌诀

躯肢头面骨孔多，有些仅是过经络，

巧用针技刺骨孔，过孔经络易刺着。

（四）靠凹陷寻经络歌诀

全身凹陷百余个，多有经络绕行过，

选准凹陷往进刺，刺中经络功效卓。

（五）刺中经络歌诀

1. 经络若刺中，得气为佐证。
2. 刺中经络气至现，特感肢动较常见。
3. 指尖与耳经络浅，刺进穴位多痛感。
4. 肢体近端肌丰满，刺中经络较困难，
   血管经络多伴行，摸着动脉刺旁边。

第二节　针刺非穴位治疗全身多种病症

"非穴位"即指古人在临床实践中，总结出来的针刺躯肢经络，治疗全身多种病症的"非固定针刺部位"。

一、以经取之

《灵枢·经脉第十》各段描记的"以经取之"，即是治疗本经病症时没有固定的穴位，只要求将针刺在"经"上，就可以治疗病症。

"以经取之"没有谈到具体方法和数量。笔者认为，寻找"经"，仍应采用手指按压等寻找方法。

在针刺时，应坚持"经络若刺中，得气为佐证"的原则。根据病变的范围及部位，每次可用1至数枚针。

二、以痛为输

《灵枢·经筋第十三》各段描记的"以痛为输"，即是在治疗本经筋病症时没有固定穴位，要求"以痛为输"。笔者认为"以痛为输"的"痛"，应包括主观疼痛和（或）压痛在内。所以，在针刺时，除在疼痛明显的部位针刺外，还应用手指按压寻找"压痛点"，然后进行针刺。

在疼痛和压痛部位，实际上是针刺异常状态之经络，因有"通则不痛，不通则痛"之说。

三、针刺病变局部治疗局部病症

经典医著中，描记的针刺病变局部治疗局部病症的方法，实际是针刺病变局部不同层次和状态的经络治疗疾病。现介绍3种常用方法。

（一）针刺体表经络

针刺体表经络是古人常用方法之一。用短而小的针，在皮肤上针刺，治疗浅表部位病症。《灵枢·官针第七》云："毛刺者，刺浮痹皮肤也。""半刺者，浅内而疾发针，无针伤肉，如拔毛状，以取皮气……"这些即是描述刺表皮的具体方法和作用。此类方法对皮肤麻木、感觉异常、局限性湿疹、神经性皮炎等有较好疗效。

用短小的针，针刺体表之部位治疗表浅部位之病症，主要是通过针刺体表的经络达到治疗目的。后人为了提高工作效率和疗效，特将针改成梅花针（又称七星针）。

（二）刺肌间经络

局部损伤功能障碍有疼痛时，可直接针刺损伤部位及附近的肌间经络。

《灵枢·官针第七》曰："分刺者，刺分肉之间也。""合谷刺者，左右鸡足，针于分肉之间，以取肌痹。"

"分刺""合谷刺"的刺肌间，仅描述了针刺的部位，没有描写针刺的物质，实际应是针刺肌间的经络。

（三）针刺痈肿处经络

《灵枢·官针第七》曰："赞刺者，直入直出，数发针而浅之出血，是谓治痈肿也。"即指局部软组织感染，引起红肿热痛，在病灶及其周围用毫针垂直、快速、多次反复针刺的治疗方法，实际是针刺该部位的经络。

第三节　防止刺伤重要脏器及组织

针刺躯肢经络治疗病症的技术性很强，一时不慎，可能刺中重要脏器，引起不良后果，为此特论述防止刺伤重要脏器及组织如下。

中国古代医学家们，非常重视防止刺伤重要脏器，《素问·脉要经终论篇第十六》云："凡刺胸腹者，必避五脏"即是佐证之一。

古人为了引起同仁的重视，在《素问》中还特别编写了"刺禁论"。现据

"刺禁论"原意，结合现代医学知识，系统整理归纳如下：

一、防止刺伤"脑"

关于针刺时误伤脑，在经文中已有记载，如《素问·刺禁论第五十二》云："刺头中脑户，入脑立死。"此段经文说明，在头部针刺时，经过脑户，刺伤脑后，即立刻死亡。这里要说明"中脑户"，不仅是中"脑户穴"，而是中入脑的门（户者，门也）。成人颅顶密封，一般在颅顶刺不进脑。仅在小儿（1岁半以前）颅缝还没有闭合以前，有前囟、后囟、侧囟、矢状缝和冠状缝（脑积水时更明显）等部位无颅骨仅有脑膜，针刺时如不慎，可能沿囟门或颅缝刺进脑，使脑损伤。特别是在矢状线的囟门上或颅缝上针刺，更危险，因矢状缝下有矢状窦，刺中后可能引起颅内出血，后果更严重。

除颅顶外，入脑的另一个重要"大门"是枕大孔。因此，在枕大孔附近的风府、哑门、风池等穴，针刺过深，可由颅底枕骨大孔入颅而损伤延髓，或（和）蛛网膜下腔出血。损伤后常出现头痛、抽风、昏迷，一些患者严重时可能引起死亡。

为防止刺伤脑，必须熟悉头颅解剖，特别是小儿颅骨特点及枕骨大孔的重要性。一般来讲，在小儿囟门未闭合以前，应禁止在囟门处针刺。小儿患梗塞性脑积水，头颅增大时，不仅囟门扩大，而且颅缝分离明显。在脑积水患儿的头部针刺时，不仅要注意避开囟门，而且要防止在颅缝之间刺进脑。

对初学者，一时不了解头颅解剖的特点，又必须在头顶部针刺治疗时，直刺深度不应超过1cm（使针仅限于头皮内）。另外，采用斜刺的方法，能防止刺入颅内。

对于后枕部的哑门、风府、风池等穴，在针刺时要严禁深刺。一般来讲，成人不超过4cm深，对年幼、体弱的患者针刺的深度还应适当减少。

二、防止刺伤"脊髓"

关于针刺时误伤"脊髓"，在经文中已有描述。《素问·刺禁论篇第五十二》云："刺脊间中髓，为伛。"此段经文说明，古人已知在脊椎骨间隙针刺过深，可刺伤脊髓。脊髓损伤后为伛。"伛"有人解释为"驼背"，有人解释为"伛偻身蜷屈也"，实际上是指下肢或四肢痉挛性瘫痪。因此"驼背"不是主要的内容，而指下肢或四肢痉挛性瘫痪后，下肢及腰、背蜷曲之形状。

脊髓位于椎管内的第1颈椎至第1腰椎下缘。在脊椎骨间隙仅有韧带、脊膜等组织，如果在此范围的椎骨间（棘突间）针刺过深，使针沿椎间隙进入椎管即可刺伤脊髓。

脊髓损伤的程度，轻重差别很大，如用的针细，损伤的范围小，可仅有肢体轻瘫或某些肌肉力弱，这种损伤经过一段治疗和休息便可恢复正常。如果用的针比较粗，而且在针刺时反复提插，脊髓损伤范围大，程度重时，可引起下肢或四肢屈曲性痉挛性瘫痪，后果是严重的。

为了防止刺伤脊髓，在脊髓表面的穴位，严禁深刺。成人一般不超过4cm的深度，幼儿及瘦弱的患者，又要根据情况减少针刺的深度。

三、防止刺伤"内耳"

在经文中有刺伤"内耳"的描述，如《素问·刺禁论篇第五十二》云："刺客主人内陷中脉，为内漏为聋。""客主人"即"上关穴"，在上关穴（耳前）深刺，损伤内耳（耳蜗神经）者，可致耳聋。实际在临床实践中发现，针刺上关穴过深时，还可损伤内耳的前庭功能，出现眩晕、步态不稳等。

为了防止刺伤"内耳"，对耳前的听宫、听会、上关等穴位，严禁深刺。成人一般针刺的深度不应超过2.5cm，幼儿及瘦弱患者更应根据情况减少针刺的深度。

四、防止刺伤"眼"

在经文中有刺伤"眼"的描述，如《素问·刺禁论篇第五十二》云："刺匡上陷骨中脉，为漏为盲。""刺面中溜脉，不幸为盲。"此段经文说明，在眶下缘或眶上缘针刺过深，损伤了眶内的眼动脉或视神经后，可致失明。

为了防止刺伤眼动脉或眶内重要组织，对眼周的穴位，应严防深刺。成人针刺的深度一般不超过2cm，而且针刺方向要正确。幼儿或瘦弱的患者，针刺的深度还应适当减少。

五、防止刺伤"肺"

关于针刺时刺伤"肺"，经文中已有记述。《素问·刺禁论篇第五十二》云："刺中肺，三日死，其幼为咳。""刺缺盆中内陷，气泄，令人喘咳逆。""刺膺中陷中肺，为喘逆仰息。""刺腋下胁间内陷，令人咳。"以上经文说明古人已知在胸胁部及颈前下部（正中）针刺过深，陷入到胸腔内误伤胸膜和肺，可出现咳嗽、气喘，严重时呼吸困难。

经文中描写的体征和症状，是外伤性气胸使空气漏入胸腔而产生的结果。发生气胸的原因虽然是多方面的，但主要因素是针刺过深损伤胸膜、肺。体格检查，患侧胸部叩诊有过度反响，肺泡呼吸减弱或者消失。X线胸透检查，不但可以确诊，且能发现漏气多少以及肺组织受压情况。

为防止刺伤肺发生气胸，对胸、背以及锁骨上窝的任何穴位，应严格控制针刺时深度，一般不宜超过2.5cm，对小儿和瘦弱的患者更应浅一些。

六、防止刺伤"心"

在经文中有刺伤"心"的描述，如《素问·刺禁论篇第五十二》云："刺中心，一日死……"《素问·诊要经终论篇第十六》云："凡刺胸腹者，必避五脏。中心者环死。"此两段经文说明，心是可以被刺伤的，而且后果是严重的，常在当日死亡。

心脏在胸腔中部略偏左，位于两肺之间，前面是胸骨和肋软骨，后面是食管和脊柱，心尖朝向左前下方，对着左前胸第5肋间隙。

为了防止刺伤"心"，在心脏相对应体表部位的穴位上，严禁深刺，成人一般不超过2.5cm，幼儿或瘦弱的患者，还要根据情况减少针刺的深度。

七、防止刺伤"肝、胆"

关于针刺时刺伤"肝、胆"，在经文中也有描述。《素问·刺禁论篇第五十二》云："刺中肝五日死。""刺中胆一日半死。"此段经文说肝和胆是可被刺伤的，而且后果是严重的，常在近日内死亡。

实际上，古人总结出刺伤器官几日内死，是在当时历史条件、科学技术较落后状态时的看法，随着科学技术的发展，预后大为改观。肝胆被刺伤程度可有不同，轻者仅有右上腹部疼痛，腹肌紧张，腹部压痛等，有些患者仅卧床休息（注意观察）即可自愈。较重者，可对症处理；个别严重病例要采用手术方法即能治愈，死亡率大为降低。

肝的上界与膈同高，约平齐右侧第5肋间。成人肝下缘不超出右侧肋弓，在上腹部突出剑突下约3cm。胆囊在肝下面的胆囊窝内，上面借疏松结缔组织与肝相贴，下面游离。

为了防止误刺伤肝胆，对肝胆范围体表面的穴位（期门、日月、章门）等严禁深刺。成人一般不超过2.5cm的深度，幼儿及瘦弱的患者，还要根据情况减少针刺的深度。

八、防止刺伤"肾"

在经文中有刺伤"肾"的描述，如《素问·刺禁论篇第五十二》云："刺中肾，六日死……"《素问·诊要经终论篇第十六》云："中肾者七日死。"

现证明，刺伤肾，除肾区有疼痛及叩击痛外，常有血尿等症，轻者卧床休息（注意观察）即可自愈，重者对症处理。

肾形似腰果，位于腰部脊柱两侧，腹膜的后方，约平第11胸椎至第3腰椎之间。右肾上方因有肝脏，位置略低。

为了防止刺伤"肾"，在肾脏范围相对应体表部位的穴位（京门等），严禁深刺，成人一般不超过3cm的深度，幼儿及瘦弱的患者，则要根据情况减少针刺的深度。

九、防止刺伤"膀胱"

在经文中有刺伤"膀胱"的描述，如《素问·刺禁论篇第五十二》云："刺少腹中膀胱溺出，令人少腹满。"在下腹针刺，误伤"膀胱"时，尿进入腹腔，因此下腹胀满。

膀胱为锥状体的肌性囊。成人膀胱完全降入骨盆内，小儿可高出盆骨，但在膀胱充满时顶部上升，可与腹前壁紧贴。

为了防止刺伤"膀胱"，在膀胱相对应体表部位的穴位（中极穴等）严禁深刺，成人一般不超过3cm，幼儿及瘦弱的患者，则要根据情况减少针刺的深度。

十、防止刺伤"胃、肠"

胃、肠在腹部占据了很大的位置，在腹部的穴位针刺时，可由于针刺过深而使针穿透腹膜刺伤胃肠。误伤后可有腹痛等腹膜刺激症状。损伤较轻者仅卧床休息（注意观察）即可自愈，重者对症处理。

十一、防止刺伤"动脉"

在经文中有刺伤"动脉"之描述，如《素问·刺禁论篇第五十二》云："刺臂太阴脉，出血多立死。""刺手鱼腹内陷，为肿。""刺郄中（委中穴）大脉，令人仆脱色。""刺阴股中大脉，血出不止死。""刺气街中脉，血不出（不外出），为肿鼠仆。""刺跗上中大脉，血出不止死。""刺足下布络中脉，血不出（不外出）为肿。"上述经文之描述，说明针刺伤动脉，特别是大动脉，可引起出血、面色苍白、突然昏倒等现象，在当时技术条件差，有些患者可因出血不止而导致死亡。

现在虽然科学技术发展了，刺伤动脉后能得到及时处理，但仍应防止刺伤动脉，特别是大动脉，如果不慎刺伤动脉，起针时即有鲜血溢出，应当即时用手紧紧按压处理。

十二、防止刺伤"关节腔"

在经文中有刺伤"关节腔"的描述，如《素问·刺禁论篇第五十二》云："刺肘中内陷，气归之，为不屈伸。""刺膝髌出液，为跛。""刺关节中液出，不得屈伸。"此三段经文说明，在肘、膝关节和其他关节部位进行针刺，由于针刺过深，损伤了关节腔，使关节液流出；另外，也可能在针刺时无消毒条件或消毒不严格，使关节腔感染，致使关节功能障碍，不能伸屈或出现跛行。

为了防止刺伤"关节腔"，对关节周围的穴位严禁深刺，应根据关节的大小、肌肉丰满之程度，灵活掌握针刺的深度。

综上所述可知，重要脏器被刺伤后可引起严重后果，所以，必须杜绝刺伤重要脏器。重要脏器损伤，常是医者解剖知识欠缺、针刺技术不熟练或不精心造成的。为此，要防止刺伤重要脏器，医师们必须熟悉人体解剖、熟练掌握针刺技术，对患者高度负责。

万一发生事故，术者应该认真对待，立刻果断采取有效的措施处理。

特别提示：

写完此篇，本应就此搁笔，因飞腾的思绪，驱使我再说几句。

1. 《素问·刺禁论篇第五十二》从正面讲，是严防误刺伤重要脏腑及脏器，但是从另一个角度看，则反证了中国古代针灸学家，发现和描述的脏器和脏腑，实指人体的头颅五官及内脏。因在《素问·刺禁论篇第五十二》中，不仅明确了脏器和脏腑的具体部位，而且指出在其相对应体表及附近部位，针刺过深可被刺中，刺中后可出现功能障碍，损害严重甚至死亡。

2. 中国的针刺治病，博大精深，也可以说形成了一种特殊文化，因此应在多方面研究和继承。仅在基础理论方面，即有很多重大发现和丰硕成果，因此要研究中医的脏腑理论，就应该从中国针灸学中描述的脏器和脏腑入手，也只有这样，才能有突破和进一步发展。

以上描记的针刺技术，是古代和历代针灸家，通过针刺治病的临床实践，共同积累的主要经验、核心内容。笔者仅是归纳、升华而已。但是，这种描述意义重大，价值非凡。因其不仅传承了中国针灸学中最有效的核心技术，而且验证了古代针灸学家"欲以微针通其经脉，调其血气，营其逆顺出入之会，令可传于后世"的伟大预言。

第四节　关于针刺直接"补虚证"和"泻实证"的技术

针刺"补虚证""泻实证"技术，在前三节中没有论述，不是忘记了，而是刻意安排的。因为在早期，针刺"经络"的技术，没有这类记述，是后世针灸家，在对古代"气至"补、泻及相关论述破解偏差后，发生变异，演变导致理论不科学、疗效不显著。所以在中国针灸学中，应彻底删除。如果想进一步了解有关针刺"补虚证"和"泻实证"谬误的来龙去脉，读一读本篇第二章札记，必然会引起共鸣。

第二章 札 记

一、读"欲以微针通其经脉，调其血气，营其逆顺出入之会，令可传于后世"，想"用针刺直接补虚证、泻实证"的技术

《灵枢·九针十二原第一》曰："欲以微针通其经脉，调其血气，营其逆顺出入之会，令可传于后世。"这段经文出于《灵枢·九针十二原第一》的第一段，除具体描记用毫针刺中经脉，调整血气，营全身经脉的治病方法外，还特别指出"令可传于后世"。"令可传于后世"这个绝句是数千年历代针灸家们共同实践的结论，所以说该段经文特别重要。它不仅是全书的灵魂，而且也是针刺技术的总纲。

根据以上论述之内容，认真分析了目前常用的针刺直接补虚证、泻实证的具体技术，发现经文要求刺中经脉，调整血气，营经脉治疗病症；后者是在穴位中运用提插、捻转，分速度快慢、针刺方向不同等方法和动作，直接补虚证、泻实证，两者完全不同。所以，我们要继承、研究和应用"针刺经脉，调整血气，营经脉治疗病症"的方法，就必须紧紧抓住用"毫针刺中经脉，调整血气"的核心技术，一旦离开这个主要环节，就会使针刺技术失去正确方向，步入歧途。

二、"实践"造就了"神化"

在上古时，科学极端落后，人类还过着最原始的简朴生活，对自身的认识更是茫然，就在这样的历史背景下，智慧、勇敢的中华民族，为了战胜病魔，保护健康，繁衍昌盛，紧紧地抓住"实践"这条通往真理之路，认真探索针刺躯肢特定部位治疗病症的方法。

针刺人体躯肢部位，探索治疗病症的方法，是中国针灸家的"中心理念"。在这个理念的指导下，开始全方位、多角度、大面积、长时间的"实践"之战。他们坚贞不屈、勇往直前……

开始，首先遇到的问题就是针刺部位，从无到有、从少到多、从局部到全身、从劣到优，都是通过针刺的"实践"完成的。到《黄帝内经》成书年代，在

全身被锁定的针刺部位多达三百个。

在探索针刺部位的过程中，同时也探索着某部位治疗某病症的规律。另外，还研究在特定部位如何针刺才能使疗效更好。早期有针灸家提出"中气穴""得气穴为定""气调而止"等论述，后来在针刺的实践中发现"气至"（得气）即等于"中气穴""得气穴""气调"……从此要求在针刺时必须出现"气至"（得气）。

……

中国针灸家的探索是无穷的。他们在"实践"的漫长岁月里，始终坚持"现象直观、据实论谈、推理判断、开拓发展"的原则，在整个过程中，对现象真实描记。但是在不了解本质的情况下，可有不同说法，对的论述也可出现不同的解释，由此也可能产生变异，演变而来的理论和方法应运而生，如从肺经起到肝经止的"经脉循行"、用针刺直接补虚证、泻实证的方法，就是其中的部分内容。

从上古到现在，针灸界名人辈出，不胜枚举。因患者对针灸家的感激之情和救命之恩无法用语言表达，就出现了用"神医""神针""神手"等词进行赞誉的局面。患者表扬的是医生，将医生抬举得至高无上。这些名医的针术也的确不凡，严格来讲，他们运用的针术不排除个人的创新，但主要是继承了前人的正确实践经验。从这个角度讲，他们不过是再实践者而已。因此，也可以说，针刺治病的临床实践，造就了中国针灸学的"神化"，这种"神化"就是"科学化"。

因为只有通过临床实践，总结出科学方法，才能治好病症，才能得到患者的赞誉。

三、"中气穴"即可治愈病症

《灵枢·邪气脏腑病形第四》在论述六腑病症及选合穴后，特描述了"刺此者，必中气穴，无中肉节。"此段论述即证明，将针刺中气穴（出现得气），就能治愈六腑病症。

四、浅析"中气穴，则针游于巷，中肉节，则皮肤痛"

《灵枢·邪气脏腑病形第四》曰："刺此者，必中气穴，无中肉节；中气穴，则针游于巷；中肉节，则皮肤痛。"

"刺此者，必中气穴"即指用针刺治疗这类病症时，必须刺中气穴。"中气穴，则针游于巷"即是一旦刺中气穴，即出现酸、麻、胀、痛等感觉向远处扩散。"中肉节则皮肤痛"即是在穴位只刺中肉节时，仅在表浅的皮肤出现痛感。

上述"中气穴"实指在穴位刺中经络，强调一旦刺中经络即出现酸、麻、胀、痛等感觉向远处扩散。

现代医学知识证明，用针等机械刺激人体的周围神经，可立刻出现酸、麻、胀、痛等反应，与经文中描述的"针游于巷"之现象一致。

据此认为"必中气穴"，即要求在穴位中刺中神经。"中气穴则针游于巷"即是真实描记了在穴位刺中神经时，出现酸、麻、胀、痛等感觉向远处传的具体而生动表现。上述论点在临床有实际应用价值，对研究针刺治病原理有重要意义。

五、读"用针之类，在于调气"之感

《灵枢·刺节真邪第七十五》曰："用针之类，在于调气。"从经文的字面讲，即是选针的种类，是为了"调气"。所述之"调气"，即指在穴位针刺获"得气"。因为只有"得气"，才能达到"调气"之目的。

针刺治病的临床实践和试验研究证明，"得气"即是刺中经络（周围神经）的佐证。据此认为"用针之类，在于调气"之论点，即是用针在穴位刺中经络（周围神经）治疗病症的方法。

六、读"凡刺之道，气调而止"之感

《灵枢·终始第九》曰："凡刺之道，气调而止。"即指所有的针刺之道理（技术），达到"气调"即停止。"调气"即指在穴位针刺出现"得气"。因为只有出现"得气"才能达到"气调"之目的。

针刺治病的临床实践和试验证明，针刺出现"得气"，即是刺中经络（周围神经）的特殊现象。据此，认为"气调而止"即指用针在穴位刺中经络（周围神经），出现"得气"达到治病目的。

七、论针刺"得气"即可补虚证，泻实证

在《黄帝内经》成书年代，即有针刺补虚证、泻实证的描记。其中有人坚持在针刺穴位"得气"后，即可补虚证、泻实证。《素问·针解篇第五十四》曰："刺实须其虚者，留针阴气隆至，乃去针也。刺虚须其实者，阳气隆至，针下热，乃去针也"即是佐证。另外，有关守气论述的较多。如"经气已至，慎守勿失者，勿变更也。""如临深渊者，不敢堕也。手如握虎者，欲其壮也。""神

无营于众物者，静志观患者，无左右视也……"即是部分内容。

经文前段主要论述了"得气"能补虚证、泻实证。后段集中论述了"得气"后不要再动了，任何动作都不要做，只要保住针位，就能补虚证、泻实证。

八、读"补泻之时，与气开阖相合也"之感

《素问·针解篇第五十四》曰："补泻之时，与气开阖相合也。"读这句经文，首先要弄清开阖的本意。张介宾注："气至时谓之开，已过未至谓之阖。"依据张氏注，这句经文之意应是用针在穴位针刺"得气"时，即是补泻之时。意思是通过"得气"的调整，就能达到补、泻目的，而不是用针在穴位中做不同的动作，直接补虚证、泻实证。

九、从"徐入徐出，谓之导气"看"补、泻"技术

《灵枢·五乱第三十四》曰："徐入徐出，谓之导气。"经文的"徐入徐出"指用针在穴位缓慢刺入和退出。"谓之导气"指用针缓慢刺入和退出，引起的"得气"改变。由此而知，"徐入徐出"是在"得气"的基础上进行的。因为不"得气"，用针在穴位中缓慢刺入和退出，都是不会引起"导气"的。

"得气"后，将针缓慢往进推，即可使"得气"增加（强），微往后退，可使"得气"减弱。这种使"得气"能增强和减弱的方法称"导气"。

由于"徐入徐出"的针刺技术，既能使"得气"增补，也可使"得气"减弱，所以在临床上还有人称"平补平泻"手法。

从"得气"后，行"徐入徐出"的针刺技术，可使"得气"增、减，到称"平补平泻"手法，可知针刺技术的"补""泻"手法，是指对"得气"补充和泻出的具体技术，而不是用针在穴位中直接补虚证和泻实证的具体方法。

十、浅析"攻病者，知酸、知麻、知痛或似麻、似痛之不可忍者即止"之论述

《针灸内篇》曰："攻病者，知酸、知麻、知痛或似麻、似痛之不可忍者即止。"读后有所感受，现论述于后。

"攻病者"即指能治病而言。"知酸、知麻、知痛或似麻、似痛"即指在针刺穴位时，患者感到酸、麻、痛或类似酸、麻、痛之感觉。"不可忍者即止"即指上述感觉程度严重，不能忍受时即停止。总体来讲，这段描记即是在针刺穴位治病时，如果患者感到（出现）明显酸、麻、痛等感觉，即可治疗病症，就应将

针停止于此处。

针刺临床实践和试验证明，当人体的周围神经受到针刺等特殊刺激时，即可出现酸、麻、痛等异常感觉。由此而知，《针灸内篇》描述在针刺出现酸、麻、痛等感觉，可治疗病症，即是在穴位中刺中周围神经，可治疗病症的证据。

据此认为，该论述非常有价值，因其不仅揭示了刺中周围神经，能出现酸、麻、痛等感觉的特殊现象，而且对针刺周围神经能治疗病症提供了重要的客观依据，所以对研究针刺治病原理和提高临床疗效有重要的科学价值。

十一、读"针下沉重紧满者，为气已至；如针下轻浮虚活者，气犹未至"感录

《医学入门》在描述和解释"气至"时说："如针下沉、重、紧、满者，为气已至；如针下轻、浮、虚、活者，气犹未至。"这里所讲的"针下"，即是医师持针在穴位针刺时的"针下"。"沉、重、紧、满者，为气已至"即是医师通过持针的手感觉到针尖处（针下）有沉、重、紧、满时，"为气已至。"根据临床实践证明，这种沉、重、紧、满之感，在针往进刺的过程中突然出现最有意义。"轻、浮、虚、活者，气犹未至"即是在穴位将针往进刺入过程中，如持针之手感觉到针下"轻、浮、虚、活"，即证明气未至。这种发现和描记，实际是在穴位中针刺"得气"时出现的一种特殊反应。在针下出现"沉、重、紧、满"时为什么就气至？在气至的时候为什么就在针下出现沉、重、紧、满？作者没有说清楚，可能也说不太清楚。但是《医学入门》的作者描述了在针刺时的真实的感受也是非常有意义的。因为我们通过该描述之特殊感受，可以分析其真正之原因。根据中国针刺治病的经验和实验证明，用针在穴位刺中周围神经，突然兴奋，使被支配之肌肉收缩，这些收缩之肌肉，紧紧缠绕针尖处，所以使针尖有沉、重、紧、满之感觉。反之，则没有此状。所以在没有刺中周围神经时，无明显肌肉收缩，针下即感轻、浮、虚、活。

由此而知，该发现及论述之内容，充分证明在穴位针刺治病，只有刺中周围神经后才能达到治病的目的。

十二、浅析"轻、滑、慢而未来，沉、涩、紧而已至"

《标幽赋》曰："轻、滑、慢而未来，沉、涩、紧而已至"。读后之感述于后。"轻、滑、慢而未来"即指在针刺穴位时，持针的手感到针尖处是轻、滑、慢，就是气还没有到来。"沉、涩、紧而已至"即是在针刺穴位时，持针的手感

到针尖处突然由轻、滑、慢变成"沉、涩、紧"就是经气已至。

《标幽赋》的作者在当时并不知道针下刺中的是什么？也说不清为什么会出现这样的感觉。但是，他能原原本本地将针刺时出现"气至"和不出现"气至"的真实感受，详实描写，当然是非常可贵的。

据针刺穴位治病的经验和现代研究证明，用针等机械刺激人体的周围神经，致使被支配的肌肉突然兴奋，明显产生的收缩作用于针尖处，使阻力增加，这时持针的手，感到了"沉、涩、紧"。由此而知，这些现象的发现和描记，不仅给针刺时出现"气至"提供了客观指标，而且给在穴位中针刺周围神经治疗病症提供了重要依据。

十三、读"凡刺浅深，惊针则止"之感

《针灸大成》曰："凡刺浅深，惊针则止，"读感述后。

单从字面理解，"凡刺浅深"即是用针在穴位中不管刺的浅深。"惊针则止"即是在穴位针刺时，如果突然针出现"惊动"（医者手感针突然惊动）即停止。

其实这句话的深层含义，即是用针在穴位针刺，不管深浅，只要刺中经络（周围神经）即停止。因针刺治病的临床实践和实验证明，当人体的周围神经被针等机械刺激时，立刻兴奋，使被支配的肌肉突然收缩。这种肌肉突然收缩的动作，直接作用于针尖处，使针尖突然抖动（微小）。

当时，《针灸大成》的作者并不知道针下刺中的是什么物质，也说不清为什么会产生"惊动"，只能将持针手的特殊体验详实描记。

由此而知，这一发现和描记非常有价值。因为，它不仅揭示了刺中周围神经时出现的特殊现象（反应），而且证明了针刺穴位治病，就是在穴位针刺周围神经治病的。

十四、浅析"鱼吞钩饵之浮沉"

《标幽赋》曰："气之至也，若鱼吞钩饵之浮沉；气未至也，似闲处幽堂之深邃。"读后颇有感受，浅析于后。

"气之至也，若鱼吞钩饵之浮沉，"即指在穴位针刺，如果气已至，持针的手即有鱼吞钩饵往下沉的感觉。"气未至也，似闲处幽堂之深邃。"即指在穴位针刺，如果气未至，持针的手感到如在幽静闲雅房间静坐一样轻松，没有特殊干扰——感觉。

据针刺穴位治病的经验和实验证明，用针刺人体的周围神经，立刻引起兴奋，使被支配的肌肉收缩……

由此而知，以上描述之现象，即是用针在穴位刺中周围神经的一种特殊反应。因针虽然已在穴位刺入肌肉间，但是如果没有刺中周围神经，针在肌肉间（中）仍很宽松，故在进针时感到松、空、阻力较小，《标幽赋》作者特描述为"似闲处幽堂之深邃"。如果在穴位针刺过程中，一旦刺中了周围神经，立刻兴奋，使被支配的肌肉收缩，这时在针尖处突然遇到（出现）明显阻力，针周围似有物质挤压，而且有一定重量，所以在针尖处有往下沉之感觉，特将这类感觉描写成"若鱼吞钩饵之浮沉"。

据此认为"气之至也，若鱼吞钩饵之浮沉；气未至也，似闲处幽堂之深邃"之论述非常有科学价值。因为其不仅给针刺中周围神经提供了客观指标，而且也进一步证明了在穴位是通过针刺周围神经治病的。

十五、浅析"诸井者，肌肉浅薄，气少不足使也，刺之奈何"和"泻井须泻荣，补井当补合"

《难经·七十三难》曰："诸井者，肌肉浅薄，气少不足使也，刺之奈何？""泻井须泻荣，补井当补合。"该论述读后感述于后。

"诸井者"即指各井穴。"肌肉浅薄"即指在各井穴中肌肉表浅、很少（薄）。"气少不足使也"即是（在井穴）不能引起"气至"。"刺之奈何"即是如何针刺治疗。"泻井须泻荣"即是需泻井穴治病时，应泻相同经的荣穴。"补井当补合"即是需补井穴治疗时，应当在相同经的合穴补。

从上述文献可知，该论述即是中国古代针灸家，通过临床实践和解剖等研究，发现并总结出针刺"得气"出现的现象，与穴位中肌肉有重要关系的可贵结论。因为"诸井者，肌肉浅薄，气少不足使也"即是针灸家通过针刺"气至"治病的实践，才能发现和总结出位于十指尖部的"井穴"，在针刺时仅有（局部）痛感，不会出现"气至"的特殊现象，这是由于"井穴"处肌肉浅薄之因。需针刺井穴补泻治疗时，应选同经的荣穴和合穴，因为荣穴和合穴能出现"气至"。这一举动进一步证明，古代针灸家针刺穴位治病靠"气至"。也就是说补虚证和泻实证是靠"气至"，而且发现"气至"的特殊现象出现，与穴位中的肌肉有重要关系。

后世针灸家研究进一步证明了上述论点。《标幽赋》曰："轻、滑、慢而未来，沉、涩、紧而已至。""气之至也，若鱼吞钩饵之浮沉；气未至也，似闲处幽堂之深邃。"即是论述"气至"时，由于被刺中周围神经所支配的肌肉收缩引起的特殊现象。因现代科学知识和实验证明，用针等机械刺激人体的周围神经，使其兴奋，致使支配的肌肉收缩。用针在穴位中针刺，如刺中周围神经，突然使支配的肌肉收缩，即出现针下沉、涩、紧，甚至还有一定重量下垂之感。

据此认为，《难经·七十三难》中论述内容，是中国古代针灸家，通过临床实践和解剖研究发现和总结，其所表述的针刺时出现特殊的"气至"现象，是和在穴位中，被刺中周围神经所支配的肌肉收缩，有直接和重要关系。这一发现不仅在临床有实际应用价值，而且对研究针刺经络治疗病症的原理，都有重要的科学价值和实际意义。

十六、浅析"夫气者，乃十二经络之根本，生命之泉源。进针之后，必须细察针下是否已经得气。下针得气，方能行补、泻，除疾病"

《金针梅花诗钞》曰："夫气者，乃十二经之根本，生命之泉源。进针后，必须细察针下是否已经得气。下针得气，方能行补、泻，除疾病。""夫气者"即指人体的气。"乃十二经络之根本、生命之泉源"即指这种气是人体经络之根本，生命之泉源，形容该气是经络和人体最重要之物。"进针之后，必须细察针下是否已经得气"即指在针刺入穴位后，必须细微观察是否得气。"下针得气，方能行补、泻，除疾病"即指"得气"后即能进行补虚证和泻实证，治疗病症。

据此认为，在穴位针刺出现"得气"，不仅反映了经络和人体最重要之"气"外，而且说明了还能补虚证泻实证治疗病症。

十七、何谓"气至"，为何"气至"

"气至"也称"得气"，在经文中常见。在特定部位针刺，可诱发出"气至"。出现"气至"后，常能获得较好疗效，反之，则不然，因此，在针刺时要求出现"气至"。此外，发现"气至"只有在特定部位，刺中某个点（物）才能出现，因此，每个特定部位都有使"气至"的具体经验。"气至"有大、小、强、弱之分，快、慢速度之别……但是对"气至"的具体表现在早年论述得很少，现将后世有关"气至"现象的论述摘述于后。

《标幽赋》曰："轻、滑、慢而未来，沉、涩、紧而已至"。"气之至也，如鱼吞钩饵之浮沉，气未至也，如闲处幽堂之深邃"。《针灸大成》曰："如针下沉、重、紧、满者，为气已至；如针下轻、滑、虚、活者，气犹未至；如插豆腐者，莫能进之，必使之侯；如神气既至，针自紧涩，可以依法察虚实，而施之。"另曰："凡刺浅深，惊针则止。"《针灸问对》曰："待气至针动……"《针灸内篇》曰："凡针入穴，宜渐次从容而进，攻病者知酸、知麻、知痛，或似麻、似痛之不可忍者即止。"当代针灸学中除承用上述描记外，增加的主要有触电感和抽（跳）动（肌肉、局部相关肢节）。从上述描记可知，"气至"现象主要有：患者在被针刺时，感到的酸、麻、痛、触电等异常感觉，及异常抽动和针灸家在针刺时，持针的手感到针突然变沉、涩、重、紧、满、动等。

知道"气至"现象，还应回答为何出现"气至"现象。要想弄清这个问题，必须从现代医学基础知识说起。因感觉和运动都是人体的正常生理功能，在躯肢都由周围神经支配，一旦该类神经受到挤压或针等机械刺激，立刻在刺激和相应的部位出现酸、麻、痛、触电等异常感觉和（或）抽动。刺激停止，异常现象立刻消失。人体的周围神经被刺激后，出现的异常现象，与古人针刺穴位时诱发出的"气至"现象，具有高度一致性。说明针刺诱发出的"气至"现象，就是在躯体的特定部位针刺周围神经诱发出的异常感觉和抽动。据此可知，中国针灸家在上古前开始的针刺穴位治病，就是在躯体的特定部位，针刺周围神经治病。

十八、使"气至"的针刺技术在逆境中的发展和意义

早在上古时期，中国针灸家就开始研究"气至"的针刺技术，他们在临床实践中一再证明，针刺特定部位时，一旦出现"气至"，即能获得较好疗效。据此确定使"气至"的针刺技术，为针刺治病的核心技术、关键技术，要继承、弘扬，在此基础上，使"气至"的针刺技术，极大地展现自己的魅力。

后来，在临床实践中，广泛应用，不断发展，现已积累了丰富的经验，形成了以针刺、捻转获"气至"的基本技术。为了使"气至"适当，提高疗效，还特别总结出使"气至"补充和泻出的技术。到《黄帝内经》成书年代，少数针灸家对以前描记的使"气至"补充、泻出技术的有关论述理解差异，使其改变方向，发生变异，逐渐演变成用针刺直接补虚证、泻实证的技术。这类演变技术的出现，使"气至"的针刺技术受到冲击。

（一）发展

在针刺直接补虚证、泻实证技术泛滥的年代里，针刺治病的方法仍然没有脱离临床针刺实践的轨迹。每位针灸临床家都能亲身感悟到，使"气至"的针刺技术，确实能获得较好疗效，但是没有识别和否定针刺直接补虚证、泻实证的技术。由此，两种相互对立的针刺技术共存。也正是由于"气至"后能获得较好疗效之原因，使"气至"的针刺技术不仅没有中断，而且得到了继续发展。

1. 对"气至"的认识不断加深

在经文中虽然对"气至"很重视，但没有描记什么是"气至"，后世针灸家才对"气至"现象有了具体论述。《标幽赋》曰："轻、滑、慢而未来，沉、涩、紧而已至。气之至也，如鱼吞钩饵之浮沉；气未至也，如闲处幽堂之深邃"。《针灸大成》曰："如针下沉、重、紧、满者，为气已至；如针下轻、滑、虚、活者，气犹未至。如插豆腐者，莫能进之，必使之候；如神气既至，针自紧、涩，可以依法察虚实，而施之"。另曰："凡刺浅深，惊针则止。"《针灸问对》曰："待气至针动……"《针灸内篇》曰："凡针入穴，宜渐次从容而进，攻病者知酸、知麻、知痛或似麻、似痛之不可忍者即止。"当代针灸学中，还增加了触电感和抽动（肌肉、局部肢节跳动）。

从上述描记可知，近代针灸家描述的"气至"现象，主要是患者在被针刺时，感到的酸、麻、痛、异常感等感觉，和针灸家体验到在针刺时，持针的手感到针突然变沉、重、涩、紧、满、动、惊等感受。当代针灸家描述的"触电感"，是指在针刺时，患者出现的异常感觉似触电之感。抽动（跳）是指在"气至"时，患者出现局部肌肉或肢节抽动（一下或几下）。

2. 使"气至"的技术有扩展和增加

除提插、捻转获"气至"的技术应用和扩展外，还发现了很多使"气至"增补或再现的技术。

（1）按法　用手指垂直向下轻按针端。

（2）叩法　用手指尖部轻轻叩针端。

（3）弹法　用手指轻弹针柄侧面。

（4）摇法　用手指轻招针柄。

（5）震法　用手指捏住针柄，轻微上下快速提插。

从以上描述可知，用针刺和捻转，使"气至"的针刺技术得到承用和扩展，使"气至"增补或再现的技术大大增加，大体归纳了按、叩、弹、摇、震五类。在针刺获"气至"后，如保持针位不变，只要在五类方法中任选一种，都可实现"气至"增补或再现的事实说明"气至"后，只要保持针位不变，再使针尖处微动，又能激起"气至"现象。

3. 重提"得气"补、泻法

《针灸问对》中描述："当刺之时，先以左手压、按、弹、努、爪切，使气来如动脉应指，然后以右手持针之，待气至针动，因推针而内之，是谓补；动针而伸之，是谓泻。"古人补泻心法，不出乎此，何尝有所谓男子左泻右补、女人左补右泻也哉？是知补泻转针，左右皆可，但当识其内则补，伸则泻耳。后人好奇，广立诸法，徒劳无益。""无非巧立名色。"

从上述描记可知，汪机已全面系统继承了《难经·七十八难》的论点和思想，并有所发挥。因为，他不仅明确肯定"待气至针动，因推针而内之，是谓补；动针而伸之，是谓泻"的补、泻方法。而且特别写道："古人补泻心法，不出乎此。""后人好奇，广立诸法，徒劳无益""无非巧立名色"……彻底揭露由使"气至"技术，演变出的多种针刺直接补虚证、泻实证的技术。这一重要论述，使我们再一次看到了使"气至"增补、泻出技术的真谛。

（二）意义

1. 有效才能存在

从上古到现在，针灸家们一直关注和珍爱"气至"现象。这是因为他们通过临床实践亲身感悟到，在人体的特定部位用毫针刺时，一旦出现"气至"现象，就可能对某种病症有特殊疗效。这种体验不是几千人、几万人，而是数以亿计的人；也不是几十年，几百年，而是几个世纪，几千年……在针灸家和"气至"打交道的年月里，"气至"几乎每次都用它快而好的神奇疗效，激励着针灸家再次对其评估和感悟。在这个期间，虽然针灸家们还不能完全说清楚什么是"气至"？为什么会出现"气至"？但是，"气至"后对某种病症（证）有相对较好疗效的事实，驱动着他们用针刺治病。所以，他们关注"气至"、珍爱"气至"、应用"气至"，直到今天。据此证明因为"气至"现象有效，才能在针灸学中一直存在。

2. "实践"才能发展

作为一种好的针刺技术，首要条件是能获得较好疗效。有较好疗效的针刺技术，只有通过针刺治病的临床实践，才能发现和发展。

"气至"的针刺技术，就是在针刺治病的实践中发现的，在以后漫长的岁月里，又通过不断的实践，继续积累经验、开拓发展。

在"实践"过程中，真正的"实际体验"是"气至"针刺技术发展的动力和源泉。

在早期，针灸家还没有描记清楚什么是"气至"，到宋代以后，才进一步具体描写出，在"气至"时患者有酸、麻、痛等异常感觉，针灸家持针的手突然有沉、涩、紧、重、满等，由于上述经验，在以后的实践中，就将这类现象视为出现"气至"的标准。

在实践中，证明"气至"有效。如"气至"适当或再"气至"可提高疗效，在这个经验指导下，又新增了按、叩、弹、摇、震等使"气至"增补或再现的新技术。这些新技术应用于临床，不仅提高了临床疗效，而且也发展了针刺技术，所以说只有在针刺治病的实践中，才能发展针刺技术。

3. 是"真"的才能重现和发展

中国针灸家，在上古时期创立的对"气至"补充和泻出技术，一直沿用到《黄帝内经》成书年代。在《灵枢经》和《难经》中，就有专门论述"气至"针刺技术的优越性，和使"气至"补充、泻出技术的正确性。

后世针灸家们仍读医学经典原著，一揽子继承了多种针刺技术，其中对演变而来的针刺直接补虚证、泻实证的技术不仅应用而且还扩展了，特别是宋代以后，迅速扩展，不断演变，可谓名目繁多，说法四起……这种耗时费力，增加患者痛苦又无效的技术，在针灸学中不断泛滥。也就是在这种针刺技术盛行的年代，汪机不仅发现了使"气至"补充、泻出技术的真谛，而且还大胆纠正用针刺直接补虚证和泻实证的技术。这一举措，使中国针灸学在实践中发展起来的有效的针刺技术——使"气至"针刺技术，沿着科学之路前进，再一次提供了理论依据和挑战。

在针刺实践中，又总结出的按、叩、弹、摇、震五类针刺技术，实际是使"气至"补充、泻出技术的发展。说明只要被实践证明真正有效的针刺技术，迟早在针刺治病的实践中还会重现和发展。

4. 通过"现象"看"本质"

"气至"是一种"现象"，是中国针灸家在针刺治病的实践中发现的一种特殊"现象"。几千年来，针灸家们一直没有弄清楚为什么会出现"气至"现象。但是，他们清楚地知道，在针刺中一旦出现"气至"现象，就有可能对某种病症获得较好疗效。所以，他们在针刺的实践中，不断追求、探索、运用、研究、发展……从上古时期到现在，一直坚持了数千年。在这漫长的岁月里，他们有体验，更有感悟……到现在为止，取得共识的是，在人体特定部位，用毫针一旦刺中某个点（物），立刻会出现"气至"现象。这一现象的特点是患者能感到酸、麻、痛、触电等异常感觉和局部或相关肢节出现抽动，针灸家通过持针的手感到针突然变沉、涩、重、满、动等。刺激停止，这种感觉和反应立刻消失，如在"气至"后针位没有变动，分别在针柄再行按、叩、弹、摇、震，还可以使"气至"增补或再现。

当今，科学高度发达，我们必须面对的是：选择继续沿着未知的路盲目探索实践；还是利用已知的科学知识去破解。当然应该选择后者，因为受历史条件所限，以前针灸家选择实践、探索之路，情有可原，而在科学高度发达的今天，科学家和医学家们不仅知道人体的微细结构，还可以克隆复制出"部件"，当然对破解"气至"成因不在话下，所以一定要选择后者。

目前医学知识已知，人体的感觉和运动都是由分布在躯肢的周围神经支配。用挤压和针等机械刺激，可立刻在刺激和相关部位出现酸、麻、痛、触电等异常感觉和抽动反应，刺激停止后异常现象可立刻消失；再刺激，又可重现等特殊现象与针刺出现"气至"现象有高度一致性。由此而知，针刺出现的"气至"现象，就是针刺人体周围神经出现的异常反应。针刺出现"气至"时对某种病症有较好疗效，即是针刺周围神经后对某种病症产生的疗效。

综上所述可知，研究探索"气至"针刺技术的发展史非常有意义，因为它除了对"气至"针刺技术有利外，还给研究针刺周围神经治疗病症提供了正确的思路和重要依据。也可以说，"气至"针刺技术的发展史，就是针刺周围神经治病发展史的一个侧面。

十九、浅析"针以得气，密意守气，勿失也；其来不可逢也，气盛不可补也，其往不可追也，气虚不可泻也"

《灵枢·小针解第三》曰："针以得气，密意守气，勿失也；其来不可逢也，气盛不可补也；其往不可追也，气虚不可泻也。""针以得气，密以守气，勿失也"即指在穴位针刺"得气"时，应该认真守气，不要让气失去。"其来不可逢者"即指"得气"非常不容易。"气盛不可补也"即指在针刺"得气"非常强烈时立刻停止，不可再补。"其往不可追也"即指在针刺"得气"消失时，是不可阻挡的，是追不回来的。"气虚不可泻也"即指在针刺时"得气"比较差，不能泻（不能使所得气再减弱）。

该段经文论述的核心内容是在穴位针刺治病，只有出现"得气"才能有较好疗效。因此对"得气"十分珍惜，在针刺时一旦出现"得气"一定要认真守住。另外要求"得气"程度要适当，强不能再补，弱不能再泻。

二十、论"守气"法

中国古代针灸家已确认，在针刺治病时，"气至"是取得疗效的关键，并深知"气至"来之不易。因此，在针刺穴位时，一旦出现"气至"就应慎守勿失。

1. 经文描述

在经文中论述的较多。《素问·针解篇第五十四》："如临深渊者，不敢堕也""手如握虎者，欲其壮也。"即是论述在"气至"后，手紧握针柄，不动针位，进行"守气"的具体论述之一。

2. 当代论述

"守气"思想一直流传至今，在当代的针灸书有很多论述，现举杨兆民《刺法灸法学》中论述的两种"守气"法。

（1）推弩法

即将针尖顶住有感应的部位，推弩针柄，或用拇指向前或向后捻住针柄，不使针尖脱离经气感应处，稍待1~3秒，以保持感应时间延长。

（2）搬垫法

即在针下"得气"后，患者有舒适感觉时，医者刺手将针柄扳向一方，用手指垫在针体与被针穴位之间，顶住有感觉的部位。如用拇指扳针，即用食指垫针。反之，用食指扳针，即用拇指垫针，以加大经气感应。

3. 讨论

中国针灸界在古代即出现"守气"思想，是非常可贵的。因为守气思想，反映了当时针灸家们，对"气至"来之不易和渴望"气至"延长的真实思想。经文中描述的"如临深渊者，不敢堕也；""手如握虎者，欲其壮也。"等佳句，均形容在"气至"后，手紧握针柄保持针位不变的愿望，这一思想一直延续至今。目前在"守气"时，其具体手法有些变动，如推弩法和扳垫法中，除保留了手紧握针柄外，针体不是绝对固定，而是略向前（垂直）移位并有转动。

从上述文献可知，古代的"守气"法是手紧握针柄保持针位。这种方法只能保持针位不变，在此过程中不会出现再"气至"，只能是守住"气至"时针尖的位置。若需要再次"气至"时，只要采用"行气"或"催气"手法，即可再次"气至"。如果这样理解是对的，最好的"守气"法是在出现"气至"时立刻松手，使手指完全离开针柄，这样会更好地保持针位不变，守住"气至"时的针位。因为将手离开针柄，表面上看没有守，但实际上减少了手紧握针柄时的相对不固定因素，使针位保持更好。《刺法灸法学》中描述的"推弩法、扳垫法，增加了微推和捻转之动作，在临床上还能起到"催气"作用，为此将其归于"催气"或"行气"手法比较更合理。

二十一、浅析"飞经走气"法

中国明代针灸家徐凤在针刺治病的实践中，总结出能"飞经走气"的"青龙摆尾、白虎摇头、苍龟探穴、赤凤迎源"四法。读后颇有感受，特论述于后。

（一）"飞经走气"四法之概述

1. 青龙摆尾法

该法即是将针刺入穴位"得气"后，再将针柄缓缓摆动，似手扶船舵左右摇摆往前直行一样。《金针赋》曰："青龙摆尾，如扶船舵，不进不退，一左一右，慢慢拨动。"

该法之举是在穴位刺中经络后，再摇摆针尾，使针尖多次刺激经络，出现"得气"增强或再次"得气"之法。

2. 白虎摇头法

该法即是将针刺入穴位"得气"后，手捏针柄，左右摇摆提插同时进行的促经气运行法。《金针赋》曰："白虎摇头，似手摇铃，退方进圆，兼之左右，摇而振之。"

该法即是在穴位刺中经络后，手持针柄反复摇动和提插，使穴位中被刺中之经络多次受到刺激，出现"得气"增强和（或）再次"得气"之法。

3. 苍龟探穴法

该法即是将针刺入穴位后，前后左右更换方向和深度，多次透刺使"得气"增强或再次"得气"。《金针赋》曰："苍龟探穴，如入土之象，一退三进，钻剔四方。"

该法即是在穴位中运用捻转提插之方法，进行全方位、多层次、大搜寻之方法，一旦刺中经络，立刻即出现"得气"之法。

4. 赤凤迎源法

该法即是将针先刺入穴位的最深处，然后提至浅层，改变方位，行特殊捻转提插，使"得气"之法。《金针赋》曰："赤凤迎源，展翅之仪，入针至地，提针至天，候针自摇，复进其元（指中部），上下左右，四周飞旋。"

此法是在穴位的不同部位和深度，运用摇、捻、提、插的多种动作搜寻经络，一旦刺中，就会立刻出现"得气"增强或再"得气"之法。

（二）讨论

1. 该类针刺技术确实能"得气"或使"得气"增强，并能提高临床疗效。

2. 该类针术是通过改变方向和深度，运用提插捻转摇动等多种刺激，多次重复作用于经络，出现的"得气"或"得气"增强。这类针刺术的出现非常有意义，因其不仅能提高临床疗效，而且进一步证明在穴位中是针刺经络治病的论点。

3. 该类针术在当时已经起了积极的作用，但是目前看来，属盲目搜寻之举，不仅时效性差，而且损伤性也较大。为此，目前应继承在穴位中反复刺中经络能使"得气"增强，提高疗效的科学性和先进性，但也应增加准确性，提高时效性，减少损伤性，并在此基础上总结和运用替代该类手法的新一代手法。

二十二、浅析"推弩法、逼针法"

在《刺法灸法学》中描述有"推弩法""逼针法"，读后感悟述后。

（一）概述

1. 推弩法

即是将针尖顶住有感应的部位，用手指捏住针柄微向前推弩，不使针尖脱离"得气"处，以促使"得气"时间延长的方法。

2. 逼针法

得气后，程度不强，扩散范围小，可将针尖往下压，使"得气"增强，传得更远的方法。

（二）讨论

1. "推弩法"和"逼针法"虽然名称不同，但属一类针术。其特点均是在针刺穴位"得气"后施术的，其核心是将针尖紧靠"得气"处，使"得气"增强或传的更远。

2. 该类针术是在穴位刺中经络后施术的，因"得气"即是刺中经络之佐证。将针顶住感应部位或是"得气"处，即指针尖刺中经络处，针尖在被刺中的经络中再微推（压），即是针尖再刺经络，使"得气"延长或扩大。

3. 该类针术目前在临床还有实际应用的价值。因为其不仅能提高临床疗效，而且进一步证明在穴位中针刺经络治疗病症的论点。

二十三、浅析"添气法"和"抽气法"

在近代针灸书中描记有"添气法"和"抽气法"，读感述后。

（一）概述

《针灸问对》曰："欲补之时……按以添气。添，助其气也。""欲泻之时以手捻（捏）针，慢慢升提豆许，无得转动，其法提则气往，故曰提以抽气。"

《针灸大成》曰："提气法……凡用针之时，先从阴数，以觉气至，微捻轻提其针，使针下经络气聚，可治冷痹之症。"

"欲补之时"即是想要补时。"按以添气。添，助其气也"即是在针刺穴位"得气"后，再用手指捏住针柄往下按（轻），可以添气，添即是帮助气至。

"欲泻之时"即是想要泻的时候。"以手捻（捏）针，慢慢升提豆许，不得转动"即是手捏针柄，慢慢升提豆许，不转动。"其法提则气往"即是运用该提法后，原"得气"可以消失。"故曰，提以抽气"即是所以叫抽气。

（二）讨论

首先肯定添气和抽气之手法，是在针刺穴位"得气"后施行的。"欲补之时"和"欲泻之时"，不是指人体的虚证需要补，实证需要泻。其真正的含义是，将针刺入穴位"得气"后，根据"得气"的强度（大小）来决定补或泻的。如针刺入穴位后，虽然已"得气"，但是比较弱（小），不满意，需要使"得气"增强时，称为补（气）。相反，在"得气"后，如果很强，患者不能忍受，需要将"得气"减弱，称为泻。其具体补、泻"得气"之方法，是手持针柄，微往进按（推）即可使"得气"的程度增强，这也就使"得气"补充了，简称"补"。手持针柄，微往起提，有时带微旋，即可使"得气"的程度减轻或完全消失，这也就是将"得气"泻了，简称"泻"。

据文献可知，该类手法不是新创的，在经文中就已有记载。《灵枢·官能第七十三》中即有"泻必用员……伸而迎之；补必用方……微旋而徐推之。"《难经·七十八难》曰："得气因推而内之是谓补，动而伸之是谓泻。"即是部分佐证。

由此而知，"添气法"和"抽气法"，是在继承上述经文的基础上，略加改动而已。

"添气法"和"抽气法"对"得气"的调控都很有效，目前尚有应用价值。

二十四、解读《难经·七十八难》

《难经》成书已两千年，历代针灸家都很重视，其中"七十八难"一直与针灸家对话，当代应用的"提插补泻法"引用最多。我读后另有感悟，特论述于后。

（一）原文

《难经·七十八难》曰："针有补泻，何谓也？然：补泻之法，非必呼吸出内针也。知为针者，信其左；不知为针者，信其右。当刺之时，先以左手厌按所针荣俞之处，弹而努之，爪而下之，其气之来，如动脉之状，顺针而刺之。得气因推而内之，是谓补；动而伸之，是谓泻。不得气，乃与男外女内；不得气，是为（谓）十死不治也。"

（二）直意

"针有补泻，何谓也？"即是月针进行补泻是怎么回事？是如何操作的？

"然，补泻之法，非必呼吸出内针也"即是用针进行补泻操作时，不要求在呼吸时出或内针，因为其不能起补泻作月。"知为针者信其左；不知为针者，信其右。"即指知道用针补泻者，充分发挥和依靠左手的作用。不知道用针补泻者，仅相信针刺的右手。"当刺之时，先以左手厌按所针荣俞之处，弹而努之，爪而下之，其气之来，如动脉之状，顺针而刺之。"即是当用针刺穴位时，先用左手指分别按、弹、切穴位，一旦有气来，手下有似动脉状物，顺便将针刺在其上。"得气因推而内之，是谓补；动而伸之，是谓泻"即是将针刺入穴位"得气"时，再将针微往进推为补。如果在"得气"时，再将针微向后退，为泻。"不得气，乃与男外女内；不得气，是为（谓）十死不治也"即是在不"得气"时，将针提至浅层，改变方向再刺（男外女内），直至"得气"。如果改变方向，反复针刺仍不能"得气"者，为该病症已无法用针刺治疗。

（三）解读

《难经·七十八难》内容重要，含义深刻。对用针进行补泻的认识、研究和应用，不仅较系统总结了过去，而且对现在和今后均有重要的实际意义。

"针有补、泻，何谓也？"涵盖面很广，包括针刺穴位"气至"即对"气至"的补、泻之方法和呼吸补泻及其他有关用针直接补虚证和泻实证的具体方法。这个问题的提出，对应用和认识补、泻方法大有益处。

"然，补、泻之法，非必呼吸出内针也。"即肯定在补泻时，不要求呼吸与出入针的关系，因呼吸对针刺补、泻根本不起作用。这实际是否定了《素问·离合真邪论篇第二十七》中"吸则转针……呼尽乃去……故命曰泻。呼尽内针……候吸引针……故命曰补"之论述。然后，又特别强调在补泻之时，应相信左手，利用左手按、弹、切穴位，待"得气"出现，这时手下有似动脉状物，顺便将针刺在其上。这段论述将找穴位、刺经络、出现"得气"，当成补泻的前提和必要条件。

"得气，因推而内之，是谓补；动而伸之，是谓泻。"即是论述在"得气"后，根据"得气"的程度进行调整"得气"的方法。如"得气"程度差，不满意，将针微往进推，即可使"得气"增强，称为补。如果"得气"程度较强，患者难以忍受，将针微往外后退（伸），即可使"得气"减弱，称为泻。以上论述的具体补泻方法，表明在"得气"后，根据"得气"的实际情况，进行增补或减弱的方法。这种方法也是针刺唯一的补泻方法，其余的补泻方法均不再提了。

"不得气，乃与男外女内；不得气，是为（谓）十死不治也。"首先明确，针刺必须"得气"，只有"得气"才有疗效，不"得气"就无疗效。所以特提出"不得气"，将针提至浅层，改变方向再刺，直至"得气"。如果反复改变方向进行提插仍不能"得气"，即说明该病不能用针刺治愈。这段论述证明，古代医学家通过"得气"的实况，还可判断经络（被刺）功能、病损程度和疾病的转归转规。

（四）讨论

《难经·七十八难》首先提出什么是针刺补泻，然后具体描述了用针补泻的理念和方法。这一论述，高度概括了从上古时期到《难经》年代，用针补、泻的混乱局面和繁多的错误做法。

《难经》作者认为，要阐明用针刺补泻的确切含义和具体内容，必须首先搞清在穴位针刺何种物质？如何达到治病目的？才能决定如何补、泻，具体补泻什么。在这样的动议下，特别强调用左手在穴位处，进行按、弹、切等动作，寻找经络，如发现经络时（被刺激）就有"气来"的特殊反应，这时在手下可有似动脉状物存在，顺便将针刺在其上。这段论述是针灸临床家的真实体验，写得非常真实而生动。通过上述描记可知，特将针刺中经络出现"得气"定为"补、泻"的前提，这种认识和感受传递出的重要信息，是几千年来中国针刺治病一直是在穴位针刺经络治疗病症（证），而且已积累了丰富的经验。

"得气因推而内之，是谓补；动而伸之，是谓泻。"即是用针刺补泻的真实含义和核心内容。首先明确，只有在"得气"的基础上才能进行补、泻。具体是往内推谓之补；动而伸谓之泻。在这里为什么不用插而用推呢？因后者不仅速度慢而且移动幅度小。说明"推"仅为"微插"，轻微往前移动之意，当然动而伸之也有轻微之意了，所以具体讲应为"微推"即补，"微伸"即泻。

补什么？泻什么？能立竿见影，能马上兑现补泻者又是什么？就是"得气"，也只有对"得气"进行补、泻，才能达到如此效果和具体要求。这一事实在临床可以重复，有经验的临床家，也可亲身体验到如此美妙而深刻的感受。除此之外，谈补、泻，都不具体，也不现实，根本无法兑现。

"得气"本来就是临床家最渴望之事，但为什么"得气"后还要进行补、泻呢？对这个问题有些人还不解其意，其实很简单，在"得气"后进行补、泻，不是为了别的，而是为了更好"得气"或"得气"更好。因"得气"是刺中经络的佐证，"得气"也是出现良好效果的依据，这是无疑的。所以"得气"后再行补、泻是有条件的，如虽然出现"得气"，但因程度太差，需要再增补时，即用

"微推"之方法即可使"得气"增补，简称补法。如"得气"时强度太大，患者难以忍受，这时将针微往外后退（伸），即可使"得气"减弱，简称泻。最终达到既有明显"得气"，患者又能忍受，为"得气"最佳状态。这种"得气"后的补泻方法，到目前为止在临床仍有应用价值，因其不仅能减轻患者痛苦，而且可提高疗效。当然，这种补泻方法不是每次都用，如果将针刺入后出现的"得气"就很满意，这时就不必要再补、泻了。

"得气"后再行补泻之方法，不仅确立了用针刺补泻的正确理念和操作方法，而且纠正了采用不同动作就能直接补虚证、泻实证的错误理念和具体操作。

（五）小结

《难经·七十八难》是一篇非常重要的论文。它认真总结了从上古时期到《难经》年代，关于针刺补泻的理念和具体技术。首先，肯定针刺治病"得气"是出现疗效的关键，在穴位针刺，只有出现"得气"才能获得疗效。为了使"得气"适当，提高疗效，特总结出对"得气"进行具体调控的补充和泻出技术，并认为这种补泻技术，也是针刺补泻的唯一技术。

以上事实说明，中国针灸家几千年来一直是在穴位针刺经络治病，因《难经·七十八难》中描述的"得气"即是刺中经络的佐证。

二十五、读《难经·七十八难》新悟

《难经·七十八难》曰："得气，因推而内之，是谓补；动而伸之，是谓泻；不得气，乃与男外女内；不得气，是为（谓）十死不治也。"近日再读，犹生新感，概述于后。

首先说《难经·七十八难》论述的补、泻方法，不是直接补虚证、泻实证的方法，它不仅不能补虚证，也不会泻实证。后世针灸家在提插补泻手法中，引用这段经文，想证明插补虚证、提泻实证的方法，出自《难经》，来源有据。

《难经·七十八难》的论补泻，开头首先写了"得气"二字。"得气"在句首出现，然后再描述具体的方法，说明后面的具体方法，只对"得气"本身，与其他无关。具体方法是"推而内之，是谓补；动而伸之，是谓泻。"这个方法的真实含义是如"得气"太弱，不理想，需要补充时，将针微往里推，即可使"得气"补充，简称补。如"得气"太强，患者难以忍受，将针微往外伸即可使"得气"泻出，简称"泻"。说白了，这种技术就是使"得气"更加适当的调控技术，而不是在"得气"后，再将针往进推——插，可以补虚证；往外伸——提，可以泻实证。《难经》的作者在描述具体方法时很有分寸。如果说"推"对虚证

能补，以后演变成插；"伸"对实证能泻，以后演变成提。《难经》的作者为什么不在当时就直接写成"插为补、提为泻"呢？其实，根本不是这么回事，因推与插、伸与提差别很大，前者速度慢、幅度小；后者则相反。即在"得气"后微往进推，即可达"得气"补充；微往外伸，即可使"得气"泻出。《难经》的作者写"七十八难"时参考了很多文献，其中认为《灵枢·官能第七十三》论述的补泻方法，就是对"得气"进行补和泻的具体方法。如在补法中写道"微旋而徐推之"，就是论"得气"补充的具体方法。因轻微的旋转，缓慢推进，对某些（有些穴位）"得气"太弱确实能补充。如果旋的速度快，推的幅度大，不仅不能对"得气"补充，反而会使原有"得气"消失。《难经·七十八难》将"微旋而徐推之"改成"推而内之"，只用推不加旋即可使"得气"补充，将"伸而迎之"改成"动而伸之"只用"伸"即可使"得气"泻出。

对"得气"补充和泻出的技术，不仅在临床上可以重复，而且还有实际应用价值。以上论点，在《难经·七十八难》"不得气，乃与男外女内；不得气，是为（谓）十死不治也"之论述中进一步得到佐证。

我这样讲，没有别的意思，只是平心而论，只想把经文中生动而真实的含义再现出来，使其更好地发挥作用。

二十六、浅析补、泻手法

针灸学中有"手法补泻"之记载。目前，在针刺治病的临床实践中，有些人仍强调"手法补泻"的重要性和实际意义。笔者发现在《黄帝内经》中即有"手法补泻"之论述，但是起"补、泻"作用的因素是多方面的，不只是手法。就手法而言，起补泻作用的不仅仅局限于补泻手法，其他手法起的作用更大。现分述于后：

（一）经络系统是人体最大的调节系统，针刺其上，能调节血气，补虚泻实，使疾病痊愈

经络系统即是人体最大的调节系统，机体的状态在出现有余（实）或（和）不足（虚）时，经络系统即可以自行调节，达到相对平衡。《灵枢·经脉》："经脉者，所以能……调虚实……"即是佐证。

在机体发生病变时，人体即失去相对平衡，出现有余（实）或不足（虚），这时针刺经脉即可得以调节，使很多病症恢复。《灵枢·九针十二原第一》："欲以微针通其经脉，调其血气，营其逆顺出入之会。"《灵枢·终始第九》："凡刺之道，气调而止，补阴泻阳，音气益彰，耳目聪明，反此者血气不行。"

即是佐证。

上述事实证明，人体的经脉系统即有调节（补虚泻实）作用，针刺其上更能促使其更好调节（补虚泻实）。如果该系统没有调节（补虚泻实）作用，无论施什么手法也不会补虚证泻实证。

（二）针刺部位是"补泻"的重要环节

因为经脉有调虚实的功能，所以针刺每一个穴位都应有调节作用。但是，针刺治病常是治疗某部位或某脏腑之病症，即是用针刺补泻病变部位之虚实，这就需要针刺与病变部位相关或关系密切之部位，也只有这样，才能对病变部位或脏腑有较好的补虚泻实作用。如"肚腹三里留，腰背委中求，头项寻列缺，口面合谷守，胸胁若有病，速于内关谋。"即是前人在临床实践中总结出在四肢针刺治疗全身多种病症的经验腧穴。除比之外，在经文中还有明确记载，《灵枢·海论第三十三》曰："审守其输而调其虚实，无犯其害，顺者得复，逆者必败。"即是其中之一。

（三）"得气"是"补泻"的关键

《灵枢·九针十二原第一》曰："虚实之要，九针最妙，补泻之时，以针为之。泻曰：必持内之，放而出之，排阳得针，邪气得泄。按而引针，是谓内温，血不得散，气不得出也。补曰随之，随之意若妄之，若行若按，如蚊虻止，如留如还，去如弦绝，令左属右，其气故止，外门已闭，中气乃实，必无留血，急取诛之。"上段经文似有慢进针，快出针，急按针孔为补。快进针，慢出针，不按针孔为泻之意。但是，就在该段经文之后，又描述了一段经文："刺之而气不至，无问其数；刺之而气至，乃去之，勿复针。刺之要，气至而有效，效之信，若风之吹云，明乎若见苍天，刺之道毕矣！"后段经文明确提出了针刺一定要"得气"，因为只有"得气"疗效才好，其见效之快，似风吹云，并认为这就是针刺之道。

上述事实说明，经文中虽然描述有"补泻"手法，但是针刺能补虚、泻实的方法主要不是补泻手法，而是"得气"之手法。这个论点，在当代针刺治病的临床实践中进一步得到验证。

既然证明"得气"是"补虚、泻实"的关键，在针刺时就应选择相关易"得气"穴位，注意针刺的方向和深度，提高"得气"率。在出现"得气"时，除要求酸、麻、胀；沉、涩、紧外，还应注意提高疗效的"得气"现象，如触电感、麻木感、肢体或肌肉抽动（跳动）等。

（四）小结

综上所述，人体的经络系统是最大的调节系统，针刺其上能促使补虚泻实；穴位有相对特异性和双重性，即补虚泻实之功能；"得气"是"补泻"的关键。为此，在针刺治病的临床实践中，应选特定的腧穴，将针刺在经络上——出现"得气"，即可产生良好的"补虚泻实"作用，达到治病目的。

二十七、经文中的手法补泻与气至

《黄帝内经》的成书年代是针刺技术发展的年代，其中"气至"补、泻和与"气至"相关的针刺技术，即是其重要的组成部分。现据原文进行论述。

（一）"气至"补、泻法

"气至"补、泻法是在针刺治病时，只要"气至"就能起到补虚证、泻实证的作用。《素问·宝命全形论篇第二十五》曰："刺实者须其虚，刺虚者须其实（守），经气已至，慎守勿失，深浅在志，远近若一，如临深渊，手如握虎，神无营于众物。"

《素问·针解篇第五十四》曰："刺实须其虚者，留针阴气隆至，针下寒，乃去针也。刺虚须其实者，阳气隆至，针下热，乃去针也。经气已至，慎守勿失者，勿变更也。如临深渊者，不敢堕也。手如握虎者，欲其壮也。神无营于众物，静志观患者，无左右视也。"

该两段经文，论述的就是"气至"补虚证泻实证方法。经文在开始，均先论述刺实须其虚，刺虚须其实，然后分别描述经气已至，慎守勿失，专心守候。经文的论述，充分肯定了"气至"不仅能补虚证，而且能泻实证。因此，笔者将"气至"后能补虚证、泻实证的方法特命名为"气至"补、泻法。

（二）"气至"

《黄帝内经》成书年代，医学家们在针刺治病的临床实践中，特别重视"气至"。现录描记部分与"气至"有关的原文：

《灵枢·终始第九》曰："凡刺之道，气调而止。"

《灵枢·四时气第十九》曰："灸刺之道，得气穴为定。"

《灵枢·邪气脏腑病形第四》曰："刺此者，必中气穴，无中肉节。中气穴则针游于巷，中肉节则皮肤痛。"

《灵枢·卫气第五十二》曰："取此者用毫针，必先按而在久应于手，乃刺而予之。"

《灵枢·九针十二原第一》曰："刺之而气不至，无问其数；刺之而气至，乃去之，勿复针。"又云："刺之要，气至而有效，效之信，若风之吹云，明呼若见苍天，刺之道毕矣。"

（三）小结

本文论述了经文中有关"气至"补、泻和与"气至"相关的针刺技术。文献证明"气至"现象不仅能补虚证、泻实证，而且能治疗多种病症，因此"气至"现象应视为针刺技术的核心内容。

二十八、"补、泻"春秋

"补、泻"是针刺技术中常用的两个字，可以说人人皆知，天天接触，但是真正用好"补、泻"却成了难事，真让人揪心。

大约在上古时期，"补、泻"就出现在"气至"补充和泻出的技术中。获"气至"和与"气至"相关的针刺技术普遍应用，提高了临床疗效。这一经典而有效的针刺技术，一直运用到《黄帝内经》成书年代。也就是在这个时期，伴随"补、泻"频频出现"虚、实"及"虚证、实证"。随着中医界治疗虚证和实证的深入开展，针灸界也受到了影响。当时，在针灸界除提出"补虚、泻实"外，还非常渴望出现一种能补虚证、泻实证的针刺技术。就在这时，有人已经提出只有通过"调气"，才能达到治疗虚证和实证的目的。两种思想，清晰明确，共存发展。《灵枢·官能第七十三》和《灵枢·九针十二原第一》都论述了"气至"技术，强调"气至"的重要性和对虚证和实证的有效性。到《难经·七十八难》明确"得气"的补、泻针刺技术是唯一的补、泻技术。这种复杂的局面，一直持续到宋代。从元代起，由于变异和演变使针刺直接补虚证、泻实证的技术名目繁多，五花八门……形成这种局面原因诸多，其中最重要的原因是错误理解前人有关"气至"补、泻针刺技术的论述，使其发生变异、逐步演变、扩大、发展而来的。现摘重要内容概述。

（一）破解"徐、疾"失误

《灵枢·九针十二原第一》曰："徐而疾则实，疾而徐则虚。"这句经文，本来描记的是从上古时期流传下来的据"气至"现象在针刺时出现的慢和快、弱和强来判断被刺经络"虚、实"的相关论述。有的针灸家，没有理解其真正的含义，就解释为"徐而疾则实，言徐内而疾出也；疾而徐则虚，言疾内而徐出也。"这种解释将"徐、疾"仅限定在针刺的快慢，这就使原来的含义变成了"慢进针快出针则实，快进针慢出针则虚。"久而久之，这种解释就变成了经文的原意，为以后演变"徐疾补、泻"法，提供了理论依据和基础。

（二）解读"迎随"错误

《灵枢·九针十二原》曰："往者为逆，来者为顺；明知逆顺，正行无问。逆而夺之，恶得无虚；追而济之，恶得无实。迎之随之，以意和之，针道毕矣。"该段经文是论述"气至"的针刺方向、调控"气至"的方法及根据"气至"强弱判断被刺经络虚、实的具体方法，后人在解读时出现了错误。《难经·七十二难》曰："所谓迎随者，知荣卫之流行，经脉之往来也。""随其逆顺而取之，故曰迎随。"即是佐证之一。由此而知，《难经·七十二难》将"迎随"解读为经脉的往和来，特别是"随其逆顺而取之，故曰迎随"之描述，使"迎随"完全变成了"随其经脉逆顺而取之。"这种描述，为以后变异、演变"迎随补、泻"法奠定了理论基础和依据。

（三）误用"得气"补、泻

《难经·七十八难》曰："得气因推而内之是谓补；动而伸之是谓泻。"该段经文论述的是"得气"的补、泻方法。近代针灸家描写"提插补、泻"法时，为了证明"提插补、泻"法，为经典之法，来源有据，就列举《难经·七十八难》之论述。这当然是错误的，因"七十八难"论述的"得气"补、泻法，只能对"得气"进行补充和泻出，根本不能直接补虚证、泻实证。

综上所述，可知"补、泻"二字在中国针刺技术中出现已数千年了。从《难经》时代开始，一直在"气至"补充和泻出的技术中发挥着积极作用。到宋代后，"补、泻"基本局限在演变而成的直接补虚证、泻实证的技术中，因为应用的种种补虚证、泻实证的方法无效，使"补、泻"一直没有很好地发挥作用。

二十九、浅析"提插补泻"法

在当代针刺治病的临床实践中，针灸家积极倡导运用"提插补、泻"法。目前有两种描记：一种是在"得气"的基础上进行提插，即在"得气"后先浅后深，重插轻提……称补法；反之，先深后浅，轻插重提……称泻法。另一种讲法，则是将针刺入穴位后即行插为补，提为泻。该法是由《灵枢·官能第七十三》记载的"泻必用员……伸而动之；补必用方……微旋而徐推之"和《难经·七十八难》记载的"得气因推而内之是谓补；动而伸之是谓泻"演变而来的。

从经文中可知，提和插是在"得气"后才进行的。在提插时不仅用力小，而且速度慢。《灵枢经》曰："微旋徐推。"《难经》曰："推而内之。"即是佐证。

针道——针刺治病解析

第三编 针刺技术

306

由此而知，该法原本就是在针刺穴位"得气"后，施行的一种对"得气"程度进行调控的具体手法。即在"得气"后，再将针微往进推，即谓补；微旋往外退，即谓泻。为什么"推"会补，"退"能泻呢？在针刺治病的临床实践中证明，针刺"得气"即是在穴位刺中经络出现的反应。此时如再将针微往进推，可使针尖再刺入经络，出现反应增强或再出现反应。如果将针微旋轻退，即使针尖脱离被刺中的经络，出现的反应也立刻减弱或完全消失。以上论述进一步证明，推之谓之补，是指针刺时出现的"得气"增强；微旋徐退谓之泻，是指针刺时出现的"得气"减弱。据此，也就弄清楚了"提泻实证、插补虚证"疗效不明显的真正原因。

总之，经文中有关提插补、泻，是指用针刺中经络（在穴位）出现"得气"，或因"得气"程度不适当或不满意，对"得气"进行调整和控制的具体方法，而绝对不是用提插之动作直接补虚证、泻实证的。

三十、浅析"捻转补泻"法

"捻转补、泻"法为当代针灸常用补、泻法之一。即左转（大拇指向前）为补，右转（大拇指向后）为泻。认为该法源于《灵枢·官能第七十三》"微旋而徐推之"和"切而转之"。经核对，经文中确有该论述，但原文为"写必用员，切而转之……伸而迎之……补必用方……微旋而徐推之……"这段经文是论述对"得气"进行补、泻的具体方法，而不是"直接补虚证、泻实证"的方法。其具体方法是在针刺"得气"后如程度太强，患者不能忍受，可选用"切而转之……迎而伸之"之方法，使"得气"减弱称泻。如"得气"后强度太弱，不满意时，可选用"微旋而徐推之"方法，使"得气"增强（有些穴位可达到）称补。

由此可见，从《内经》成书年代到现在，很少有人认真研究和对待该段论述，后来医家在传教中，也仅是照本宣科。上述文献证明，"捻转补、泻"法，是后人对经文理解错误，发生变异，最终演变的一种"左转补虚证，右转泻实证"的方法。

三十一、析"徐而疾则实，疾而徐而虚"

（一）原文

《灵枢·九针十二原第一》曰："徐而疾则实，疾而徐则虚。"

（二）论述及演变

经文只有一句话，十个字，很简单，但意义深奥，使人百思不得其解。在当时说法很多，现仅摘述主要的解释及以后的演变。

1. 《灵枢·小针解第三》曰："徐而疾则实者，言徐内而疾出也；疾而徐则虚者，言疾内而徐出也。"这种解释引用得比较多，并且发生了变异，最终演变出"徐疾补、泻法"。这种特殊补虚证、泻实证的方法一直在临床沿用，当代针灸学已将其列为五种常规补、泻方法之一。

2. 《素问·针解篇第五十四》曰："徐而疾则实者，徐出针而疾按之；疾而徐则虚者，疾出针而徐按之。"这种解释在后世也有引用，最后演变出"凡是留针时间长，出针后急按针孔者为补法；留针时间短，出针后缓慢按闭针孔者为泻法。这种方法在临床较少用。

3. 《灵枢·官能第七十三》曰："明于调气，补、泻所在，徐疾之意。"其含义与前两种不同，主要说明与调气有关，这在当时没有引起太大的重视，后来也没有形成气候。

（三）讨论

徐而疾则实者，言徐内而疾出也；徐出针而疾按之。疾而徐则虚者，言疾内而徐出也；疾出针而徐按之。两种解释都是基于推理，并非事实。现分别进行论述：

（1）演变出的"提插补泻法"是无效的

关于"提插补泻法"的疗效问题，不是笔者说无效，而是经过千百年的临床实践，一再证明是无效的。从开始应用到现在，书上写的方法，不仅临床在应用，学校也在传授，但是描写疗效的很少，特别是有说服力有确实疗效的论文更少。相反，在历史上有很多论述，从另一个侧面证明该类针刺术的疗效不可靠。如《灵枢·九针十二原第一》描记："刺之要，气至而有效，效之信，若风之吹云，明乎若见苍天，刺之道毕矣。"说明"气至"的针刺技术疗效是确实的，言外之意，表明其他针刺技术无效，其中包括"提插补、泻术"。《难经·七十八难》曰："得气因推而内之，是谓补；动而伸之，是谓泻。"明确表明，古人用的补、泻之法，只是专指"得气"进行补泻的具体方法，针刺直接补虚证和泻实证的方法是不会有效的。明代《针灸问对》曰："待气至针动，因推而内之，是谓补；动针而伸之，是谓泻。"并特别写道："古人补泻心法，不出乎此。""后人好奇，广立诸法，徒劳无益""无非巧立名色"……这些论述，不仅完全继承了《难经·七十八难》补泻为"得气"补泻的具体技术，而且还特别指出"古人补泻心法，不出乎此"……进一步明确肯定除"得气"补泻的具体方法外，再无其他补泻方法，也就是说其他补泻方法是无效的。鉴于上述事实，我们必须严肃面对。其实我们每位针灸临床家心里都有一本账，有效、无效、有多大效，都是一清二楚的。

（2）理论是不科学的

如"徐疾补泻法"，在当代针灸界普遍应用的是徐进疾退补虚证，疾进徐退泻实证，到目前为止，还没有任何人能证明这种方法是科学的。不论从哪个角度讲，都应该面对这个问题，因为只有方法科学才会有相对较好疗效。就针灸学本身来讲，也同样有此要求，如"法于往古，验于来今"就是佐证之一。

（3）曲解经文原意

《灵枢·九针十二原第一》曰："徐而疾则实，疾而徐则虚。"经文中的"徐"和"疾"，确实有慢和快的含义。但慢和快指什么并不清楚，是单指针刺动作快慢，还是有别的意思？经文中讲的虚、实，没有说清楚是什么虚实，是整个机体的虚证和实证，还是机体的某部分虚实？经文中的"则"，真正含义指"是""就是"，绝对没有"能使"之意。

从以上分析可知，首先可将经文译成："徐而疾是实；疾而徐是虚。"这就可知，"徐和疾"不能单纯指针刺的慢和快。因为这样理解，就成了慢进针快出针是实；快进针慢出针是虚，显然这是不可能的。因为不管实、虚指的是整个机体还是机体的某个部分，都是不可能的，这就迫使我们考虑"徐和疾"指两种概念。我想，句首的"徐、疾"，是指进针的"慢和快"；句中的"疾、徐"是指针刺时出现"得气"的快和慢；句末的"实、虚"是指被针刺中经络的实、虚。这样，经文的含义就是：进针慢（用力小），"得气"出现快（强），是被刺经脉"实"的反应；进针快（用力大），"得气"出现慢（弱），是被刺经脉"虚"的现象。如果用这种解释，徐而疾则实，就是用针刺的力弱、速度慢，"得气"出现快而强，即是被刺经脉谓"实"；相反，刺得力量大、速度快，"得气"出现慢（而弱），即是被刺经脉谓"虚"。笔者的这种解释确实属"新解"，大家是第一次听说，也可能完全不会接受，这都不要紧，自己的主意自己拿。反过来讲，笔者的这种解释和经文中"明于调气，补泻所在，徐疾之意"之论述有相近和相似之处，值得细细回味。

三十二、浅析"徐疾补泻"法

"徐疾补泻"法，是当代针灸常用补泻手法的一种，即是慢进针、快出针为补；快进针，慢出针为泻。该法源于《灵枢·小针解第三》"徐内而疾出，疾内而徐出"之论述。这一论述，为解释《灵枢·九针十二原第一》"徐而疾则实"，言徐内而疾出也；"疾而徐则虚"，言疾内而徐出也。其实在《内经》中还有与此相矛盾之解，《素问·针解篇第五十四》曰："徐而疾则实者，徐出针而疾按之；疾而徐则虚者，疾出针而徐按之。"即是佐证。由此而知，从《内经》年代到现在，对《灵枢·九针十二原第一》中"徐而疾则实，疾而徐则虚"之论述，一直没有认真研究和对待。

其实，《灵枢·九针十二原第一》描述的"徐而疾则实，疾而徐则虚"，就根本不是描述运用进出针的徐疾能直接补虚证和泻实证的方法，而是描写在穴位刺中经络时出现"得气"的速度和强度，并由此来判断经络（之气）虚实的一种具体方法。如在刺经络时，用力较大，而且速度较快，出现"得气"速度慢而程度较差者，即为该经络之气较虚。如用较小力量和较慢的速度，刺中经络时出现"得气"快而强时，即是该经络之气为实。这即是"徐而疾则实，疾而徐则虚"的真实含义。我想写到这里，只有在临床针刺治病的实践家才会有更深刻的感悟。疗效是判断针刺技术好坏的唯一依据，没有疗效，一切方法都等于零。如果不考虑疗效，仍盲目传释"徐疾补泻"法，不仅会延误病情，而且还会增加患者痛苦。

三十三、浅析"迎而夺之者，泻也；追而济之者，补也"

《灵枢·小针解第三》曰："迎而夺之者，泻也；追而济之者，补也。"该段经文之意，即是用针在穴位刺入"得气"后，如将针往后退，使"得气"突然消失或明显减弱者，谓泻；如果将针再往进推，能使"得气"补充（增加）者，谓补。

三十四、浅析"泻者迎之，补者随之，知迎知随，气可令和"

《灵枢·终始第九》曰："泻者迎之，补者随之，知迎知随，气可令和。"该段经文论述之意即是用针在穴位刺入"得气"后，要想将"得气"减弱或消退（泻）用迎法（即往后退），如果想让"得气"增加（增补）即将针往进推。知道将针后退和前进方法，"得气"即可调和。

三十五、浅析"往者为逆，来者为顺，明知逆顺，正行无问。迎而夺之，恶得无虚，追而济之，恶得无实；迎之随之，以意和之，针道毕矣"

《灵枢·九针十二原第一》曰："往者为逆，来者为顺；明知逆顺，正行无问；迎而夺之，恶得无虚；追（随）而济之，恶得无实。迎之随之，以意和之，针道毕矣。"读后颇有感悟，概述于后。

"往者为逆，来者为顺"是指用针能使"气"来的方向即是针刺的正确方向，为顺；能使"气"消退的方向为逆。向逆的方向动针，突然使"得气"消退，这是由沿逆的方向动造成的，而不是经络本身虚。沿顺的方向往进推，突然使"得气"增补，这是用"推"的方法使"得气"增加，而不是经络本身实。根据"得气"的实际情况，随意进行迎（泻）或随（补），使"得气"调整到最佳状态，即作用明显患者又能忍受，达到这种目的就能提高疗效，这就是针刺技术的全部。

综上所述可知，该段经文主要论述了穴位的针刺方向。认为能"得气"的方向，就是针刺的正确方向，称"顺"。使"得气"消退的方向称"逆"。知道这个道理就大胆去做，根据掌握"得气"的实际情况，随意进行迎（泻）和随（补），使"得气"调整在程度明显，患者又能忍受的状态，这样可以提高疗效，这就是针刺的全部技术。

三十六、浅析"迎、随补泻"法

"迎随补泻"法是中国当代针灸中的常用补、泻法之一。

具体操作是将针尖顺着经脉（经气运行）方向刺，就是补法，用此法治疗虚证。将针尖逆经脉（经气运行）方向刺就是泻法，用此法以泻实证。这种补泻手法源于经文，为经典补泻之法。引用经文主要有：《灵枢·小针解第三》曰："迎而夺之者泻也。""追而济之者补也"。《灵枢·终始第九》曰："泻者迎之，补者随之。""知迎知随，气可令和。"《难经·七十二难》曰："所谓迎随者，知荣卫之流行，经脉之往来也。随其逆顺而取之，故曰迎随。"

由此而知，"迎随补泻"法主要源于《难经》，继承了"七十二难"论"迎随"的思想。

因"迎随"二字不是出于"七十二难"，而是其解释《灵枢·九针十二原第一》"迎而夺之，追而济之"之注解。这种解读原本不是这个意思，因《灵枢·九针十二原第一》整段论述为："往者为逆，来者为顺；明知逆顺，正行无问；迎而夺之，恶得无虚；追而济之，恶得无实。迎之随之，以意和之，针道毕矣。"这段经文，生动而具体的描写了用针在穴位针刺的正确方向，认为能"得气"的方向就是在穴位针刺的正确方向，称顺；使"得气"能消退的方向，称逆。"迎而夺之"是迎着"得气"之方向行，能使"气"夺；"追而济之"是顺着"得气"之方向推，能使"得气"增补，根本不是"七十二难"所述的沿着经脉（经气运行）逆顺刺的方法。据此，认为"迎随补泻"法不是经文的本意，而是曲解了《灵枢·九针十二原》中"迎而夺之……追而济之"的原意。

三十七、浅析"呼吸补、泻"法

"呼吸补、泻"法是中国当代针灸一种常用的"补、泻"法。其描述的主要内容是：在吸气时进针、转针，呼气时退针、出针为泻法。反之，在呼气时进针、转针，吸气时退针、出针为补法。

与呼吸有关的补泻手法早在内经中即有记载。《素问·离合真邪论篇第二十七》曰："吸则内针，无令气忤；静以久留，无令邪布；吸则转针，以得气为故；候呼引针，呼尽乃去，大气皆出，故命曰泻。""呼尽内针，静以久留，以气至为故如待所贵，不知日暮，其气以至，适而自护。候吸引针，气不得出，各在其处，推阖其门，令神气存，大气留止，故命曰补。"该段经文之意，确有吸气进针，呼气出针为泻；呼尽内针，为补。但在补泻中均有"以气至（得气）为故"之内容。由此而知，经文中与呼吸有关的补泻手法中，"气至"是疗效的核心内容，因在补泻中均要求以"气至"为故。同时，在《内经》中论述与呼吸有关的补、泻手法，也仅是一家之言，很多人有不同意见。《灵枢·九针十二原第一》"气至而有效"即是其中之一。到《难经·七十八难》已明确提出"补、泻之法，非必呼吸出内针也"，特提出"得气因推而内之，是谓补；动而伸之，是谓泻。"还强调"不得气，乃与男外女内；不得气，是为十死不治也。"后来在《标幽赋》又提出"原夫补泻之法，非呼吸而在手指。"以上论述，明确肯定"气至"（得气）能补泻，或者对"得气"进行补泻，呼吸不能补泻，补泻与呼吸无关。

但是，中国当代针灸学仍然继承了《素问·离合真邪论篇第二十七》有关"呼吸补、泻"之内容，并夸大和突出了呼吸对补泻的作用，遗忘了出现疗效是"气至"的核心作用，巧立"呼吸补、泻法"名目。

"呼吸补、泻"法被列为当代针灸学中的常规补泻法之一，在临床应用、推广……但是到目前为止，还没有人能用有力的证据来证明单纯呼吸补泻法的疗效。

其实，针刺出现的"气至"（得气）现象和人呼吸的"气"不是一回事儿，《素问·离合真邪论篇第二十七》将两者混为一体，后世针灸家也未解而照搬沿用。

让我们换个角度再论，因疗效是针刺方法之本，是关键，是核心，没有疗效就没有一切，什么方法都等于零。'呼吸补、泻"法想说明的是在吸气时进针、转针，呼气时退针、出针为泻；反之，在呼气时进针、转针，吸气时退针、出针为补法。这种方法太简单了，也很容易操作。只要坚持吸气时进针，再转针，呼气时出针就能泻。在呼气时进针、转针，吸气时出针就能补。假如"呼吸补泻"法的疗效确实可靠，全身的虚证和实证都会被"呼吸补泻"法治愈，但遗憾的是实际上并不是这样。

三十八、承"气至"正"补泻"

针刺技术比较复杂，其中毫针目前应用的主要有使"气至"的针刺技术和用针直接补虚证、泻实证的技术。

"气至"的针刺技术，是中匡针灸家和人民，在数千年的漫长岁月里，共同用智慧、汗水、痛苦、鲜血和生命换来的，是最有效的针刺技术，应该理直气壮地继承和弘扬。

早在上古前，人们对自身认识甚少的历史背景下，就开始针刺人体的特定部位，观察出现什么现象和反应就能获得较好疗效。由于观察的方法和角度不同，描写的内容也各异。如经文中的"中气穴""得气穴为定""气调而止""知调而利""得气""气至"……就是其中的部分内容。

为使"得气"适当，疗效提高，还特别总结出对"得气"进行补充和泻出的技术。这种技术也是针刺术中唯一的补、泻技术。在当时还有针灸家根据"得气"的快慢和强弱来判断经络的功能和病症的愈后……

到《黄帝内经》成书年代，有个别针灸家对以前描述的有关"得气"补泻的论述理解错误，在表述"得气"补泻的技术时，改变了原文的理念，发生演变，最终变异成用针刺直接补虚证、泻实证的方法。这种现象出现后，有的针灸家就明确提出，使"气至"的针刺技术是取得疗效的核心技术、关键技术，在针刺时一定要出现"气至"。到《难经》时期，明确肯定了对"得气"进行补泻的具体方法，并进一步确认了针刺技术中的补、泻就是对"得气"的补、泻。

遗憾的是在以后的岁月里，有些针灸家逐渐淡化了使"气至"的针刺技术，而演变为用针直接补虚证、泻实证。到了明代，又有针灸家严厉抨击，并试图阻止用针刺直接补虚证、泻实证的方法，结果仍然无济于事。

第四编
针刺部位治病

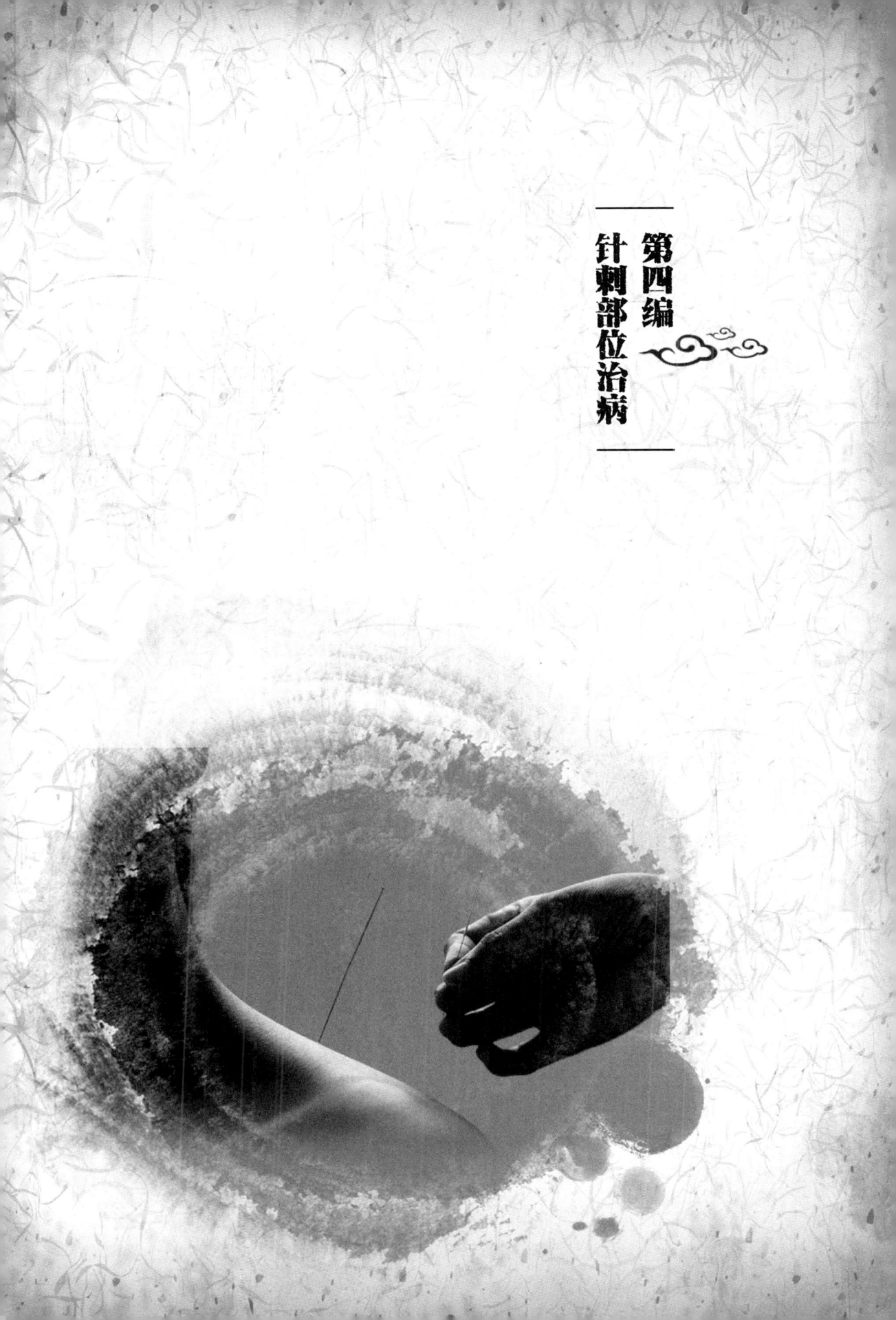

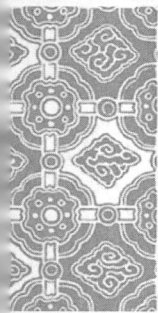

针道——针刺治病解析

第四编 针刺部位治病

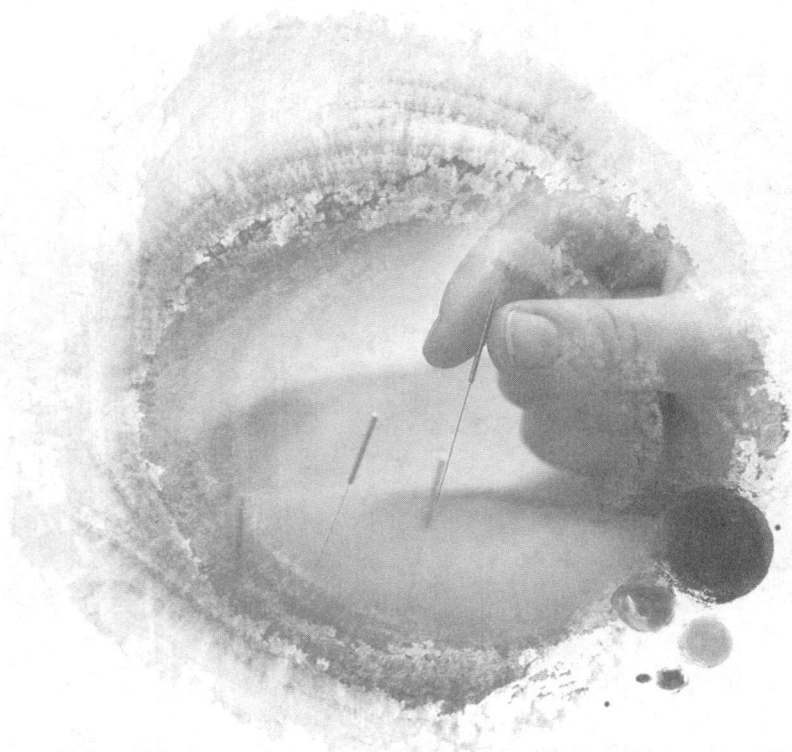

针刺治病的临床经验比较多，本编主要论述选配针刺部位（穴位），治疗病症的主要经验。

（一）治疗病症的主要经验

针刺对经络系统——神经系统多种病症有较好的治疗效果；并可治疗躯肢和脏腑的多种病症。

（二）选配针刺部位的主要经验

1. 治疗经络系统——神经系统病症的针刺部位

（1）脊骨空里髓和颅内髓——脑的病损，主要针刺病损部位所对应体表的穴位，配合针刺四肢相关的穴位。

（2）脏腑经络病损，主要针刺病损部位所对应和相关体表的穴位，配合针刺四肢相关的穴位。

（3）躯肢经络病损，针刺病损部位穴位或经络。

2. 治疗躯肢病症（含体表器官）的针刺部位

针刺病损部位及附近的穴位或经络。

3. 治疗脏腑病症的针刺部位

（1）胸内脏腑病症

主要针刺"上胸部经络"范围内的穴位，配合针刺上肢相关穴位。

（2）上腹内脏腑病症

主要针刺"下胸部经络"范围内的穴位，配合针刺下肢相关穴位。

（3）下腹内脏腑病症

主要针刺"腰骶部经络"范围内的穴位，配合针刺下肢相关穴位。

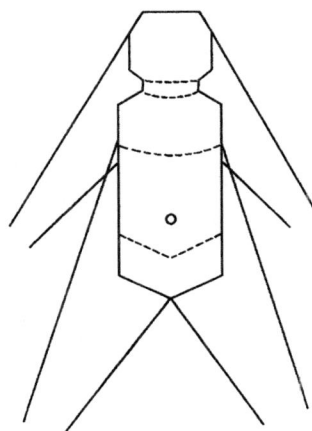

图4-1　特殊人像图

用人体图形说明病损部位与针刺部位关系时，即可用特殊的人像图表示（图4-1）。

【附】选配针刺部位歌诀

1. 躯肢病症

躯肢病症最简单，
穴在病区及周边，
根据病症定深浅，
异具特技神效显。

2. 脑和脊髓病症

脑按部位脊据节，
对应体表选其穴，
勿刺其里防髓伤，
针刺躯经能解决。

3. 脏腑病症

明确定位属第一，
对应体表选穴位，
治疗多病效快奇，
因刺其经能通里。

中国在战国以前就发明了针刺躯肢经络治疗病症的方法，并对治疗多种病症积累了丰富的经验。

针刺治病的方法及经验，是针刺治病的精华之一，应该认真继承和发展。本章仅摘述其主要经验介绍如下。

第一章　经络病症

在针刺治病的经验中，对治疗经络系统病症的经验最丰富。其主要经验是，脊骨空里髓病损，在病损节段的对应体表面及附近的对应体表面，选穴针刺治疗。颅内髓——脑部病损，在病损部位相对应的头皮部位选穴针刺治疗。躯肢经络病损，在病损及附近的经络选穴针刺治疗。

因研究证明，经文中描述的经络系统即指神经系统，所以也可以说，针刺治疗神经系统病症的经验是非常丰富的。可概括为中枢神经系统（脊髓和脑）病损，针刺病损部位及附近对应体表面的穴位（刺周围神经）治疗。躯肢部位的周围神经病损，针刺病损及附近的穴位（刺周围神经）治疗。

第一节　脊骨空里髓病症

脊骨空里髓病损后，在病损部位及附近的椎骨或椎骨旁的穴位，配瘫肢的相关要穴，针刺躯肢经络——躯肢神经，疗效相对较好。

一、确定病损部位

脊骨空里髓位于脊骨空内，上端在脊骨上空处与脑相属，下端悬吊在十三椎下间（第1腰椎下缘）。在颈部（颈5~胸1）和腰部（腰1~骶尾）比较粗大，是四肢经络形成大经（臂丛神经和腰骶丛神经）会入之故。现代医学称其为颈膨大和腰膨大。经络自上而下分为节段，现代医学分31个节段（颈8、胸12、腰5、骶5、尾1）。由于在发育过程中，髓比脊骨生长慢，到成人时，髓的下缘仅位于13椎下间（第1腰椎下缘），因此在颈部的髓节比脊骨高1个椎骨，上胸段高出2个椎骨，下胸段高出3个椎骨，腰段髓位于胸10~12椎骨间，骶节之髓位于胸12~腰1椎骨间，确定损害部位应该充分考虑这个特点。

在临床，根据患者体征和脊椎X线片、CT、磁共振等检查，可确定具体损害部位。

1. 运动障碍

运动障碍依损害节段的不同各有特点。高颈髓（颈4以上）损害，出现四肢痉挛性瘫痪，可伴呼吸困难；颈膨大损害，双上肢呈弛缓性瘫痪，双下肢呈痉挛性瘫痪；胸腰段损害，双上肢无改变，双下肢出现痉挛性瘫痪；骶段损害，无明显肢体运动障碍，病理反射阴性。

2. 感觉障碍

有些病损常出现病变相应部位的疼痛，病变节段有束带感，在肢体瘫痪时病变部位以下所有感觉均缺失。

3. 大小便障碍

大小便障碍常为损害的症状。

4. X线片、CT、磁共振等检查，可发现在病损的脊骨有病理性改变。

二、选配针刺部位

1. 主要穴位

在病损部位及附近的椎骨间（中线穴）和椎骨旁的夹脊穴。

2. 四肢配穴

瘫肢的相关要穴，如上肢瘫痪取肩髃、曲池、合谷等，下肢瘫痪取环跳、委中、承山等。

《素问·骨空论篇第六十》曰："督脉生病治督脉，治在骨上……"即指脊骨空里髓病损时，可沿脊骨针刺治疗，但必须在脊骨上针刺。该段经文即是脊骨空里髓病损时，在脊骨上针刺治疗的经验。因为《难经·第二十八难》中描述的督脉，即指脊骨空里髓而言，后世很多针灸学家对这一经验又有发展，华佗发现的夹脊穴就是其中之一。当代很多专家和我们临床实践均证明在病损部位及附近的椎骨间（穴位）针刺治疗，对肢体疼痛、不用等证候疗效相对较好。另据经文中在瘫肢取要穴治疗瘫痪的经验，特概括出主要穴位及四肢配穴。

三、防止刺伤脊里髓

在脊骨间针刺过深可刺伤脊里髓引起肢体瘫痪，《素问·刺禁论篇第五十二》曰："刺脊间中髓，为伛"即是佐证。如果脊里髓原有病损，再度刺伤后使瘫痪更难恢复，所以必须防止刺伤脊里髓。

四、治疗效果预估

脊强反折，脊强而厥常是脊骨空里髓热和癫之候，应据其病因及时综合治疗。瘫痪、麻木、大小便失禁等可针刺治疗，其疗效和病损程度有关，即不全横贯损害者，常有明显治疗效果；完全横贯损害者，治疗效果不理想。

五、针刺治疗病种

脊骨增生、脊里髓损伤、脊里髓热……引起的瘫痪、疼痛、麻木、大小便失禁等均可针刺治疗。

第二节 颅内髓——脑病症

在脑部病损的对应头皮及附近头皮选区或选穴针刺，对颅内髓——脑部病症有较好的治疗效果。在症状、体征部位选穴针刺躯肢经络也能获得疗效。两者相互搭配选穴区是治疗颅内髓——脑部病症的主要经验。

一、确定病损部位

颅内髓——脑完全位于颅腔之内，病损后在颅外看不到具体病变部位。在临床上常根据出现的症状和体征来判断脑的病损部位。这是因为近代科学家们发现，在脑的不同部位有不同功能，所以病损的部位不同，在临床出现的功能障碍也不同，据此判断颅内病损部位。

1. 偏瘫

偏瘫是对侧脑部躯体运动中枢和运动传导通路的病损，最常损害的部位是中央前回和内囊。

2. 躯体感觉障碍

躯体感觉障碍，是对侧脑部感觉中枢和感觉传导通路的病损，最常损害的部位是中央后回和内囊。

3. 语言障碍

在临床上将语言障碍分3种：即运动性失语，是额下回后部的Broca区病损；感觉性失语，是颞上回后部的病损；命名性失语，是角回的病损。

4. 运用不能

失用症是缘上回的病损。

5. 皮层性视力障碍

皮层性视力障碍是距状裂的病损。

6. 听力障碍

听力障碍是颞上回病损。

7. 皮层性排尿障碍

中央旁小叶内有排尿中枢，此部位病损常引起排尿功能障碍。

二、选配针刺部位

1. 运动区（含顶颞前斜线）、前神聪、悬厘

主要治疗对侧肢体偏瘫。运动区上1/5治疗下肢瘫痪，运动区中2/5治疗上肢瘫痪，运动区下2/5（言语1区）治疗运动性失语。

2. 感觉区（含顶颞后斜线）、百会、曲鬓

主要治疗对侧肢体感觉障碍。感觉区上1/5治疗下肢感觉障碍，感觉区中2/5治疗上肢感觉障碍，感觉区下2/5治疗头面部感觉障碍。

3. 舞蹈震颤控制区

主要治疗对侧肢体的不自主运动和震颤。

4. 言语区

（1）言语1区（运动区下2/5）治疗运动性失语。

（2）言语2区治疗命名性失语。

（3）言语3区治疗感觉性失语。

5. 足运感区

主要治疗对侧下肢瘫痪，皮层性多尿，排尿困难。

6. 运用区

主要治疗失用症。

7. 晕听区

主要治疗头晕、耳鸣、听力障碍。

8. 视区、玉枕穴

主要治疗皮层性视力障碍。

9. 平衡区、天柱、脑户、哑门、风府

主要治疗小脑疾病引起的平衡障碍，脑干病损引起的后组颅神经损害及四肢

活动障碍。

三、防止刺伤脑

在头部针刺可刺伤脑部，引起严重后果。《素问·刺禁论篇第五十二》："刺头中脑户，入脑立死"即是佐证。

四、治疗效果预估

对脑部病损引起的头痛、目眩、耳不聪、智乱、言障、肢不用……针刺治疗有显著疗效。

五、针刺治疗病种

针刺对脑源性疾病疗效相对较好，其中对脑血栓形成、脑栓塞、脑出血恢复期及慢性期，脑挫裂伤、脑膜脑炎等疾病引起的瘫痪、麻木、感觉障碍、语言障碍、运用不能、皮层性排尿障碍、平衡障碍、皮层性视力障碍、头痛、头晕、耳鸣、听力障碍等症多数能获显著疗效。

第三节　躯肢经络病症

针刺治疗躯肢经络病症的主要经验是，在病损的经络上或（和）在病损经络的痛处及穴位针刺治疗，能获得显著效果。

一、确定病损经络

根据体征和症状的部位即可确定病损的经络。因为躯肢经络病损的体征和症状，均局限在病损经络范围内，如面神经炎病损部位即局限在面神经。

二、选配针刺部位

选配的主要部位是在病损的经络上或（和）在病损经络的痛处及要穴。

1. 针刺病损经络

《灵枢·经脉第十》各段描述的"以经取之"，即是针刺病损经络治疗躯肢经络病症的论述。《素问·长刺节论篇第五十五》曰："病在筋，筋挛节痛，不可以行，名曰筋痹，刺筋上为故。刺分肉间，不可中骨也，病（针）起筋炅病已止。"即是针刺病损经络治疗躯肢经络病症的又一佐证。因研究证明，"经筋篇"描述的"经筋"即指与"脉络"伴行的躯肢经络。

2. 针刺病损经络痛处

《灵枢·经筋第十三》在多处论述的"以痛为输"，即指针刺病损经络的痛处治疗躯肢经络病症。因研究证明，"经筋篇"描述的"经筋"实指与"脉络"伴行的躯肢经络。

3. 针刺病损经络的穴位

在经文中有多处论述躯肢经络病症，在病损的经络上选要穴针刺治疗的经验，仅列举数个常用选穴如下。

（1）三叉神经痛　翳风、颊车、下关、太阳、鱼腰。

（2）面神经炎　颊车、地仓、大迎、承浆、四白、阳白。

（3）桡神经损伤　曲池、列缺、外关。

（4）坐骨神经痛　环跳、秩边、承扶、委中、承山、昆仑。

（5）周围神经炎　内关、合谷、曲池、承山、昆仑、委中。

三、防止过度针刺损伤躯肢经络

治疗躯肢经络病症的主要经验，是在病损的躯肢经络上进行针刺，因为只有将针刺中经络疗效才能显著。但是也有经验证明，因过度针刺可损伤躯肢经络，引起肢体瘫痪，《灵枢·邪气脏腑病形第四》："中筋则筋缓"即是佐证。因研究证明，"经筋"即指"躯肢经络"，所以必须防止过度针刺损伤躯肢经络。为了防止刺伤躯肢经络，临床要求用针细，动作轻，刺中得气即刻停。

四、治疗效果预估

躯肢经络病候为疼痛、痛厥、肿厥、不用、不仁、痿厥，现代医学称其为疼痛、麻木、感觉障碍、瘫痪，概括起来讲，针刺治疗对上述体征、症状有明显效果。

1. 痛症

躯肢经络病变引起的疼痛为主者称为痛症。除严重的三叉神经第二、三支痛、腰骶膜根神经炎引起的严重疼痛疗效较差外，其余病种引起的痛症，多有明显治疗效果。

2. 炎症

除严重腰骶膜根神经炎外，面神经炎等多数病种均有明显疗效。

3. 损伤

针刺的疗效与损伤的程度有关。完全断裂者，疗效极差；部分损伤者，有一定疗效；损伤比较轻者，有些可以治愈。

五、针刺治疗病种

面神经炎、臂丛神经炎、多发性神经炎、格林-巴利综合征、周围神经炎、三叉神经疾病、坐骨神经疾病、桡神经损伤、坐骨神经损伤等引起的疼痛、感觉障碍、瘫痪、肌肉萎缩等。

第二章　躯肢病症

躯肢病症多指在躯肢部位与经络相关的病症，实指与躯肢神经相关的病症。针刺治疗的经验很丰富，其中最主要的经验是在病损部位及其周围针刺躯肢经络——躯肢神经，疗效相对较好。

第一节　局部病症

局部病症即指局限在躯肢某部位的病症。在病损部位及周围针刺，疗效相对较好。

一、确定病损部位

躯肢的局部病症最易定位病损部位。因病症位于体表面，医生和患者都可明确肯定病损部位；位于体表深部时，患者可明确告知病损部位。

二、选配针刺部位

选配针刺的主要部位：病症部位的病损经络。

1. 体表孙络

《灵枢·官针第七》曰："毛刺者，刺浮痹皮肤也"。"半刺者，浅内而疾发针，无针伤肉，如拔毛状，以取皮气……"该两段经文之意，即是在病症部位针刺体表孙络之佐证。现代医学知识证明，躯肢体表部位布满神经末梢，所以针刺体表部位孙络，主要就是针刺体表部位神经末梢。

2. 肌间经络

《素问·长刺节论篇第五十五》曰："病在肌肤，肌肤尽痛，名曰肌痹，伤于寒湿，刺大分小分，多发针而深之，以热为故，无伤筋骨，伤筋骨，痛发若变，诸分尽热病已止。"《灵枢·官针第七》曰："分刺者，刺分肉之间也。""合谷刺者，左右鸡足，针于分肉之间，以取肌痹。"上述经文所述，治疗肌痹，刺分肉间，仅描述了针刺的部位，实际是针刺肌肉间的经络。解剖知识证明，周围神经支配肌肉，位于肌肉间，所以刺肌间经络就是针刺肌肉间的周围神经。

3. 骨上经络

《素问·长刺节论篇第五十五》曰："病在骨，骨重不可举，骨髓酸痛，寒气至，名曰骨痹，深者刺无伤脉肉为故，其道大分小分，骨热病已止。"《灵枢·官针第七》曰："输刺者，直入直出，深内之至骨，以取骨痹。"又云："短刺者，刺骨痹，稍摇而深之，致针骨所，以上下摩骨也。"上引经文所述，针刺治疗骨痹，将针直刺在骨上，有些还要求上下摩骨，实际是针刺骨上经络。现代医学解剖知识证明，骨膜上有丰富的神经末梢。

4. 针刺痈肿之上及周围经络

《素问·长刺节论篇第五十五》曰："治腐肿者刺腐上，视痈大小深浅刺，刺大者多血，小者深之，必端内针为故之。"《灵枢·官针第七》篇曰："赞刺者，直入直出，数发针而浅之出血，是谓治痈肿也。"上述经文之意是针刺痈肿之上及其周围治疗痈肿，实际是针刺痈肿体表部位之经络。解剖知识证明，体表布满神经末梢，所以针刺治疗痈肿，主要是针刺痈肿体表周围神经末梢。

三、防止刺健康层组织

上述刺法是针刺病变层的经络，疗效相对较好。如病变在分肉之间，将针仅刺到表皮层是无效的，只有将针刺到分肉间的经络才会有较好的疗效。据此，要求只刺病变层经络，防止刺健康层组织。

四、治疗效果预估

凡针刺所治疗的病候多有显著疗效。

五、针刺治疗病种

针刺治疗的病种主要为浮痹、肌痹、骨痹、痈肿等引起的麻木、疼痛、红肿、热痛等。

第二节　头痛

中医分外感头痛和内伤头痛两大类。国际上近来将头痛分为偏头痛、紧张性

针道——针刺治病解析

第二章　躯肢病症

头痛等13种。除颅内器质性疾病引起的严重头痛外，大多数头痛在疼痛的部位及周围选穴区，配上肢要穴治疗皆有显著疗效。

一、确定病损部位

头痛容易确定病损部位，一般根据患者的陈述即可确定疼痛的部位。

二、选配针刺部位

1. 前头痛选印堂、太阳、阳白，配合谷。
2. 巅顶痛选百会、通天、感觉区上2/5，配合谷。
3. 偏头痛选风池、感觉区下2/5，配列缺。
4. 后头痛选风池、天柱，配外关。

三、防止刺伤脑

在头部针刺过深可伤及脑部，引起严重后果。《素问·刺禁论篇第五十二》："刺头中脑户，入脑立死。"即是佐证。

四、治疗效果预估

针刺治疗对多数头痛皆有明显效果。对脑瘤、颅内血肿形成、脑出血等引起严重头痛疗效差。如《灵枢·厥病第二十四》曰："真头痛，头痛甚，脑尽痛，手足寒至节，死不治"。《灵枢·厥病第二十四》曰："头痛不可取于腧者，有所击堕，恶血在于内"等。

五、针刺治疗病种

无论外感头痛、内伤头痛、神经血管性头痛、偏头痛，还是其他原因引起的头痛均可针刺治疗。对脑出血、脑瘤、颅内血肿等引起的严重头痛，应即时据病治疗为宜。

第三节　眼部病症

应用针刺治疗，对眼不同部位的炎症有显著疗效，对视力障碍等病症也有一定疗效。

一、确定病损部位

根据临床体征和症状，确定病变在眼部损伤的具体部位。

二、选配针刺部位

主穴：睛明、攒竹、四白、阳白、玉枕、视区。

配穴：合谷。

三、防止刺伤眼

在眼周的穴位针刺，要防止针刺过深刺伤眼，引起失明等严重后果。如《素问·刺禁论篇第五十二》"刌匡上陷骨中脉，为漏为盲" "刺面中溜脉，不幸为盲" 所说。

四、治疗效果预估

针刺眼周的要穴，对眼部炎症性疾病有显著疗效。针刺视区、玉枕对皮层性视力障碍有明显疗效。针刺对青光眼、球后视神经炎、白内障等仅有一定疗效。

五、针刺治疗病种

急性结膜炎，麦粒肿（睑腺炎），睑缘炎，泪囊炎，皮层性视力障碍，球后视神经炎，青光眼，白内障、眼睑下垂，色弱症等。

第四节　耳部病症

在耳周及上肢针刺相关要穴，对耳聋、耳鸣有一定疗效。

一、确定病损部位

对耳聋应确定是神经性耳聋还是传导性耳聋，因针刺对前者有治疗价值。

二、选配针刺部位

主要穴区：耳门、听宫、听会、翳风、晕听区。

配穴：外关、三阳络、中渚。一侧病变选同侧，两侧病变选双侧。

从《黄帝内经》至今描述针刺治疗耳病的穴位很多，但是最常用和疗效最好的穴位是耳门、听宫、听会、翳风、晕听区。上肢配穴是外关、三阳络、中渚，所以特定上述穴区。

三、防止刺伤内耳

在耳前的穴位深刺，可刺伤内耳引起耳聋。《素问·刺禁论篇第五十二》曰："刺客主人内陷中脉，为内漏为聋"即是佐证。临床接诊过损伤前庭功能引起眩晕、步态不稳的病例，因此必须防止针刺过深刺伤内耳。

四、治疗效果预估

神经性耳聋有残余听力者有一定疗效；无残余听力者，无治疗效果。传导性耳聋疗效较差，间断性耳鸣部分病例有一定疗效，持续性耳鸣疗效较差。

五、针刺的治疗病种

耳鸣，神经性耳聋等。

第五节　齿病症

针刺治疗对齿病引起的牙痛有明显疗效。

一、确定病损部位

齿病容易定位病损部位，因为牙痛处即是病变部位，但必须确定是上牙痛或下牙痛。

二、选配针刺部位

主要部位：颊车、下关、支配痛牙的经络——神经。

主要配穴：合谷。

古代医学家除常用上述穴位外，还有一条特别的经验，即针刺支配痛牙的经络疗效最好。如《素问·缪刺论篇第六十三》曰："齿龋，刺手阳明，不已，刺其脉入齿中，立已。"笔者在下颌孔附近针刺下齿槽神经，认为对下牙痛的疗效是非常好的，绝大多数病例都能迅速完全止痛。证明了经文中描述的刺其脉入齿中，即指刺其神经入齿中。所以，在针刺主要部位内特写了"支配痛牙的经络——神经"。

三、防止刺伤内耳

在下关穴针刺要防止刺入过深损伤内耳。《素问·刺禁论篇第五十二》曰："刺客主人内陷中脉，为内漏为聋。"客主人即是上关穴，在上关穴深刺能伤内耳。颊车、下关距耳也较近，针刺时也要防止刺伤内耳。

四、治疗效果预估

对牙龈炎、龋齿引起的牙痛有明显疗效。

五、针刺治疗病种

牙龈炎、龋齿引起的牙痛。

第六节　咽喉病症

针刺对咽喉部炎症有一定疗效。

一、确定病损部位

根据失音、咽喉部疼痛等症即可确定咽喉部的病损部位。

二、选配针刺部位

主穴：天突、缺盆中、大迎。

《灵枢·忧恚无言第六十九》曰："人之卒然忧恚而言无音者……人卒然无音者，寒气客于厌，则厌不能发，发不能下至，其开阖不致，故无音……取之天突，其厌乃发也。

《素问·骨空论篇第六十》曰："其上气有音者治其喉中央，在缺盆中者。其病上冲喉者治其渐，渐者上侠颐（大迎）也。"

据以上经文可知，针刺天突、缺盆中、大迎等穴对咽喉病症疗效较好。

三、防止刺伤肺

针刺天突、缺盆中时，应防止刺伤肺。

四、治疗效果预估

对咽喉部的炎症有一定疗效。

五、针刺治疗病种

急性咽炎，上呼吸道感染等。

第七节　项背痛

针刺对项背痛有显著疗效。

一、确定病损部位

根据疼痛部位即可确定病损部位。

二、选配针刺部位

主穴：夹脊穴（疼痛部位）。

《素问·缪刺论篇第六十三》："邪客于足太阳之络，令人拘挛背急，引胁而痛，刺之从项始数脊椎侠脊，疾按之应手如痛，刺之傍三痏，立已。"

三、针刺疗效预估

针刺对项背部疼痛有显著疗效。

四、针刺治疗病种

脊椎炎，骨质增生，局部外伤等。

第八节　上肢病症

在上肢的病损部位及周围选要穴针刺，能获得显著疗效。

一、确定病损部位

根据疼痛和功能障碍部位即可确定病损部位，同时确定病损在肩关节、肘关节、腕关节、指关节的具体部位。

二、选配针刺部位

选配的针刺部位多在病损的部位及周围。

1. 肩关节病变选穴肩髃、肩髎、肩贞、秉风。
2. 肘关节病变选穴肘髎、曲池、外关。
3. 腕关节病变选穴内关、外关、阳池、阳溪。
4. 指关节病变选穴中渚、合谷。

三、防止刺伤关节腔

在关节周围针刺过深易刺中关节腔引起不良后果。《素问·刺禁论篇第五十二》曰："刺肘中为陷，气归之，为不屈伸。"即是刺中肘关节腔的佐证，所以必须防止刺伤关节腔。

四、治疗效果预估

对上肢各关节病变引起的疼痛，多数皆有显著疗效。

五、针刺治疗病种

肩关节周围炎（早期），颈肩肌筋膜炎，肱骨外上髁炎，腕管综合征，桡骨茎突狭窄性腱鞘炎，腱鞘囊肿，指关节炎等。

第九节　腰骶部痛

对腰骶部疼痛，针刺痛上部位及周围的要穴有显著治疗效果。

一、确定病损部位

根据疼痛部位即可确定病损的具体部位。

二、选配针刺部位

主要部位：疼痛部位、八髎、腰俞。

《素问·骨空论篇第六十》曰："腰痛不可以转摇，急引阴卵，刺八髎与痛上，八髎在腰尻分间。"《素问·缪刺篇第六十三》曰："邪客于足太阴之络，令人腰痛，引少腹控䏚，不可以仰息，刺腰尻之解，两胂之上，是腰俞。"文献可知，腰骶部疼痛针刺痛处、八髎、腰俞等疗效较好。

腰骶部疼痛，针刺痛处、八髎、腰俞，实际是针刺腰骶部的周围神经，因八髎穴是骶骨外的八个孔，此孔内主要是神经支通过。

三、治疗效果预估

针刺对腰骶部疼痛有明显治疗效果。

四、针刺治疗病种

腰骶部骨质增生，关节炎，外伤等。

第十节　髀不可举痛

针刺臀部要穴对髀不可举、痛、有显著治疗效果。

一、确定病损部位

根据疼痛、大腿不能抬举之症状体征即可确定病变损伤部位。

二、选配针刺部位

主穴：环跳、秩边、承扶。

《灵枢·厥病第二十四》曰："足髀不可举，侧而取之，在枢合中。"《素问·缪刺论篇第六十二》曰："邪客于足少阳之络，令人留于枢中痛，髀不可举，刺枢中以毫针"。文献可知，髀不可举、髀痛、在枢中（即环跳穴）针刺，疗效较好。

大腿不能举伴疼痛，针刺环跳穴实际是通过环跳穴针刺坐骨神经治疗髀不举、疼痛的。因在针刺环跳穴时，常常有触电感传到脚，有时伴下肢跳动，这两种情况的出现与坐骨神经支配范围及刺激时的表现相一致。据此证明，针刺环跳穴，即是通过环跳穴针刺坐骨神经。秩边、承扶对髀不可举、痛，也有较好疗效，故特配该三穴。

三、防止过度刺伤坐骨神经

在环跳等穴针刺必须防止针刺过度，针刺过度可严重损伤坐骨神经。《灵枢·邪气脏腑病形第四》曰："中筋则筋缓。"即是过度刺伤下肢神经的论述。因此，必须防止针刺过度刺伤坐骨神经。

四、治疗效果预估

针刺对部分疾病引起的髀不举、痛有显著疗效。

五、针刺治疗病种

髋关节炎，骨质增生，局部软组织损伤等。

第十一节　膝痛

膝关节疼痛是一种常见病症，在膝部和膝周围要穴针刺有显著治疗效果。

一、确定病损部位

根据疼痛部位即可确定病损具体部位。

二、选配针刺穴位

主要穴位：犊鼻、阳陵泉、足三里。

《灵枢·杂病第二一六》曰："膝中痛，取犊鼻。"即是将犊鼻选为第一穴的理由。

三、防止刺伤膝关节腔及过度刺伤周围神经

在膝关节周围针刺，易刺中膝关节腔及过度刺伤周围神经。《素问·刺禁论篇第五十二》曰："刺膝髌出液，为跛。"即是刺中膝关节腔引起不良后果的佐证。《灵枢·邪气脏腑病形第四》曰："中筋则筋缓。"即是在膝关节周围针刺

损伤周围神经的论述。

四、针刺效果预估

针刺治疗对多数疾病引起的膝关节疼痛均有显著疗效。

五、针刺治疗病种

风湿性关节炎，类风湿关节炎（早期）骨质增生，膝关节损伤等引起的膝关节疼痛。

第十二节　踝关节痛

在踝部选要穴针刺，对踝关节疼痛有显著疗效。

一、确定病损部位

根据疼痛和功能障碍可确定病损的具体部位。

二、选配针刺部位

主要穴位：解溪、太溪、昆仑、丘墟、照海

三、针刺疗效预估

针刺对多种病引起踝关节疼痛均有显著疗效。

四、针刺治疗病种

踝关节扭伤、踝关节炎、骨质增生等引起的疼痛。

第三章　脏腑病症

　　根据经络节段性支配规律及内外联系特征，在脏腑对应体表面和相关四肢要穴针刺躯肢经络——躯肢神经进行治疗，对多数脏腑病症均有显著疗效。

第一节　胸内脏病症

　　支配肺、心的"上胸部"经络位于大杼至五焦之间。现代医学证明，支配肺、心的交感神经位于胸1~5节，两者的支配范围完全一致。经验证明，位于胸内的肺、心病症，在"上胸部经络"（胸1~5）选穴治疗，效果相对较好。

一、确定病损部位

　　肺、心位于胸内，受"上胸部经络"——神经支配，根据临床体征和症状可确定病变在胸膜、支气管、肺、心等的具体部位。

二、选配针刺部位

　　主穴：大杼、风门、肺俞、厥阴俞、心俞、天突、膻中、巨阙、胸腔区。

　　配穴：内关、神门、通里。

　　1. 支气管、肺病症

　　主穴：天突、大杼、风门、肺俞、胸腔区、膻中。

　　配穴：内关、通里。

　　《灵枢·五邪第二十》曰："邪在肺，则病皮肤痛，寒热，上气喘，汗出，咳动肩背。取之膺中外腧，背三节五节之傍，以手疾按之，快然，乃刺之，取之缺盆中以越之。"《灵枢·杂病第二十六》曰："气逆上，刺膺中陷者与下胸动脉。"《灵枢·背腧第五十一》曰："胸中大腧在杼骨之端，肺腧在三焦之间。"

　　据上引文献可知，针刺膺中外腧、背三节五节、缺盆中等，对支气管、肺的多种病症有较好疗效。

2. 心病症

主穴：肺俞、厥阴俞、心俞、胸腔区、膻中、巨阙。

配穴：内关、神门。

《灵枢·五乱第三十四》曰："气在于心者，取之手少阴、心主之输。"《灵枢·背腧第五十一》曰："心腧在五焦之间。"经文之意是针刺手少阴、心主之输心俞等可治疗心病症。肺俞、厥阴俞皆有治疗心病症的功能。为此，特定上述穴位治疗心病症。

三、防止刺伤胸膜、肺、心

在胸背部针刺治疗，必须防止针刺过深刺伤胸膜、肺、心。正如《素问·刺禁论篇第五十二》曰："刺缺盆中内陷，气泄，令人喘咳逆。""刺膺中陷中肺，为喘逆仰息。""刺腋下胁间内陷，令人咳。"在胸、背部针刺过深，刺伤胸膜、肺会引起气胸、肺损伤。又云"刺中心，一日死。"在胸前膻中、巨阙等穴针刺过深可刺中心。因此，必须防止针刺过深损伤胸膜、肺、心。《素问·诊要经终论篇第十六》："凡刺胸腹者，必避五脏"之忠言必须牢记。

四、治疗效果预估

针刺对支气管、肺、心的多种病症皆有显著疗效。

五、针刺治疗病种

急性支气管炎，慢性支气管炎，支气管哮喘，上呼吸道感染，肺炎，肺结核，冠状动脉粥样硬化性心脏病，风湿性心脏病，肺源性心脏病，心肌炎，心神经官能症，功能性心动过速，功能性心律失常等。

第二节 上腹内脏腑病症

支配肝、胆、肾、脾、胃、小肠等的"下胸部经络"位于六焦至十二焦之间，现代医学证明支配肝、胆、肾、脾、胃、小肠的交感神经位于胸6～12节，两者均在下胸段范围，经文中治疗肝、胆、肾、脾、胃、小肠病症的穴位主要分布在此范围内。据此证明，位于上腹内的肝、胆、肾、脾、胃、小肠病症，在"下胸部经络（胸6～12）选穴治疗，效果相对较好"。

一、确定病损部位

肝、胆、肾、脾、胃、小肠位于腹内的上部（称为上腹内），受"下胸部经络"——神经支配，根据临床体征和症状确定病变在肝、胆、肾、脾、胃、小肠等部位。

二、选配针刺部位

在六焦至十二焦之范围，即胸节6～12之间选主穴，在下肢相关部位选配穴。

1. 肝病症

主穴：肝俞、期门。

配穴：行间、太冲、三里。

《灵枢·背腧第五一一》曰："肝腧在九焦之间。"《灵枢·厥病第二十四》曰："厥心痛，色苍苍如死状，终日不得太息，肝心痛也。取之行间、太冲。"《灵枢·五邪第二十》曰："邪在肝，则两胁中痛，寒中，恶血在内，行善掣，节时脚肿，取之行间以引胁下，补三里以温胃中。"

据以上经文可知，针刺肝俞、行间、太冲、三里等穴位治疗肝疾，期门是肝之募，合并应用疗效更显著。

2. 胆病症

主穴：肝俞、日月。

配穴：行间、太冲、三里。

3. 肾病症

主穴：七焦之间（原膈俞）、京门。

配穴：涌泉、昆仑。

4. 脾病症

主穴：脾俞、章门。

配穴：然谷、太溪。

5. 胃病症

主穴：七焦之间（原膈俞）、中脘。

配穴：足三里、气街、巨虚、上廉、下廉（交替使用）。

6. 肠病症

主穴：七焦之间（原膈俞）、十一焦之间（原脾俞）、天枢、关元。

配穴：足三里、上廉、下廉（交替）。

三、防止刺伤肝、胆、肾、脾、胃

在下胸段的背、肋、腹部针刺，应防止刺伤肝、胆、肾、脾、胃引起不良后果。正如《素问·刺禁论篇第五十二》"刺中肝五日死……刺中胆一日半死……刺中肾六日死"所说，在下胸段刺伤肝、胆、肾、引起严重后果。为此，必须防止刺伤重要脏腑。

四、治疗效果预估

针刺对肝、胆、肾、脾、胃、肠的急慢性炎症和功能障碍皆有显著疗效。

五、针刺治疗病种

急性肝炎，慢性肝炎，急性胆囊炎，慢性胆囊炎，胆石症，急性肾炎，慢性肾炎，肾盂肾炎，急性胃炎，慢性胃炎，胃十二指肠溃疡，胃下垂，胃神经官能，急性肠炎，慢性肠炎，肠功能紊乱，习惯性便秘，急性单纯性阑尾炎等。

第三节　下腹内腑病症

支配下腹内大肠、膀胱、子宫等脏腑的"腰骶部经络"位于十四焦至二十一焦之间。神经解剖知识证明，支配上述脏器的交感神经、副交感神经均在腰、骶节段，与经络分布范围相一致。经典医著中治疗大肠、膀胱、子宫……病症的穴位也主要分布在此范围内。据此证明，位于下腹内的大肠、膀胱、子宫病症，在（十四焦至二十一焦之间）"腰骶部经络"选穴治疗，效果相对较好。

一、确定病损部位

大肠、膀胱、子宫……位于腹内的下部（称为下腹内），受"腰骶部经络"——神经支配。根据临床体征和症状确定病变在大肠、膀胱、子宫等部位。

二、选配针刺部位

在十四焦至二十一焦之间即腰骶部经络支配范围选主穴，在下肢相关部位选配穴。

1. 大肠病症

主穴：大肠俞、天枢。

配穴：下巨虚。

2. 膀胱病症

主穴：关元俞、膀胱俞、中极、关元、气海。

配穴：委中。

3. 子宫病症、阳痿、早泄

主穴：白环俞、上髎、次髎、中髎、下髎、关元、气海、气穴、水道、归来。

配穴：三阴交。

三、治疗效果预估

针刺对位于下腹内的大肠、膀胱、子宫等炎症和功能障碍有显著治疗效果。

四、针刺治疗病种

急性肠炎，慢性结肠炎，急性阑尾炎，膀胱炎，尿石症，尿路感染，尿潴留，遗尿，遗精，阳痿，早泄，不射精，痛经，月经不调，闭经，功能性子宫出血，带下过多，胎位不正，产后宫缩痛，不孕症，盆腔炎、阴道炎……

［附］针灸治病总歌

经节连髓通表里，

自上而下有秩序，

穴对部位祛多疾，

数个搭配更有益。

针刺得气最为贵，

特感抽动是依据。

据节选穴最合理，

名要特穴效神奇。

针道——针刺治病解析

第二章 脏腑病症

第四章　札　记

一、根据穴位的主治性能探讨取穴规律

（一）穴位主治性能与该经所属脏腑病症之关系

现用针灸书描记，每经所属一个脏或腑，如肺手太阴脉，即是手太阴经内连肺，外络上肢内侧前缘至拇指尖。一条经络内连一个脏或腑，那就应该是该经上每个穴位也同样和内连的脏或腑相通。既然如此，该经上的每一个穴位均应对它所属之脏或腑之病症有治疗作用。

1. 为了真实地反映穴位的治疗作用，特选了20世纪50年代描写古代内容较多的针灸书，将其各条经的每一个穴位对该经所属脏腑之病症有无治疗作用分别进行查对及统计，结果发现十二经的穴位，对它所属脏腑之病症有治疗作用的穴位仅占31.71%。

2. 为了防止一本书对穴位的主治作用描写的片面性，又特选了全国高等医药院校试用教材《针灸学》，将本经穴位治疗它所属脏腑病症的作用分别进行统计，发现各经穴位对它所属脏腑之病症有治疗作用的仅占38.83%。

（二）本经的穴位对该经所属脏腑之病症有治疗作用的数量之差

为了进一步探讨本经的穴位对该经所属脏腑之病症有治疗作用数量差别大的原因，特将本经穴位有治疗该经所属脏腑之病症穴位最多的经、最少的经及部分穴位有治疗作用的经，分别进行统计分析。

1. 本经穴位对该经所属脏或腑之病症均有治疗作用

此类型的有3条经，即手太阴肺经11个穴位均对肺部病症有效，心经9个穴位均对心脏病症有效，心包经虽然没有明确单独之脏器，但它位于心和肺之间，该经9个穴位均对心、肺之病症有效。

2. 本经穴位对该经所属脏腑之病症完全无治疗作用

手太阳小肠经共19个穴位，经统计发现，穴位主治系头痛、五官疾病、咽喉疾病、颈部疾病，上肢及肩麻痛，瘫，咳嗽共49次，其他症状3次，但是没有一个穴位是治疗肠道疾病症状的。

3. 本经穴位部分（3.4%～61.9%）对所属脏腑之病症有治疗作用

如膀胱经67个穴位，其中对该经所属膀胱之病症有治疗作用的仅14个穴位，占21%。

从上述资料可知，本经穴位对该经所属脏腑有治疗作用的数量不同，大体可分3个类型。上肢内侧3条经的各穴都有治疗该经所属脏腑病症之作用，占100%；上肢外侧手阳经的19个穴位，无一个穴位治疗所属的小肠病症；下肢各经的穴位对本经所属脏腑仅有部分穴位有治疗作用。

为什么在上肢会出现内侧经穴位对该经所属脏腑之病症有治疗作用的占100%，而外侧经的穴位仅占（0～15）6.4%，引起明显差别的原因是什么呢？从各经所属脏腑之部位来看，上肢内侧之经所属脏腑均在胸腔，而上肢外侧的经所属脏腑均在腹腔。由此可知，上肢内侧各经穴位均对所属胸腔之脏器有治疗作用；上肢外侧各经穴位绝大多数（93.6%）对所属之腑（腹部脏器）无治疗作用，反而对头、面、颈、胸部位之病症有效。

下肢6条经共218个穴位，其中本经穴位对该经所属脏腑之病症有治疗作用的共77个穴位，占35.3%。下肢6条经在头、面、颈、胸的穴位共70个，其中仅有一个穴对所属之脏腑（脾）有治疗作用，占1.42%。

下肢各经的穴位对本经所属脏腑之病症有治疗作用的共77个，其中分布在胸部仅1个，占1.42%；分布在腹、腰、骶、下肢的共76个，占98.58%。证明对下肢各经所属脏腑（腹腔）之病症有治疗作用的穴位，均在腰、腹、骶及下肢。分析发现，上肢内外侧各经穴位，对该经所属脏腑病症有治疗作用的差别，主要是和它所属脏腑之部位有关，如上肢内侧各经所属的脏腑在胸腔，而外侧经所属的脏腑在腹腔。为了进一步研究其因，结合现代解剖学知识分析，上肢是由臂丛神经支配的，臂丛神经由颈5至胸1组成。胸腔内的脏器（心、肺）是由胸1至胸5脊神经中的交感神经中的交感神经纤维支配。腹腔的脏器主要是胸10至腰3脊神经中的交感神经支配。上肢内侧3条经对该经所属脏腑之病症都有治疗作用，主要是上肢内侧各经和胸腔内脏器均在相同脊神经节段范围。上肢外侧各经所属脏腑远离了臂丛神经的脊神经节段，分布在胸10至腰3脊神经节段支配的腹腔脏器，绝大多数穴位对它无治疗作用。

下肢各经对该经所属脏腑有治疗作用的穴位，仅有34.41%。下肢各经在头、面、颈、胸的穴位70个，仅有胸部的一个穴位对脾有治疗作用，而对该经所属脏腑有治疗作用的77个穴位中，位于腰、腹、骶、下肢的就有76个，占98.7%。说明治疗腹腔脏器之穴位，主要位于支配腹腔脏器的脊神经节段范围和邻近脊神经节段范围。

由此可知，上肢和下肢各经上穴位治疗该经所属脏腑之病症，起主要作用的是按脊神经节段性支配范围取穴的结果。

（三）小结

本文根据现代常用针灸书所描记的穴位主治性能，总结分析了本经穴位对该经所属脏腑之病症有治疗作用的数量，结果发现本经之穴位对该经所属脏腑之病症有治疗作用的仅占31.71%～38.83%，证明了大多数穴位对该经所属脏腑之病症是无治疗作用的。

同时发现上肢内侧各经之穴位，对该经所属脏腑（胸腔脏器）百分之百的有治疗作用。而上肢外侧各经之穴位，对该经所属脏腑（腹腔脏器）绝大多数（93.57%）无治疗作用，但它却能治疗头、面、颈、胸（包括脏器）之病症。

下肢各经穴位对该经所属脏腑之病症有治疗作用的穴位共77个，占35.2%。这些穴位中有76个分布在腰、腹、骶及下肢，占98.58%。而下肢各经在头、面、颈、胸的穴位共70个，其中仅有1个胸部的穴位对脾之病症有治疗作用，占1.42%，其他69个穴位均治疗的是头、面、颈、胸之病症。

根据神经解剖学知识，分析了上述现象，发现上肢和下肢各经之穴位，治疗内脏器官及四肢的病症，起主要作用的是按脊神经节段性支配的规律取穴的结果。

二、读《灵枢·本输》之感

《灵枢·本输第二》主要论述了五脏六腑与四肢井、荣、输、经、合之关系，读后很有感受，现述于后。

1. 《灵枢·本输第二》中论述的仅为11条经脉，证明在《灵枢经》中论述的经脉不都是12条。

2. 论述五脏六腑与井、荣、输、经、合之关系，实际是论述经脉别其表里之关系。

3. 《灵枢·本输第二》论述的五脏六腑与井、荣、输、经、合之连系，上肢仅和肺、心连系；下肢即和肝、脾、肾、胃、胆、膀胱、大肠、小肠……相属连。因为在论述中，肝、脾、肾、膀胱、胆、胃均于下肢；三焦上合手少阳……小肠上合手太阳……大肠上合手阳明……之论述说明三焦、小肠、大肠也出于下肢。另外，"六府皆出足三阳，上合于手者也"即是支持上述论点的又一佐证。上述上肢和肺、心连系之规律，下肢和六腑之连系之规律，突破了《灵枢·经脉第十》中上肢和心、肺、大肠、小肠……连系，下肢仅与肝、胆、脾、肾、胃、膀胱连系之规律。

4. 《灵枢·本输第二》中论述的四肢和脏腑之连系规律有无意义和科学性，应该用现代科学知识加以验证。现代医学解剖知识证明，人体的神经系统是分节段支配躯肢的，内脏和躯肢又有特殊连系，即上肢和位于胸腔内的肺、心，均在相关和邻近节段相连系，下肢和位于腹腔内的脏器均在相关和邻近节段相连系。人体神经系统分节段连系的规律和《灵枢·本输第二》的上肢和肺、心之连系；下肢和六腑之连系规律相一致。据此证明，《灵枢·本输第二》描述的经脉"别其表里"，上肢和肺、心连系，下肢和六腑之连系是非常科学的，在针刺治病的临床实践中有非常重要的应用价值。即在四肢选穴治疗脏腑病症时，就是肺、心病症，首选上肢穴位，六腑病症即选下肢穴位。

三、针刺治病与人体节段

中国医学家们，在针刺治病的临床实践中，非常重视人体的节段。《黄帝内经》中不仅有人体节段之理论，而且有丰富的针刺治病的实践经验。现将有关情况论述于后：

（一）将人体分成两个节段（上为天，下为地）

有人将人体分成两个节段，即上为天，下为地。《灵枢·经水第十二》曰："腰以上为天，腰以下为地。"《素问·至真要大论篇第七十四》曰："半身以上……天气主之。半身以下……地气主也……半，所谓天枢也。"《素问·六微旨大论篇第六十八》曰："天枢之上，天气主也；天枢之下，地气主也。"该三段经文之意是以天枢为界，将人体分成两个节段。

在针刺治病的实践中，也有人将胸、腹分为上、下者。如《灵枢·卫气失常第五十九》曰："其气积于胸中者，上取之；积于腹中者，下取之；上下皆满者，傍取之……"所述。

（二）将人体分成三个节段（头、腹、下肢）

在针刺治病中，将人体分成三个节段（头、腹、下肢）。《灵枢·口问第二十八》曰："上气不足，脑为之不满，耳为之苦鸣，头为之苦倾，目为之眩；中气不足，溲便为之变，肠为苦鸣；下气不足，则乃为痿厥心"。

（三）将人体分成四个节段（头、胸、腹、下肢）

在针刺治病实践中，有的将人体分成四个节段，即头、胸、腹、下肢。

《灵枢·卫气第五十二》曰："胸气有街，腹气有街，头气有街，胫气有街。故气在头者，止之于脑。气在胸者，止之膺与背腧。气在腹者，止之背腧，与冲脉于脐左右之动脉者。气在胫者，止之于气街，与承山踝以上下。"《灵枢·动输第六十二》曰："四街者，气之径路也。"

《灵枢·海论第三十三》曰："人有髓海，有血海，有气海，有水谷之海。""胃者，水谷之海，其输上在气街，下至三里。冲脉者为十二经之海，其输上在于大杼，下出于巨虚之上下廉。膻中者，为气之海，其输上在于柱骨之上下，前在人迎。脑为髓之海，其输上在于其盖，下在风府。"

在针刺治病实践中，有的分头、胸、腹、四肢等部位，实际也是四个节段。

《素问·水热穴论第六十一》曰："头上五行行五者，以越诸阳之热逆也。大杼、膺俞、缺盆、背俞，此八者，以泻胸中之热也。气街、三里、巨虚、上下廉，此八者，以泻胃中之热也。云门、髃骨、委中、髓空，此八者，以泻四肢之热也。五脏俞旁五，此十者，以泻五脏之热也。"

（四）将人体分成多个节段

在针刺治病实践中，有人将人体分成多个节段。如《灵枢·背腧第五十一》曰"胸中大腧在杼骨之端，肺腧在三焦之间，心腧在五焦之间，膈腧在七焦之间，肝腧在九焦之间，脾腧在十一焦之间，肾腧在十四焦之间"所述。

（五）小结

综上所述可知，中国医学家们早在两千多年前，研究"别其表里"中已对人体的节段做了深刻的研究，并将研究成果在针刺治病的实践中广泛应用，取得满意效果。

从研究人体节段的成果看，其中将人体分成头、胸、腹、四肢较常用。在每个节段里，还有小的节段之分，如在胸段里还有肺、心之分，在腹段里还有肝、胆、脾、肾之分。此外，还发现各节段内外有连系，在不同节段体表选穴，对本节段脏腑病症疗效满意。这一理论及取穴规律，一直被针灸界运用，至今兴盛不衰。

善言古者，必验于今。上述理论及经验有无价值及科学性，需用现代科学知识验证。西医学神经解剖知识证明，人体的神经系统分节段支配，其中头、胸、腹、四肢各有节段支配，内外有直接连系，针刺其体表神经支，对本节段之体表和内脏疾病疗效满意。

神经系统节段性支配的规律与经文中描述的人体的节段性规律相一致。据此认为，经文中描述的人体节段，实际是发现了人体神经系统分节段支配的规律。按人体节段取穴治病的规律，就是按神经节段取穴治病的规律。笔者认为按人体节段取穴规律是针刺治病的主要选穴规律，非常有价值，应该系统整理，深入研究，进一步完善，使其更好地发挥作用。

四、读《灵枢·海论》之感

《灵枢·海论第三十三》在《灵枢经》中是比较短的一篇，但却是重要之篇。笔者曾多次阅读，每次都有新的体会，现将新感简述于后。

《灵枢·海论第三十三》首句"余闻刺法于夫子，夫子之所言，不离于营卫血气。"这句经文之意是我听先生谈过刺法，先生所讲的都是不离营卫血气。据此说明，"海论"的主要论述，是通过针刺治病的临床实践经验和实验研究而总结出来的。

第二句"夫十二经脉者，内属于腑脏，外络于肢节。"这句经文之意是十二经脉，内和腑脏相连，外与肢节属络。这个论述非常重要。因为，它明确肯定了体表和脏腑是通过经脉相连系的。

在经文中称"四海"，实际描述了"五海"，即髓海、血海、气海、水谷之海、十二经之海。在"五海"中论述所在部位及其腧穴的仅有四海，即"胃者水谷之海，其输上在气街，下至三里。冲脉者为十二经之海，其输上在于大杼，下出于巨虚之上下廉。膻中者，为气之海，其输上在于柱骨之上下，前在于人迎。脑为髓之海，其输上在其盖，下在风府。"

从经文中可知，每个海都在体表一定部位有各自的腧穴。从腧穴分布的部位来看，治疗脑病的腧穴上在头盖部位，下至风府穴；膻中之腧穴位于颈前和背部；胃的腧穴在气街（腹股沟处）和三里穴；冲脉的腧穴上在背部的大杼穴，下在巨虚穴。这些腧穴分布，将脑和头，膻中（胸腔内）和颈前背后，胃和腹股沟三里穴，冲脉和大杼、巨虚穴分别进行特殊连系。这个规律，将人体分成头、胸、腹节段，并且腑脏和躯肢进行特殊连系，肯定了腑脏和体表连系的规律。

《灵枢·海论第三十三》又曰："凡此四海者，何利何害？何生何败……得顺者生，得逆者败，知调者利，不知调者害。"这段经文论述了四海的重要性，即四海正常者，人能正常生存，如四海被破坏，人将不可以生存。知道用针刺其腧穴进行调理者，对四海功能恢复和对人的生存是有利的，不知用这妙法者是有害的。这段论述不仅说明四海的重要，而且证明针刺四海之腧穴对其四海之病症有满意疗效。

上述文献可知，经文中论述的"四海"将人体从头、胸、腹按节段排列，在节段内脏腑和躯肢有特殊连系。而且总结出的取穴规律，被针刺治病的临床实践证明疗效是显著的。除此之外，"夫十二经脉者，内属于腑脏，外络于肢节"之论述，明确肯定了体表和脏腑是通过"经脉"相连系的。"冲脉为十二经之海"之描记，证明躯肢经脉均会于胸、腹腔之内的冲脉。因为冲脉主要位于胸、腹腔之内，十二经脉主要位于躯肢。"脑为髓之海"之描述，使人体的经络系统增加了"大海"。因为脊骨空里髓为经络之海，脑又为脊里髓之海。这些重要论点，证明"海论"中不仅论述了"四海"，更重要的是描记了对经络系统的新发现。这些发现概括起来讲的是人体的经络系统应为：内连腑脏，外络肢节，会于髓，通向脑，布满全身的网络性系统。该系统从头、胸、腹、四肢分节段排列，其内外相连，针刺其体表之腧穴对其脏腑之病候有显著疗效。

法于往古，验于来今。"海论"中论述的这些论点，是否科学？应该用现代的先进科学知识和方法进行研究证明。

现代医学神经生理、解剖等专业知识证明，人体有神经系统，它是人体的九大系统中的统帅系统，能决定人的死生。神经系统又分中枢和周围部分，中枢部分包括脊（骨空里）髓和脑，其余为周围部分。内脏由自主神经系支配，在人体头、胸、腹、四肢分节段性支配，按神经节段支配选穴治疗疾病效果好。

将这些理论知识和"海论"中论述的事实相比较，发现"海论"中论述的"髓"即指现代医学中描述的"脊髓"，"脑"即和现代医学中描述的"脑"完全一样，冲脉即指支配五脏六腑的自主神经。头、胸、腹、冲脉，分节段性分布，与周围神经头、胸、腹、四肢分节段支配相一致。

据此证明，"海论"中描述的经络即指现代医学中论述的神经系统，说明中国医学家们在二千五百年以前即发现了人体神经系统中的脊髓、脑和自主神经，并清楚地知道头、胸、腹、四肢分节段支配，其内外紧密相连系。同时发明了在躯肢按头、胸、腹、四肢分节段取穴（在支配的节段或邻近节段）和应用针刺治病的方法，并取得了丰富的经验和满意的效果。

笔者相信，已经在《黄帝内经》中沉睡了二千多年的重要理论和经验，如果能被医学家们正确认识，并系统开发和利用，将对进一步揭示经络实质和针刺治病原理有重要的意义和价值。

五、浅析"四街"论

"四街"论最早见于《灵枢·卫气第五十二》，其曰："胸气有街，腹气有街，头气有街，胫气有街。故气在头者，止之于脑。气在胸者，止之于膺与背腧。气在腹者，止之背腧，与冲脉于脐左右之动脉者。气在胫者，止之于气街，与承山踝以上下。取此者用毫针。必先按而在久应于手，乃刺而予之。"

（一）"四街"之含义

"四街"即指"气"运行的主要通路。《灵枢·动输第六十二》记载："四街者，气之径路也。"即是佐证。

（二）"四街"分节段

《灵枢经》"经脉""经筋"等描记的经脉、经筋，均是沿躯肢纵轴分布，即上肢从手到头，下肢从足到头，而"四街"论分头、胸、腹、胫节段，说明"四街"论将躯肢分为头、胸、腹、胫节段。

（三）"四街"连内、外

"四街"论不仅提出了以头、胸、腹、胫为节段，而且指出其内外相连系之规律。如曰："气在头者，止之于脑。气在胸者，止之于膺与背腧。气在腹者，止之于背腧，与冲脉于脐左右之动脉者。气在胫者，止之于气街，与承山踝以上下。"上述文献证明：脑和头有特殊连系，胸内和膺与背部腧穴有特殊连系，腹内和背腧及脐左右有特殊连系，胫和气街（腹股沟处）、承山、踝上下有特殊连系。这个特殊的连系规律，实际上提出了体表与脏腑连系之规律。

（四）"四街"病症之治疗

"四街"与体表连系之部位，实际是体表针刺治疗脏腑病症的部位。针刺治疗时，明确提出用毫针，"必先按而在久应于手，乃刺而予之。"即是在针刺治疗"四街"病症时，必须首先在确定之范围内，用手指按压，反复寻找，待用手指压住并固定不让离去，即刻在其上针刺给予治疗（予有给予之意）。

（五）"四街"之价值

"四街"论指出头、胸、腹、胫分节段，各街内、外均相连，在体表部位针刺、按压应手之物，疗效满意等论点，与西医学中人体的神经系统头、胸、腹、胫分节段支配，头和脑，胸腔内的肺、心与胸、背，腹腔内的肝、胆、肾、脾、胃、膀胱与腹、腰、骶有特殊连系之规律相一致。据此证明，"四街"论是非常科学和有价值的。

六、论《灵枢·背腧》篇

（一）概况

"背腧"篇出于《灵枢经》第五十一，"黄帝问于岐伯曰：愿闻五藏之腧，出于背者。岐伯曰：胸（背）中大腧在杼骨之端，肺腧在三焦之间，心腧在五焦之间，膈腧在七焦之间，肝腧在九焦之间，脾腧在十一焦之间，肾腧在十四焦之间，皆挟脊相去三寸所，则欲得而验之，按其处，应在中而痛解，乃其腧也。灸之则可，刺之则不可。气盛则泻之，虚则补之。以火补者，毋吹其火，须自灭也。以火泻者，疾吹其火，传其艾，须其火灭也。"

从经文中可知，"背腧"内容集中，文字简练，全篇仅146个字，是《灵枢经》中最短的一篇。

本篇"则欲得而验之，按其处，应在中而痛解，乃其腧也。""灸之则可，刺之则不可"之论述，证明了背腧穴主要来源于针刺和艾灸治病的临床实践。该篇论述的五脏之背腧穴，仅有名称、部位、取穴经验及艾灸方法，没有记载五脏之腧出于背的完整含义。尽管如此，由于这一经验疗效好，使用范围广，《灵枢经》的作者给予充分肯定。为了将其传于后世，特独立成篇。

（二）代表专著

"背腧"和"背俞穴"在后世记载比较多，仅选不同时期有代表的专著进行论述。

1. 《针灸甲乙经》

《针灸甲乙经·卷三》："背自第一椎两傍侠脊各一寸五分，下至节凡四十二穴第八。"

"凡五藏之腧，出于背者，按其处，应在中而痛解，乃其腧也。灸之则可，刺之则不可，气盛而泻之，虚则补之。以火补之者，无吹其火，须自灭也；以火泻之者，疾吹其火，拊其艾，须其火灭也。"

"大杼，在项第一椎下两傍各一寸五分，陷者中，足太阳、手太阳之会，刺入五分，留七呼，灸七壮。风门，一名热府，在第二椎下两傍各一寸五分。督脉，足太阳之会，刺入五分，留五呼，灸五壮。肺俞，在第三椎下两傍各一寸五分，刺入三分，留七呼，灸三壮。心俞，在第五椎下两傍各一寸五分，刺入三分，留七呼，禁灸。膈腧，在第七椎下两傍各一寸五分，针入三分，留七呼，灸三壮。肝俞，在第九椎下两傍各一寸五分，刺入三分，留七呼，灸三壮……胆俞，在第十椎下两傍各一寸五分，足太阳脉所发，正坐取之，刺入五分，留七呼，灸三壮。脾腧，在第十一椎下两傍各一寸五分，刺入三分，留七呼，灸三壮。胃俞，在第十二椎下两傍各一寸五分。刺入三分，留七呼，灸三壮。三焦俞，在第十三椎下两傍各一寸五分……足太阳脉气所发，刺入五分，灸三壮。肾俞，在第十四椎下两傍各一寸五分。刺入三分，留七呼，灸三壮。大肠俞，在第十六椎下两傍各一寸五分，刺入三分，留六呼，灸三壮。小肠俞，在第十八椎下两傍各一寸五分，刺入三分，留六呼，灸三壮。膀胱俞，在第十九椎下两傍各一寸五分，刺入三分，留六呼，灸三壮。中膂俞，在第二十椎下两傍各一寸五分……刺入三分，留六呼，灸三壮。白环俞，在第二十一椎下两傍各一寸五分……刺入八分深，不宜灸。"

"上髎，在第一空，腰髁下一寸，侠脊陷者中。足太阳、少阳之络，刺入三分，留七呼，灸三壮。次髎，在第二空，侠脊陷者中。刺入三分，留七呼，灸三壮。中髎，在第三空，侠脊陷者中。刺入二寸，留十呼，灸三壮。下髎，在第四空，侠脊陷者中。刺入二寸，留十呼，灸三壮。会阳，一名利机，在阴毛骨两傍，督脉气所发。刺入八分，灸五壮。"

2. 《针灸资生经》

《针灸资生经·第一》："背俞第二行四十四穴：大杼二穴，在项后第一椎下，两傍相去各寸半陷中。针五分，可灸七壮。风门二穴，一名热府，在二椎下两傍相去各寸半。针五分，留七呼，灸五壮。肺俞二穴，在三椎下两旁各寸半。针三分，留七呼，灸三壮。厥阴俞二穴，在四椎下两旁各寸半。针三分，灸七壮。心俞二穴。在五椎下两旁各寸半。针三分，留七呼，不可灸。督俞二穴，一名高盖，在六椎下两旁各寸半。禁针通灸。膈俞二穴，在七椎下两旁各寸半。针三分，留七呼，灸三壮。肝俞二穴，在九椎下两旁各寸半。针三分，留六呼，灸三壮。胆俞二穴，在十椎下两旁各寸半。针五分，灸三壮。脾俞二穴。在十一椎下两旁各寸半。针三分，留七呼，灸三壮。胃俞二穴，在十二椎下两旁各寸半。针三分，留七呼，灸随年为壮。三焦俞二穴，在十三椎下两旁各寸半。针五分，留七呼，灸三壮。肾俞二穴，在十四椎下两旁各寸半，与脐平。针三分，留七呼，灸以年为壮。气海俞二穴，在十五椎下两旁各寸半。通灸。大肠俞二穴，在十六椎下两旁各寸半。针三分，留六呼，灸二壮。关元俞二穴，在十七椎下两旁各寸半。针三分。小肠俞二穴，在十八椎下两旁各寸半。针三分，留六呼，灸三壮。膀胱俞二穴，在十九椎下两旁各寸半。针三分，留六呼，灸三壮。中膂内俞二穴，一名脊内俞，在二十椎下两旁各寸半。针三分，留六呼，灸三壮。白环俞二穴，在二十一椎下旁各寸半。针八分，灸三壮。"

"上髎二穴，在第一空腰髁下侠脊陷者中。针三分，灸七壮。次髎二穴，在第二空侠脊陷中。可灸七壮，针三分。中髎二穴，在第三空侠脊陷中。针二分，留十呼，灸二壮。下髎二穴，在第四空侠脊陷中。针二分，留十呼，灸三壮。会阳二穴，一名利机，在阴尾骨两旁。针八分，灸五壮。千金八髎在腰目下三寸，侠脊相去四寸（两边四穴，故名八髎），其曰夹脊四寸，是除脊各寸半也。凡大杼下穴，皆当除脊各寸半。"

3. 《针灸大成》

足太阳膀胱经穴歌

（1）大杼

项后第一椎下，两旁相去脊各一寸五分陷中，正坐取之。《铜人》针五分，灸七壮。

主膝痛不可屈伸，伤寒汗不出，腰脊痛，胸中郁郁，热甚不已，头风振寒，项强不可俯仰，痃疟，头旋，劳气咳嗽，身热目眩，腹痛，僵仆不能久立，烦满里急，身不安，筋挛癫疾，身蜷急大。

东垣曰："五脏气乱在于头，取之天柱、大杼，不补不泻，以导气而已。"

（2）风门（一名热府）

二椎下两旁相去脊各一寸五分，正坐取之。《铜人》针五分。《明堂》灸五壮。

主发背痈疽，身热，上气喘气，咳逆胸背痛，风劳呕吐，多嚏，鼻鼽出清涕，伤寒头项强，目瞑，胸中热，卧不安。

（3）肺俞

第三椎下两旁相去脊各一寸五分。《甲乙》针三分，留七呼。《明下》灸三壮。

主瘿气，黄疸，劳瘵，口舌干，劳热上气，腰脊强痛，寒热喘满，虚烦，传尸骨蒸，肺痿咳嗽，肉痛皮痒，呕吐，支满不嗜食，狂走欲自杀，背偻，肺中风，偃卧，胸满短气，瞀闷汗出，百毒病，食后吐水，小儿龟背。

（4）厥阴俞（一名厥俞）

四椎下两旁相去脊各一寸五分，正坐取之。《铜人》针三分，灸七壮。

主咳逆牙痛，心痛，胸满呕吐，留结烦闷。

或曰："脏腑皆有俞在背，独心包络无俞，何也？曰：厥阴俞即心包络俞也。"

（5）心俞

五椎下两旁相去脊各一寸五分，正坐取之。《铜人》针三分，留七呼，得气即泻，不可灸。《明堂》灸三壮。

主偏风半身不遂，心气乱恍惚，心中风，偃卧不得倾侧，汗出唇赤，狂走发痫，语悲泣，心胸闷乱，咳吐血，黄疸，鼻衄，目䁾目昏，呕吐不下食，健忘，小儿心气不足，数岁不语。

（6）督俞

六椎下两旁相去脊各一寸五分，正坐取之。灸三壮。

主寒热心痛，腹痛，雷鸣气逆。

（7）膈俞

七椎下两旁相去脊各一寸五分，正坐取之。《铜人》针三分，留七呼，灸三壮。

主心痛，周痹，吐食翻胃，骨蒸，四肢怠惰，嗜卧，痃癖，咳逆，呕吐，膈胃寒痰，食饮不下，热病汗不出，身重常温，不能食，食则心痛，身痛肿胀，胁腹满，自汗盗汗。

（8）肝俞

九椎下两旁相去脊各一寸五分，正坐取之。《铜人》针三分，留六呼，灸三壮。《明堂》灸七壮。

主多怒、黄疸、鼻酸、热病后目暗泪出，目眩，气短咳血，目上视，咳逆，口干，寒疝，筋寒热，胫筋急相引，转筋入腹将死。

《千金》云："咳引两胁急痛不得息，转侧难，撅肋下与脊相引而反折，目戴上，目眩循眉头，惊狂，衄蚵，起则目䀮䀮，生白翳，咳引胸中痛，寒疝小腹痛，唾血短气，热病差后，食五辛目暗，肝中风，踞坐不得低头，绕两目连额上色微青，积聚痞痛。"

（9）胆俞

十椎下两旁相去脊各一寸五分，正坐取之。《铜人》针五分，留七呼，灸三壮。

主头痛，振寒汗不出，腋下肿胀，口苦舌干，咽痛干呕吐，骨蒸劳热食不下，目黄。

（10）脾俞

十一椎下两旁相去脊各一寸五分，正坐取之。《铜人》针三分，留七呼，灸三壮。

主腹胀，引胸背痛，多食身瘦，痃癖积聚，胁下满泄利，痰疟寒热，水肿气胀引脊痛，黄疸，善欠，不嗜食。

（11）胃俞

十二椎下两旁相去脊各一寸五分，正坐取之，《铜人》针三分，留七呼，灸随年为壮。

主霍乱，胃寒、腹胀而鸣，翻胃呕吐，不嗜食，多食羸瘦，目不明，腹痛，胸胁支满，脊痛筋挛，小儿羸瘦，不生肌肤。

（12）三焦俞

十三椎下两旁相去脊各一寸五分，正坐取之。《铜人》针五分，留七呼，灸三壮。

主脏腑积聚，胀满羸瘦，不能饮食，伤寒头痛，饮食吐逆，肩背急，腰脊强不得俯仰，水谷不化，泄注下得，腹胀肠鸣，目眩头痛。

（13）肾俞

十四椎下两旁相去脊各一寸五分，前与脐平，正坐取之。《铜人》针三分，留七呼，灸以年为壮。《明堂》灸三壮。

主虚劳羸瘦，耳聋肾虚，水脏久冷，心腹膜满胀急，两胁满引小腹急痛，胀热，小便淋，目视䀮䀮，少气，溺血，小便浊，出精梦泄，肾中风，踞坐而腰痛，消渴，五劳七伤，虚惫，脚膝拘急，腰寒如冰，头重身热，振栗，食多羸瘦，面黄黑、肠鸣，膝中四肢淫乐，洞泄食不化，身肿如水，女人积冷气成劳，乘经交接，羸瘦，寒热往来。

（14）气海俞

十五椎下两旁相去脊各一寸五分。针三分，灸五壮。

主腰痛，痔漏。

（15）大肠俞

十六椎下两旁相去脊各一寸五分，伏而取之。《铜人》针三分，留六呼，灸三壮。

主脊强不得俯仰，腰痛，腹中气胀，绕脐切痛，多食身瘦，肠鸣，大小便不利，洞泄食不化，小腹绞痛。

（16）关元俞

十七椎下两旁相去脊各一寸五分，伏而取之。

主风劳腰痛，泄痢，虚胀，小便难，妇人瘕聚诸疾。

（17）小肠俞

十八椎下两旁相去脊各一寸五分，伏而取之。《铜人》针三分，留六呼，灸三壮。

主膀胱、三焦津液少，大小肠寒热，小便赤不利，淋沥遗溺，小腹胀满，疞痛，泄痢脓血，五色赤痢下重，肿痛，脚肿，五痔，头痛，虚乏消渴，口干不可忍，妇人带下。

（18）膀胱俞

十九椎下两旁相去脊各一寸五分，伏而取之。《铜人》针三分，留六呼，灸三壮。《明堂》灸七壮。

主风劳脊急强，小便赤黄，遗溺，阴生疮，少气，胫寒拘急，不得屈伸，腹满，大便难，泄痢腹痛，脚膝无力，女子瘕聚。

（19）中膂俞（一名脊内俞）

二十椎下两旁相去脊各一寸五分，侠脊伸起肉，伏而取之。《铜人》针三分，留十呼，灸三壮。

主肾虚消渴，腰脊强不得俯仰，肠冷赤白痢，疝痛，汗不出，腹胀胁痛。

（20）白环俞

二十一椎下两旁相去脊各一寸五分，伏而取之。针五分，《明堂》灸三壮。

主手足不仁，腰脊痛，疝痛，大小便不利，腰髋疼，脚膝不遂，温疟，腰脊冷痛，不得久卧，劳损虚风，腰背不便，筋挛臂缩，虚热闭寒。

（21）上髎

第一腰髁下一寸，侠脊陷中。《铜人》针三分，灸七壮。

主大小便不利，呕逆，膝冷痛，鼻衄，寒热疟，阴挺出，妇人白沥，绝嗣。

八髎总治腰痛。

（22）次髎

第二空侠脊陷中。《铜人》针三分，灸七壮。

主小便赤淋，腰痛不得转摇，急引阴器痛不可忍，腰以下至足不仁，背腠寒，小便赤，心下坚胀，疝气下坠，足清气痛，肠鸣注泻，偏风，妇人赤白带下。

（23）中髎

第三空侠脊陷中。《铜人》针二分，留十呼，灸三壮。

主大小便不利，腹胀不利，五劳七伤六极，大便难，小便淋沥，飧泄，妇人绝子带下，月事不调。

（24）下髎

第四空侠脊陷中。《铜人》针二分，留十呼，灸三壮。

主大小便不利，肠鸣注泻，寒湿内伤，大便下血，腰不得转，痛引卵，女子下苍汁不禁，中痛引小腹急痛。

（25）会阳（一名利机）

阴尾尻骨两旁。《铜人》针八分，灸五壮。

主腹寒，热气冷气，泄泻，肠癖下血，阳气虚乏，阴汗湿，久痔。

4.《新编中国针灸学》

足太阳膀胱经穴

（1）大杼

别名：大腧。

释名："杼"即织布用的梭子，脊椎骨形如杼而称"杼骨"。大杼盖指大椎，即第7颈椎，穴在其旁，故名。因其居于背俞之首，所以又称"大腧"。

位置：《灵枢·背腧》："背中大腧在杼骨之端……皆挟脊相去三寸所。"《针灸甲乙经》："在项第一椎下两傍各一寸五分陷中。"即第1胸椎棘突下（陶道）旁开1.5寸处。

局部解剖：分布着第1、第2胸神经后支内侧皮支，深层为后支外侧支。

效能：祛风，清热，平气逆，舒筋骨。

主治：

①古代记述：头痛，寒热，颈项痛不可以俯仰，腰背痛，肩背痛，喉痹，咳嗽，胸满，气喘，疟疾，瘰疬，伤风汗不出，身热，膝痛不可屈伸，腹痛，腰脊急强，癫疾，胸中烦急，腠理不密，易感风寒，骨髓冷痛，骨蒸潮热。

②近人报道：支气管炎，感冒，发热，胸膜炎，肺炎，癫痫，背肌风湿痛，椎神经综合征，骨结核，中暑。

刺法：向下方或脊旁斜刺0.5～0.8寸，不可过深，以免损伤肺脏。

（2）风门

别名：热府。

释名：穴处项背部，为风邪出入之处，故名。

位置：《针灸甲乙经》："在第二椎下两旁各一寸五分。"即第2胸椎棘突下旁开1.5寸处。

局部解剖：分布着第2、第3胸神经后支内侧皮支，深层为后支外侧支。

效能：祛风解表，宣肺利气。

主治：

①古代记述：风眩头痛，鼻塞流涕，颈项强，目瞑，咳嚏不已，吐逆上气，胸背痛，胸中热，发背痈疽，疮疖，黄疸，伤风，咳嗽，头痛，腠理疏易感风寒，肩背酸痛。

②近人报道：流行性感冒，肺炎，支气管炎，胸膜炎，百日咳，荨麻疹。

刺法：向下或脊旁斜刺0.5～0.8寸。不可过深，以免损伤肺脏。

（3）肺俞

释名：脏腑的背俞穴都以脏腑为名，指穴与该脏腑"内外相输应"，以下各穴均同。

位置：《灵枢·背腧》："在三焦（椎）之间……皆挟脊相去三寸所，则欲得而验之，按其处应在中而痛解，乃其腧也。"《针灸甲乙经》："在第三椎下两旁各一寸五分。"《铜人腧穴针灸图经》："以搭手，左取右，右取左，当中指末是穴"。即第三胸椎棘突下（身柱）旁开1.5寸处，约与肩胛冈内侧端相平。

局部解剖：分布着第3、第4胸神经后支内侧皮支，深层为后支外侧支。

效能：调肺气，补虚，清热。

主治：

①古代记述：肺胀，肺痿，痨瘵，骨蒸，潮热，自汗，盗汗，吐血，胸满上气，哮喘，咳嗽，背急脊强，呕沫，胸胁支满，不嗜食，汗不出，腰脊痛，癫疾，瘿疬，喉痹，口中唾涎，瘿气，虚烦口干，肉痛皮痒，小儿龟背，积聚痃风，岁热时行痰盛，失音。

②近人报道：肺结核，肺炎，支气管炎，胸膜炎，百日咳，肺脓疡，肋间神经痛，皮肤瘙痒症，热带性嗜酸性粒细胞增多症。

刺法：向下或脊旁斜刺0.5～0.8寸，不可过深，以免损伤肺脏。

（4）厥阴俞

释名："厥阴"指心包，意指穴与心包相应，为心包的背俞穴。

位置：《备急千金要方》："第四椎下两旁各一寸半。"即第4胸椎棘突下旁开1.5寸处。

局部解剖：分布着第4、第5胸神经后支内侧皮支，深层为后支外侧支。

效能：宽胸利气，宁心安神。

主治：

①古代记述：胸中膈气聚痛，逆气，呕吐，心痛，胸闷，咳嗽，两胛痛楚，烦躁。

②近人报道：风湿性心脏病、冠状动脉粥样硬化性心脏病，神经衰弱，肋间神经痛。

刺法：向下或脊旁斜刺0.5～0.8寸，不可过深，以免损伤肺脏。

（5）心俞

释名：穴与心相应，为心的背俞穴。

位置：《灵枢·背腧》："在五焦之间……挟脊相去三寸所。"《针灸甲乙经》："在第五椎下两旁各一寸五分。"即第5胸椎棘突下（神道）旁开1.5寸处。

局部解剖：分布着第5、第6胸神经后支内侧皮支，深层为后支外侧支。

效能：宁心安神，泻五脏之热。

主治：

①古代记述：寒热，心痛，心胸烦闷，咳嗽，吐血，呕吐，不食，疟疾，癫狂痫，盗汗，健忘，短气，腹胀满，食不消化，鼻衄，胁下痛，多涎，善噎，黄疸，心憺憺彻背痛，心虚惊悸，便血，噎膈，发背，目痛，目昏，遗精虚劳。

②近人报道：心脏疾患，上消化道出血，神经衰弱，癫痫，精神分裂症，肋间神经痛，支气管炎，心律失常。

刺法：向下或脊旁刺0.5～0.8寸，不可过深，以免损伤肺脏。

（6）督俞

释名：扁鹊、华佗有"督脉俞"，意指与督脉相应。

位置：《太平圣惠方》："在第六椎下两旁，相去同身寸一寸半。"即第6胸椎棘突下（灵台）旁开1.5寸处。

局部解剖：分布着第6、第7胸神经后支内侧皮支，深层为后支外侧支，肩胛背神经。

效能：宽胸，利气，降逆，止呕。

主治：

①古代记述：寒热，心痛，腰痛，气逆，肠鸣。

②近人报道：心内膜炎，膈肌痉挛，乳腺炎，脱发，皮肤瘙痒，银屑病（牛皮癣）。

刺法：向下或脊旁斜刺0.5～0.8寸，不可过深，以免损伤肺脏。

（7）膈俞

释名：穴与膈相应，故名。

位置：《灵枢·背腧》："在七焦之间……相去三寸所。"即第7胸椎棘突下（至阳）旁开1.5寸处，约与肩胛骨下角相平。

局部解剖：分布着第7、第8胸神经后支内侧支，深层为后支外侧支。

效能：宽胸膈，清血热。

主治：

①古代记述：背痛恶寒，脊强俯仰难，食不下，呕吐多涎，腹胀，胃脘暴痛，咳而呕逆，膈胃寒痰，喉痹，吐血，衄血不已，虚损昏晕，血热妄行，脏毒便血不止，虚劳，周痹身皆痛，胃弱食少，咽肿，嗜卧不言，胸胁疼痛。

②近人报道：风湿性关节炎，荨麻疹，贫血，慢性气管炎，呃逆。

刺法：向下或向脊旁斜刺0.5～0.8寸，不可过深，以免误入胸腔损伤肺脏。

（8）肝俞

释名：穴与肝相应，为肝的背俞穴。

位置：《灵枢·背腧》："在九焦之间……挟脊相去三寸所。"《针灸甲乙经》："在第九椎下两旁各一寸五分。"即第9胸椎棘突下（筋缩）旁开1.5寸处。

局部解剖：分布着第9、第10胸神经后支内侧皮支，深层为后支外侧支。

效能：疏肝利胁，清热除湿，养血明目。

主治：

①古代记述：肝胀，黄疸，肝风，胁痛，筋急而痛，眩晕，癫疾，肩项痛，惊狂，鼻衄，吐血，咳嗽，胸痛，腹胀，食不消化，目昏花不明，雀目，青盲昏翳，目泪出多眵瞙，内眦赤痛痒，积聚痞痛，痈疽，疮疖，瘰疬。

②近人报道：急慢性肝炎，胆囊炎，胃病，眼病，肋间神经痛，神经衰弱，月经不调，肝硬化。

刺法：向下或脊旁斜刺0.5～0.8寸，不可过深，以免误入胸腔，损伤肺脏。

（9）胆俞

释名：穴与胆相应，为胆的背俞穴。

位置：《针灸甲乙经》：'在第十椎下两旁各一寸五分。"即第10胸椎棘突下（中枢）旁开1.5寸处。

局部解剖：分布着第10胸神经后支内侧皮支，深层为后支外侧支。

效能：调肝胆，利胸胁。

主治：

①古代记述：胸满，吐无所出，口苦，舌干，饮食不下，胁痛，不得卧，目黄，黄疸，劳瘵，吐逆，短气，骨蒸劳热，惊悸，面发赤斑。

②近人报道：病毒性肝炎，急性腹痛（包括胆绞痛），胆囊炎，胆道蛔虫症，胃炎。

刺法：向下或脊旁斜刺0.5～0.8寸，不可过深，以免误入胸腔，损伤肺脏。

（10）脾俞

释名：穴与脾相应，为脾的背俞穴。

位置：《灵枢·背腧》："在第十一焦之间……挟脊相相三寸所。"《针灸甲乙经》："在第十一椎下两旁各一寸五分。"即第11胸椎棘突下（脊中）旁开1.5寸处。

局部解剖：分布着第11胸神经后支内侧支，深层为后支外侧支。

效能：健脾助运，养血和营，化湿除满。

主治：

①古代记述：膈寒，食不下，胁痛，腹胀，胸脘暴痛，肩背寒痛，喉痹，嗜卧倦怠，黄疸，欲吐，泄痢，食不消，疟疾，水肿，食积，热痉，虚劳，食多身瘦，呕吐反胃，吐衄血。

②近人报道：胃炎，胃溃疡，胃下垂，神经性呕吐，消化不良，肝炎，肠炎，浮肿，贫血，肝脾肿大，慢性出血性疾病，子宫脱垂，荨麻疹，呃逆，慢性泄泻，白细胞减少症，糖尿病。

刺法：向下或脊旁斜刺0.5～0.8寸，不可过深，以免误入胸腔或损伤肝脏、脾脏。

（11）胃俞

释名：穴与胃相应，为胃的背俞穴。

位置：《针灸甲乙经》："在第十二椎下两傍各一寸五分。"即第12胸椎棘突下旁开1.5寸处。

局部解剖：分布着第12胸神经后支内侧皮支，深层为后支外侧支。

效能：健脾胃，消积滞。

主治：

①古代记述：胃中寒胀，食多身瘦，腹中满鸣，胸胁支痛，呕吐，脊急痛，痢疾，泄泻，脱肛，臌胀，口吐清水，恶心，小儿吐乳。

②近人报道：胃痛，胃炎，胃扩张，胃下垂，消化性溃疡，胰腺炎，肝炎，肠炎，失眠。

刺法：直刺或向下、向脊旁斜刺0.5～1寸。

（12）三焦俞

释名：穴与三焦相应，为三焦的背俞穴。

位置：《针灸甲乙经》："在第十三椎下两傍各一寸五分。"即第1腰椎棘突下（悬枢）旁开1.5寸处。

局部解剖：分布着第10胸神经后支外侧皮支末端，深层为第1腰神经后支外侧支及上位2～3个外侧支。

效能：疏调三焦，通得水道。

主治：

①古代记述：头痛，食不消，腹胀，肠鸣，欲呕，泄泻，腰背痛，寒热往

来，小便不利，肩背拘急，尿血，癥瘕，口苦唇裂，消渴，口吐清涎，目眩，赤白痢疾不止，水肿。

②近人报道：胃炎，肠炎，腹水，尿潴留，遗尿，神经衰弱。

刺法：直接或向脊旁斜刺1～1.5寸。

（13）肾俞

释名：穴与肾相应，为肾的背俞穴。

位置：《灵枢·背腧》："在十四焦之间……皆挟脊相去三寸所。"《针灸甲乙经》："在第十四椎下两傍各一寸五分处。"《备急千金要方》："对脐两边。"即第2腰椎棘突下（命门）旁开1.5寸处，约与季肋（第11浮肋）下端相平。

局部解剖：分布着第1腰神经的后支内侧支，深层为后支外侧支、腰丛。

效能：益肾气，利腰脊，聪耳目。

主治：

①古代记述：虚劳羸瘦，面目黄黑，腰痛，脚膝拘急，水肿，小便不利，尿血，头重身热，足寒如冰，月经不调，赤白滞下，阴中痛，腹泻，消渴，久喘久咳，足挛，欲呕，心痛如悬，两胁引痛，小腹急痛，面赤热，小便浊赤，遗尿，遗精，耳鸣，目䀮䀮，精冷无子。

②近人报道：肾炎，肾绞痛，蛋白尿，肾下垂，贫血，脊髓灰质炎后遗症，高血压，糖尿病，尿路感染。

刺法：直接或向下，向脊旁斜刺1～2寸。

（14）气海俞

释名：穴与腹部气海穴前后相应。

位置：《太平圣惠方》："在第十五椎下两旁，同身寸相去一寸半。"即第3腰椎棘突下旁开1.5寸处。

局部解剖：分布第2腰神经的后支内侧支，深层为后支外侧支、腰丛。

效能：调下焦，健腰膝。

主治：

①古代记述：腰痛，腿膝不利，痔漏，泻血。

②近人报道：月经不调，功能性子宫出血，下肢瘫痪。

刺法：直刺或向下斜刺0.5～1.5寸。

（15）大肠俞

释名：穴与大肠相应，为大肠的背俞穴。

位置：《针灸甲乙经》："在第十六椎下两傍各一寸五分。"即第4腰椎刺突下（腰阳关）旁开1.5寸处，约与髂嵴最高点相平。

局部解剖：分布着第3腰神经的后支，深层为腰丛。

效能：调肠府，理腰腿。

主治：

①古代记述：腹中雷鸣，肠澼，腹泻，食不消化，小肠绞痛，腰脊强痛，便秘，小便不利，腹胀，脏毒便血，脱肛，痢疾，绕脐切痛。

②近人报道：肠炎，菌痢，肠梗阻，痛经，遗尿，骶髂关节炎，腰腿痛。

刺法：直刺或向下斜刺1~2寸。

（16）关元俞

释名：穴与腹部任脉关元穴前后相应。

位置：《太平圣惠方》："在第十七椎下两旁，相去同身寸一寸半。"即第5腰椎棘突旁开1.5寸处。

局部解剖：分布着第5腰神经后支。

效能：益肾，健腰。

主治：

①古代记述：腰痛，泄泻，痢疾，腹胀，小便难，妇人瘕聚。

②近人报道：慢性肠炎，糖尿病，贫血，慢性盆腔炎。

刺法：直刺或向下斜刺1~2寸。

（17）小肠俞

释名：穴与小肠相应，为小肠背俞穴。

位置：《针灸甲乙经》："在第十八椎下两傍各一寸五分。"即第1骶椎棘突下旁开1.5寸，当髂后上棘内缘与骶骨间的凹陷处，与第1骶后孔（上髎）相平。

局部解剖：分布着第1骶神经后支外侧支，第5腰神经后支。

效能：通调小肠，清理湿热。

主治：

①古代记述：小腹痛，腰脊强痛，小便黄赤，口干，腹泻，便脓血，小便不利，痔痛，带下，小便淋沥，遗尿，头痛，中暑，遗精，便秘，消渴。

②近人报道：骶髂关节炎，肠炎，盆腔炎。

刺法：直刺0.5~1.5寸。

（18）膀胱俞

释名：穴与膀胱相应，为膀胱的背俞穴。

位置：《针灸甲乙经》："第十九椎下两傍各一寸五分。"即第2骶椎棘突下旁开1.5寸，当第2骶后孔外方。

局部解剖：分布着第1、第2骶神经后支外侧支，并有交通支与第1骶神经交通。

效能：调膀胱，健腰脊。

主治：

①古代记述：腰脊强痛．虚劳，小便赤涩，泄泻，痢疾，小便混浊，少腹胀痛，遗尿，腰膝寒冷无力，妇人瘕聚，阴部肿痛，小便不通。

②近人报道：腰腿痛，坐骨神经痛，糖尿病，盆腔炎，尿路感染，前列腺炎。

刺法：直刺1～1.5寸。

（19）中膂俞

释名："膂"指脊柱两旁隆起的肌肉，穴在其下，故名。

位置：《针灸甲乙经》："在第二十椎下两傍各一寸五分。"即第3骶椎棘突下旁开1.5寸处，当第3骶后孔（中髎）外方。

局部解剖：分布着第1、2、3、4骶神经后支外侧支。

效能：健腰，止泻。

主治：

①古代记述：腰脊痛不得俯仰，腹胀，胁痛，痢疾，肾虚，消渴，腋挛，疝痛。

②近人报道：坐骨神经痛，下肢瘫痪。

刺法：直刺1～1.5寸。

（20）白环俞

释名：白环，指臀部，以与环跳穴相近而名。

位置：《针灸甲乙经》："在第二十一椎下两傍各一寸五分处"；即骶管裂孔上方旁开1.5寸。

局部解剖：分布着臀下皮神经和第1、2、3骶神经后支外侧支所组成的神经干、臀下神经，深层正当阴部神经。

效能：清利湿热，健腰腿。

主治：

①古代记述：腰脊强痛，小便黄赤，疝痛，手足不仁，大小便不利，遗精，血崩，带下，月经不调，不孕，脱肛，痔，脚膝不遂，虚劳骨蒸。

②近人报道：坐骨神经痛，下肢瘫痪，子宫内膜炎，肛门疾患，脊髓灰质炎后遗症，盆腔炎。

刺法：直刺1～2寸。

（21）上髎

位置：《针灸甲乙经》："在第一空，腰髁下一寸侠脊陷者中。"

局部解剖：局部有第1骶神经后支通过。

效能：理下焦，健腰腿。

主治：

①古代记述：腰痛，大小便不利，腰腿冷痛，赤白带下，阴中痒痛，月经不调。

②近人报道：腰腿痛，坐骨神经痛，盆腔炎，睾丸炎。此穴可催产、引产。

刺法：正对骶后孔直刺或略向上斜刺1～2寸，不可过深，以免穿过骶孔损伤直肠、膀胱。

（22）次髎

位置：《针灸甲乙经》："在第二空侠脊陷者中。"

局部解剖：局部有第2骶神经后支通过。

效能：理下焦，健腰膝。

主治：

①古代记述：腰痛，腰背寒，腰足不仁，心下积胀，疝气，小便赤淋，赤白带下，痢疾，肠鸣，泄泻，便秘。

②近人报道：腰腿痛，坐骨神经痛，闭经，痛经，阴道炎，尿路感染，下肢瘫痪，痔，尿潴留，尿失禁。

刺法：正对骶后孔直刺或略向上斜刺1～2寸。

（23）中髎

位置：《针灸甲乙经》："在第三空侠脊陷者中。"

局部解剖：局部有第3骶神经后支通过。

效能：理下焦，健腰膝。

主治：古代记述：腰痛，腰尻中寒，小腹胀，大便难，泄泻，痢疾，小便淋沥，月经不调，赤白带下。

刺法：正对骶后孔直刺或略向上斜刺1～2寸。

（24）下髎

位置：《针灸甲乙经》："在第四空侠脊陷者中。"

局部解剖：局部有第4骶神经后支通过。

效能：理下焦，健腰膝。

主治：

①古代记述：腰痛，少腹痛，肠鸣，泄泻，便血，阴中痒痛，妇女淋浊不禁，赤白带下。

②近人报道：痛经，盆腔炎。

刺法：正对骶后孔直刺或略向上斜刺1～2寸。

（25）会阳

位置　《针灸甲乙经》："在阴尾骨两傍。"《医宗金鉴》："阴尾尻骨两旁五分许。"即尾骨正中旁开5分凹陷处。

局部解剖：分布着尾神经，深部有阴部神经干。

主治：

①古代记述：腹□有寒，泄泻，痢疾，便血，痔，阴汗湿，阳痿，示白带下、妇人经行腰腿疼痹。

②近人报道：便秘，尿失禁，尿潴留。

刺法：直刺1～1.5寸。

5. 简况概论

（1）从灸到刺灸

在《灵枢·背腧第五十一》中述："灸之则可，刺之则不可。"该段经文证明"背腧"描述的背俞穴，是在针刺过深发生意外后的结论。时隔数百年后，在《针灸甲乙经》中的21个背俞中描述针3～5分，灸3～5壮，说明在《针灸甲乙经》的年代，医学家们已证明在背俞穴针刺（3～5分深）是安全有效的，背俞穴从此可临床灸刺，灸刺从《针灸甲乙经》时期一直沿用至今。在近代，特别是当代西方医学知识不断传入中国，针灸家们熟知人体解剖后，逐渐使背俞穴针刺深度加深，到目前已加深了3～7倍（裴沛然《新编中国针灸学》），即由《针灸甲乙经》刺3～5分到刺1～2寸。由于针刺深度的改变，明显提高了疗效及治疗范围，进一步显示出背俞穴的独特疗效。

（2）背俞穴的增加

《灵枢·背腧背腧第五十一》以后，背俞穴的数目不断增加，《灵枢·背腧背腧第五十一》中描述的背俞穴仅有7对，时隔数百年，到《针灸甲乙经》已增加到21对（含八髎穴及会阳穴），基本形成背俞穴的框架。宋代《针灸资生经》背俞穴发展到25对（含八髎穴及会阳穴），并一直沿用至今。从背俞穴数目增加及沿用数千年的事实，证明了背俞穴治疗脏腑病症及全身多种病症有较好的临床疗效及实用价值。

（3）背俞穴适应证的扩大

从《灵枢经》到当代裴沛然《新编中国针灸学》，每个背俞穴的适应证均有扩大，如肺俞和心俞，均有治疗肺源性心脏病症的作用，大杼、风门、肺俞、厥阴俞、心俞均对肺、心病症有治疗作用，膈俞、肝俞均对肝、胆、胃等病症有效，肾俞对泌尿、生殖、小肠等病症有效，小肠俞、八髎穴、膀胱俞、中膂俞、白环俞均对盆腔脏腑之病症有显著疗效。

这些腧穴不仅对多个脏腑病症有显著治疗作用，而且根据每个腧穴对多个脏腑有治疗作用，可进一步研究体表与脏腑通过经络相联系规律。

（4）背腧与节段

《灵枢·背腧第五十一》描记的背俞穴均分布在"椎之间傍开一寸五分"，即是脊椎棘突之间傍开1.5寸。到《针灸甲乙经》即改成："在第……椎下傍开一寸五分。"至今仍没有改变。说明背俞穴是按脊椎分节段排列的，25个背俞穴分别排列在21个脊椎节中间，其中下四节间与骶孔并列。背俞穴的这种排列突破了经脉的循行和脏腑相属规律，独创沿脊椎节段和脏腑相连系规律。这个规律对肯定古人发现人体经络脊髓按节段排列的结论提供了充分依据，针刺背俞穴治疗脏腑病症的经验给进一步研究体表和脏腑通过经络相连系开创了一条途径。

（5）背腧与膀胱经

在《灵枢经》中有独立的"背腧"，到《针灸甲乙经》不仅认真描述，而且将背俞穴扩大为20对（含八髎穴），到宋代《针灸资生经·第一》论背腧第二行44穴，并进行了描述。也就是说在宋代，王惟一行穴位归经，将背俞穴完全归到膀胱经，并一直沿用至今。

将背俞穴完全归到膀胱经，严重影响了其独立存在的意义。当代针灸家们，应该据"背腧"篇和背俞穴的真实含义对其进行认真研究，这将会对针灸的理论研究和临床实践有重要的现实意义和深远意义。

（三）脊神经和内脏神经

1. 脊神经

脊神经自脊髓发出，共31对，即颈神经8对，胸神经12对，腰神经及骶神经各5对和尾神经1对。

每对脊神经都是由前根和后根在椎间孔处合并而成。脊神经的前根是运动性的，除含有躯体运动纤维处，在第1胸～第3腰前根，以及第2～第4骶前根内，还

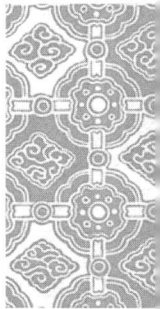

分别含有交感神经纤维和副交感神经纤维。脊神经的后根是感觉性的，除含有躯体感觉纤维外，在胸部和腰上部以骶2～4的后根内，还含有内脏感觉纤维。每对脊神经都含有运动纤维和感觉纤维，所以脊神经是混合性神经。

脊神经的分布见表4-1。

表4-1　脊神经的分布表

脊神经 ┬ 感觉纤维 ┬ 躯体感觉纤维——分布于皮肤及运动系
　　　　│　　　　└ 内脏感觉纤维——分布于内脏、心血管和腺体
　　　　└ 运动纤维 ┬ 躯体运动纤维——支配骨骼肌的运动
　　　　　　　　　　└ 内脏运动纤维——支配平滑肌和心肌的运动，控制腺体的分泌

脊神经出椎间孔后立即分为前、后两支，每支都是混合性的。

（1）脊神经后支

脊神经后支一般均比较前支细而短，向后穿行分布于枕、项、背、腰的骶臀部的深层肌和皮肤。

（2）脊神经前支

脊神经前支一般都比后支粗大，其中除第2～11胸神经前支单独成为肋间神经外，其余的都分别交织成丛，计有颈丛、臂丛、腰丛和骶丛等。由这些丛发出的神经，分布于颈、胸、腹、盆部及四肢的肌和皮肤。

1）颈丛

颈丛由第1～4颈神经前支交织而成，位于胸锁乳突肌上部的深面。其主要分支为膈神经。

膈神经为一混合性神经，经胸廓上口入胸腔，沿心包两侧下降至膈。运动纤维支配膈肌的运动，感觉纤维管理胸膜、心包和膈的感觉，右侧膈神经还分布到肝的被膜、胆囊和胆总管等。

2）臂丛

臂丛是由颈5～8颈神经前支和第1胸神经前支大部分组成，其经锁骨后方进入腋窝，在腋窝内发出主要分支如下：

尺神经和正中神经：均走行于臂的内侧及前臂前面下行至手掌，共同分支支配前臂屈肌和手部的肌及皮肤。

肌皮神经：在臂部行向外侧，发分支支配肱二头肌等。

桡神经：为臂丛最大的分支，初行于肱三头肌深面，继分两支至前臂下行，沿途分支支配肱三头肌和前臂的全部伸肌等。

腋神经：最短，由腋窝转向后，支配三角肌。

3）胸神经前支

胸神经前支共有12对，除第1对大部参加臂丛，第12对小部分参加腰丛外，其余均不成丛。第1～11对分别行于两肋之间，称为肋间神经；第12对位于第12肋之下，故名肋下神经。上6对肋间神经分支支配肋间肌、胸壁皮肤和壁胸膜；下5对肋间神经和肋下神经向前下行进入腹壁，分支支配腹壁肌、皮肤和壁腹膜。

4）腰丛

腰丛由第12胸神经前支一部分、第1～3腰神经前支及第4腰神经前支一部分共同组成，位于腰椎两侧，其主要分支为股神经。股神经是腰丛中最大的分支，沿腹后壁下行至大腿前面，分支支配大腿前面的肌和皮肤。

5）骶丛

骶丛由第4腰神经前支一部分、第5腰神经前支及全部骶、尾神经的前支组成，位于盆腔内，其主要分支为坐骨神经。坐骨神经为全身最粗大的神经，从盆腔穿出至臀部，在大腿后群肌深面沿中线下行，通常至腘窝上角处分为胫神经和腓总神经两个终支。

胫神经：自坐骨神经分出后，沿腘窝中线下行，在小腿肌后群浅、深两层之间下行至足底，分支支配小腿肌后群，足底肌以及小腿后面和足底的皮肤。

腓总神经：自坐骨神经发出后，沿腘窝外上缘下行，绕腓骨上端之下方转至小腿前面，下行到达足背，分支支配小腿肌前群及外侧群和小腿外侧面及足背的皮肤等处。

2. 内脏神经系

内脏神经系又称自主神经系，是整个神经系统的一部分，主要分布于心血管、腺体和内脏，它和躯体神经一样含有运动（传出）和感觉（传入）两种纤维成分。

（1）内脏运动神经

内脏运动神经与躯体运动神经一样，都受大脑皮质和皮质下各级中枢的控制和调节，但内脏运动神经和躯体运动神经在分布范围、形态结构和功能活动上有所不同。

主要区别：

①躯体运动神经分布于全身的骨骼肌，而内脏运动神经分布于心肌、平滑肌和腺体。

②躯体运动神经自低级中枢（脑干、脊髓）至骨骼肌只有一个神经元，而

内脏运动神经自低级中枢发出后，需要在周围的内脏神经节交换神经元，由节内神经元发出纤维才能到达效应器，因此内脏运动神经从低级中枢到达所支配的器官有两个神经元。内脏运动神经的第一个神经元称节前神经元，其胞体位于脑干或脊髓内，由它发出的轴突称节前纤维，终止于内脏神经节；第二神经元称节后神经元，其胞体位于内脏神经节内，它们发出的轴突称节后纤维，终止于效应器官。

③躯体运动神经一般都受意志支配，而内脏运动神经则在一定程度上不受意志的直接控制。

④躯体运动神经只有一种纤维成分，而内脏运动神经则包含有两种纤维成分，即交感神经和副交感神经，多数内脏器官同时接受交感和副交感神经的双重支配。

1）交感神经

交感神经低级中枢位于脊髓第1胸节段～第3腰节段的灰质侧角内，其周围部包括交感神经节和进出于节的节前、节后纤维。

①交感神经节：是交感神经节后神经元细胞体所在处，依其位置分为椎旁神经节和椎前神经节。

椎旁神经节：位于脊椎两旁，共有22～24对神经节及尾部1个节。神经节与神经节之间借节间支连成两条交感干，所以椎旁神经节又称交感干神经节。交感干上自颅底，下至尾骨，两干下端终于尾节。

交感干神经节可分为五部：即颈部有3对节（颈上、颈中、颈下），胸部有11～12对节，腰部有4～5对节，骶部有4对节，尾部为1个节。

交感干神经节借交通支与相应或邻近的脊神经相连。交通支分白交通支和灰交通支。白交通支是脊髓侧角细胞发出的节前纤维离开脊神经进入交感干神经节的通路，只见于第1胸～第3腰神经与相应的交感干神经节之间。灰交通支是交感干神经节发出的节后纤维进入脊神经的通路，存在于全部交感干神经节与全部脊神经之间。

椎前神经节：位于脊柱前方，包括腹腔神经节以及肠系膜上神经节和肠系膜下神经节等。这些神经节都在该同名动脉的附近。

②交感神经分布概况：自脊髓第1胸节段～第3腰节段侧角的一部分细胞，发出节前纤维经相应的脊神经和白交通支至交感干相应神经节换神经元。同时，上部诸节段交感节前纤维有的在干内上行至交感干颈部神经节换神经元，下部诸节段交感节前纤维有的在干内下行，至交感干腰下部和骶尾部神经节换神经元。因此，交感

节前纤维虽发出脊髓第1胸节段~第3腰节段，但至交感干全部神经节换神经元。由交感干全部神经节发出的节后纤维分别经灰交通支又返回到31对脊神经，并成为脊神经的一种组成成分，随脊神经分布到躯干和四肢的血管、肝腺和竖毛肌。

自脊髓第1~2胸节段侧角的一部分细胞发出节前纤维，经相应的脊神经和白交通支，到达交感干相应胸神经节，以后在交感干内上行到颈上神经节交换神经元。由颈上神经节发出节后纤维，缠绕在颈内、外动脉周围形成颈内动脉丛和颈外动脉丛，并伴动脉的分支走向，以后分布至眼球瞳孔开大肌以及头面部各种腺体和血管等。

自脊髓第1~4（或5）胸节段侧角的一部分细胞发出的节前纤维，经相应脊神经和白交通支到达交感干相应胸神经节。在此，一部分纤维在交感干内上行到颈上、中、下（或星状神经节，即颈胸神经节）换神经元，由这3个神经节发出的节后纤维分别组成颈上心神经、颈中心神经和颈下心神经，分布到心脏；另一部分纤维在直接到达的交感干相应的胸神经节内换神经元，发出节后纤维组成胸心神经到心脏。

自脊髓第1~5（或2~6）胸节段侧角的一部分细胞发出节前纤维，经相应的脊神经和白交通支到达交感干颈胸神经节及上胸部神经节换神经元，自这些节发出的节后纤维至肺门与迷走神经分支共同组成肺丛，由丛分支入肺内分布到支气管树以及肺内的血管。

自脊髓第5~11（或12）胸节段侧角的一部分细胞发出节前纤维，经相应的脊神经和白交通支到要交感干相应胸神经节，在此不换神经元而是穿越交感干神经节后组成内脏大神经及内脏小神经，两神经沿椎体表面下降穿膈至腹腔神经节和肠系膜上神经节换神经元。节后纤维与迷走神经的纤维共同组成腹腔丛，围于腹腔干和肠系膜上动脉的根部周围，由腹腔丛发出许多分丛，伴随腹腔干、肠系膜上动脉和腹主动脉的分支分布到肝、胰、胆囊、胆总管、脾、肾、睾丸或卵巢以及腹腔内结肠左曲以上的消化管。

自脊髓第1~3腰节段侧角的一部分细胞发出节前纤维，经相应的脊神经和白交通支至交感干相应神经节，也穿越这些节组成腰内脏神经，至肠系膜下神经节换神经元，其节后纤维至结肠左曲以下的消化管和盆部脏器。

2）副交感神经

副交感神经低级中枢位于脑干的副交感神经核和脊髓第2~4骶节段的副交感神经核，其周围部包括副交感神经节和进出于节的节前纤维及节后纤维。副交感神经节位于所支配器官的附近或器官的壁内，因而有器官旁节和器官内节之称。

①脑部副交感神经：随动眼神经走行的副交感神经节前纤维，起自中脑的动眼神经核，进入眶后到达睫状神经节内更换神经元，其节后纤维穿入眼球内，分布于瞳孔括约肌和睫状肌，有缩小瞳孔和调节晶状体厚度的功能。

随迷走神经走行的副交感神经节前纤维，起自延髓的迷走神经背核，到达颈、胸、腹腔器官附近或器官壁内的副交感神经节更换神经元，节后纤维支配器官的运动和腺体的分泌。

②骶部副交感神经：节前纤维起自脊髓骶部等2～4节段副交感神经核，随骶神经前支出骶骨后，又从骶神经分出构成盆内脏神经，与交感神经纤维共同构成盆丛（在膀胱两侧）。随盆丛分支到结肠左曲以下的消化管和盆部脏器的器官旁节或器官内节更换神经元，节后纤维支配器官的平滑肌和腺体。

（2）内脏感觉神经

内脏器官除有交感和副交感神经支配外，还有内脏感觉神经分布。内脏感觉神经元是假单极神经元，其细胞体位于脑神经节或脊神经节内，它的质围突随副交感神经或交感神经分布，中枢突进入脑干或脊髓后角。

（四）《灵枢·背腧第五十一》"背俞穴"与脊神经和内脏神经之关系

从《灵枢·背腧第五十一》到当代描述的"背俞穴"，均分别位于第1椎下至第21椎下旁开1.5寸。这种分布突破了从肺经起到肝经止的经脉循行规律及经脉脏腑属络规律，创立了人体躯肢经络按脊椎分节段支配的框架，确定了脏腑经络在椎旁相应的节段与躯肢经络和脊骨空里髓相连系，发明了针刺和艾灸背俞穴治疗脏腑病症的方法。

法于往古，验于来今。古人的发现和经验是否有科学价值，需要用现代科学知识进行验证。经查阅，支配躯肢的脊神经，按脊髓的节段发出运动纤维（前根）和感觉纤维（后根），然后在位于脊椎侧面（偏后）的椎间孔处合成脊神经，在椎旁又分成后支和前支，分别向外（或外下）走向，组成不同的神经丛及神经，支配躯肢的不同部位。支配内脏的自主神经在椎旁和相应的脊神经、脊髓进行连系。在脊神经的后支和前支中，均含有支配内脏的自主神经纤维，不同的节段又支配不同的内脏。如第1～5胸神经中含有胸节1～5之间组成胸心神经和肺丛的自主神经纤维，支配支气管、肺、心脏。第6～12胸神经中含有胸节6～12之间组成内脏大神经和内脏小神经的纤维，分别支配肝、胰、胆囊、胆总管、脾、肾及结肠左曲以上的消化道（含胃）等。第1～3腰神经组成内脏神经，支配结肠左曲以下的消化管和盆部脏器。骶部第2～4节段副交感神经核，随骶神经前支出骶骨后，又从骶神经分出构成盆内脏神经，与交感神经纤维共同构成盆丛（在膀胱两侧），支配结肠左曲以下的消化管和盆部脏器。在这些节段范围内的背俞穴针刺，分别对该节段范围脏腑的病症有显著的治疗效果。据裘沛然《新编中国针灸学》在针刺背俞穴时，对治疗有明确部位的病症进行统计，数据见表4-2）。

从上述资料可知，背俞穴在椎旁自上而下、节段有序的排列，就是古人发现人体的脊神经在椎旁按节段性排列，分别支配躯肢的不同部位，并且发现针刺和艾灸与脏腑相关的脊神经，对相应脏腑之病症有相对较好的治疗效果，详见表4-2。

表4-2 背俞穴与主治病症数目及节段表

躯干	部位	脏腑	针刺背俞穴部位及节段
√√√√4	头		
	颈		
√√2	咽	√√√3	
√√√√ √√√ √√√11	肩、背、胸、心、肺	√√√√√√√√ √√√√√√√ √√√√√√√√ √√√√√√√√ √√√√√√46	胸1~5椎下大杼、风门、肺俞、厥阴俞、心俞
√√√3	肝、胆、脾、肾、胃	√√√√√√√√9	
	大肠、小肠		
	泌尿、生殖、肠肛		
√1	下肢		
√√√3	头		
	颈		
√1	咽	√1	
	肩、背、胸、心、肺		
√√√√ √√6	肝、胆、脾、肾、胃	√√√√√√√√√ √√√√√√√√ √21	胸6~9椎下督俞、膈俞、肝俞
√1	大肠、小肠		
	泌尿、生殖、肠肛	√1	

躯干	部位	脏腑	针刺背俞穴部位及节段
	下肢		
√2	头		
	颈		
	咽	√1	
√√√3	肩、背、胸、心、肺	√√2	
√√2	肝、胆、脾、肾、胃	√√√√√√√√ √√√√√√√√ √√√√√√√√√29	
	大肠、小肠	√√√√√√√√ √√√√√√√√ √21	胸10~12椎下胆俞、脾俞、胃俞
	泌尿、生殖、肠肛	√√√√√√√7	
	下肢		
√1	头		
	颈		
	咽		
√1	肩、背、胸、心、肺		
√1	肝、胆、脾、肾、胃	√1	
√√6			
√1	大肠、小肠	√√√√√√√√√ √√√√√√√√18	
√√√√	泌尿、生殖、肠肛	√√√√√√√√ √√√√√√√ √√√√√√ √√√√√√√ √√√√√√ √√√√√√56	第14~21椎下及骶后孔1~4
√√√			
√√√			
√√14			
√1	下肢		

（五）小结

本文根据《灵枢·背腧第五十一》及历代针灸专著所论，总结出"背腧"穴位于第1椎下至第21椎下旁开1.5寸处，突破了人体的经脉从肺经起到肝经止的循行规律和经脉-脏腑的属络关系，创立了人体躯肢经络按脊椎分节段支配躯肢的框架，确定了脏腑经络在椎旁相应的节段与躯肢经络和脊骨空里髓进行连系，发明了在椎旁针刺和艾灸与脏腑经络直接连系的躯肢经络——背俞穴，治疗相应脏腑病症的方法。神经解剖生理知识证明，"背俞穴"在椎旁节段有序自上而下的分布，就是古人发现人体的脊神经在椎旁按节段分布。针刺、艾灸"背俞穴"治疗相应脏腑病症的方法，即是在椎旁针刺和艾灸与内脏神经直接连系的脊神经治疗内脏病症的方法。

根据古人的发现和经验，结合脊神经和内脏神经的知识，将常用"背俞穴"的名称和应用整理如下：

1. 常用"背俞穴"的名称及部位

（1）气管、肺、心俞1～5号

1号：在第7颈椎棘突下缘，平行往外移2.5cm。

2号：在第1胸椎棘突下缘，平行往外移2.5cm。

3号：在第2胸椎棘突下缘，平行往外移2.5cm。

4号：在第3胸椎棘突下缘，平行往外移2.5cm。

5号：在第4胸椎棘突下缘，平行往外移2.5cm。

（2）肝、胆、肾、脾、胃俞1～4号

1号：在第5胸椎棘突下缘，平行往外移2.5cm。

2号：在第6胸椎棘突下缘，平行往外移2.5cm。

3号：在第7胸椎棘突下缘，平行往外移2.5cm。

4号：在第8胸椎棘突下缘，平行往外移2.5cm。

（3）大、小肠俞1～4号

1号：在第9胸椎棘突下缘，平行往外移2.5cm。

2号：在第10胸椎棘突下缘，平行往外移2.5cm。

3号：在第11胸椎棘突下缘，平行往外移2.5cm。

4号：在第12胸椎棘突下缘，平行往外移2.5cm。

（4）泌尿、生殖、肠、肛俞1～6号

1号：在第1腰椎棘突下缘，平行往外移2.5cm。

2号：在第2腰椎棘突下缘，平行往外移2.5cm。

3号：在第1骶后孔。

4号：在第2骶后孔。

5号：在第3骶后孔。

6号：在第4骶后孔。

2. 脏腑病症选"背俞"穴歌诀

> 颈肩咽病和上感，速选胸节1、2间。
>
> 背心肺病气管炎，应刺胸节5、4、3。
>
> 肝胆肾疾脾胃病，胸6至9刺能宁。
>
> 泌尿生殖肠肛患，腰2骶2、3灵验。

（六）编后感

在我写完这篇文章之后，重新拜读《灵枢·背腧第五十一》的首句，"愿闻五脏之腧出于背"时，才感悟到它是因为支配脏腑的经络分别在椎旁和相应的躯肢经络进行连系，在这个部位的体表针刺，艾灸躯肢经络（背俞穴），对相关脏腑病症有较好的治疗效果，才确定五脏之腧出于背（椎旁）的。现代神经解剖生理知识证明，古人讲的躯肢经络和脏腑经络，即指脊柱旁的脊神经和支配内脏的自主神经。所以，也可以说：愿闻五脏之腧出于背是因脊神经和支配内脏的自主神经在椎旁进行连系，在这个部位的体表针刺、艾灸脊神经，直接刺激通往内脏的自主神经，对相关内脏的病变有相对较好的治疗效果，特确定治疗脏腑病症的针刺部位都在背部（椎旁）。

七、针刺下肢合穴治疗六腑病症与周围神经的关系

《灵枢·邪气脏腑病形》描记了针刺下肢合穴治疗六腑病症的方法和经验，现论述它与周围神经的关系：

（一）《灵枢·邪气脏腑病形》下肢合穴治疗六腑病症的记载

"黄帝曰：余闻五藏六府之气，荥输所入为合。令何道从入，入安连过？愿闻其故。岐伯答曰：此阳脉之别入于内，属于府者也。"经文之意是，黄帝说，我听说五脏六腑之气经荥、输穴而入归于合穴。从何道归入合穴，入合穴又和哪些脏腑有连属，希望听你讲其中之道理。岐伯回答说，这是因为下肢阳脉之别进入内而连属于六腑的原因。

"黄帝曰：荥输与合，各有名乎？岐伯答曰：荥输治外经，合治内府。"经文之意即是黄帝说，荥、输与合穴在治疗上各有一定作用吗？岐伯回答说，荥、输穴治外经的病，合穴治内腑之病症。

"黄帝曰：治内府奈何？岐伯曰：取之于合。"经文之意即是黄帝说，如何治疗六腑之病症？岐伯说，取下肢的合穴。

"黄帝曰：合各有名乎？岐伯答曰：胃合于三里，大肠合入于巨虚上廉，小肠合入于巨虚下廉，三焦合入于委阳，膀胱合入于委中央，胆合入于阳陵泉。"经文之意即是黄帝说，合穴各有名称吗？岐伯回答说，胃的合穴在足三里，大肠的合穴在巨虚上廉，小肠的合穴在巨虚下廉，三焦的合穴在委阳，膀胱的合穴在委中，胆的合穴在阳陵泉。

"黄帝曰：取之奈何？岐伯答曰：取之三里者，低跗；取之巨虚者，举足；取之委阳者，屈伸而索之；委中者，屈而取之；阳陵泉者，正竖膝予之齐下至委阳之阳取之。"该段经文之意是，黄帝说，合穴怎样取呢？岐伯说，取三里穴时要使足背低平，取巨虚穴时要使足举抬，取委阳穴时要先屈膝后伸膝再寻找，取委中穴要屈膝，取阳陵泉时要正身蹲坐使两膝齐平，向下在委阳的外侧取之。

"黄帝曰：愿闻六府之病。岐伯答曰……"即是黄帝说希望你讲讲六腑之病变，岐伯回答说。

"大肠病者，肠中切痛而鸣濯濯，冬日重感于寒即泄，当脐而痛，不能久立。与胃同候，取巨虚上廉。"经文之意即是患大肠病者，肠中如刀割样疼痛，水气在肠中通过发出濯濯之声，在冬天受寒邪即腹泻，在脐部即疼痛，不能久立，取上巨虚穴治疗。

"胃病者，腹胀，胃脘当心而痛，上支两胁，膈咽不通，食饮不下，取之三里也。"经文之意即是患胃病者，腹部胀满，胃脘疼痛，向上至两胁，从咽到胃不通，饮食不下，治疗时取足三里穴。

"三焦病者，腹气满，小腹尤坚，不得小便，窘急，溢则水，留即为胀……取委阳。"经文之意是患三焦病者，腹中胀满，小腹胀更甚，小便不通而有窘急感，水溢皮下为水肿，停留在腹中为腹胀……取委阳穴治疗。

"膀胱病者，小腹偏肿而痛，以手按之，即欲小便而不得，肩上热若脉陷，及足小指外廉及胫踝后皆热若脉陷，取委中央。"经文之意是患膀胱病者，小腹胀疼，用手按小腹即有尿意，但又不能排出，肩上发热，足及小腿发热，取委中穴治疗。

"胆病者，善太息，口苦，呕宿汁，心下淡淡，恐人将捕之，嗌中吤然，数唾⋯⋯取阳陵泉。"经文之意是患胆病者，常叹长气，口苦，呕吐苦水，心跳不安，恐惧，如有人将捕捉一样，咽时如物梗阻，常想吐出来⋯⋯取阳陵泉治疗。

"黄帝曰：刺之有道乎？岐伯答曰：刺此者，必中气穴，无中肉节。中气穴则针游于巷，中肉节即皮肤痛。"即是黄帝说，针刺下肢合穴治疗六腑病症，有无针刺技术？岐伯回答说，针刺下肢合穴治疗六腑病症，必须将针刺中气穴（刺中后能得气的穴位称气穴），不是仅刺中肉节。刺中气穴时，则有特殊感觉出现，并沿一定方向循行。如果没有刺中气穴，仅刺中肉节，则只有皮肤痛。

"补泻反则病益笃。"即是在针刺时，采用手法不当，使补泻相反，可使病情加重。

"中筋则筋缓，邪气不出，与其真相搏，乱而不去，反还内著。"即是在针刺时，如刺中筋则可使筋缓，邪气不出，继续留在体内，并且与体内真气相搏，其结果是邪气还在体内乱而不去，反而可使病情加重。

"用针不审，以顺为逆也。"即是在针刺时，由于不审使针刺技术应用不当，本来可使病情减轻或治愈者，反而可使病情加重。

从上述文献可知，"合穴"是下肢阳脉之别连属内腑之部位，所以针刺"合穴"能治疗六腑病症。"合穴"不是新穴，而是合在下肢治疗六腑病症的要穴，即胃合于三里、大肠合于上巨虚、小肠合于下巨虚、三焦合于委阳、膀胱合于委中央、胆合于阳陵泉。这些描记是突破"经脉篇"手太阳属小肠、手少阳属三焦、手阳明属大肠的论述建立起来的下肢阳脉与六腑相连属的理论，并在此理论指导下创立了针刺下肢"合穴"治疗腑病症的独特经验。

在临床针刺"合穴"时，唯一的要求是将针必须刺中气穴。如何才能证明刺中气穴，其经验是，如刺中气穴会立刻出现特殊感觉，并沿一定方向传导，如果没有刺中气穴，只会出现皮肤痛。

用针刺中气穴时，不宜过度刺入损伤经络出现的经络瘫痪，部分患者在短期内即可恢复，这是体内真气与其相搏，使乱而去，邪气已出之结果。还有部分患者的瘫痪在短期内不能恢复，即是体内真气与其相搏后，乱而不去，邪气不出之故。为此，应注意正确运用针刺技术，以免针刺不当损伤经络。

（二）六腑合穴与周围神经之关系

1. 阳脉之别入于内属于腑者与神经系统

此阳脉之别入于内，属于腑者也，即是说下肢的阳脉之别进入内而连属于六腑的。这一论述是突破了《灵枢·经脉第十》论述的手太阳属小肠、手少阳属三焦（下腹）、手阳明属大肠的框框，创立了从下肢"合穴"处入于内，与六腑

（腹腔脏器）相属络之理论。现代神经解剖学知识证明，六腑下肢合穴的部位，是腹腔脏器邻近的神经节段，下肢的周围神经干位置。在临床实践中，应用下肢"合穴"治疗腹腔脏器之病症也有较好的效果。

2. 六腑合穴的位置与周围神经干

六腑之合穴均分布在膝下，其中胃合于足三里，膀胱合入于委中央，胆合入于阳陵泉，此三腑之合穴均在本经体表线之穴位上。大肠的合穴离开了大肠经的穴位，分布到胃经的巨虚上廉（上巨虚）；小肠的合穴离开了本经的穴位，分布到胃经的巨虚下廉（下巨虚）；三焦的合穴离开了本经的穴位，分布到膀胱经的委阳穴。

为什么六腑之合穴有些分布在本经之穴位上，有些却远离本经穴位，分布到其他经的穴位上。为了进一步探讨其规律，分别进行分析。

六腑之合穴共6个，其中分布在本经上的穴位3个，占50%。胃经从面至足共45个穴位，合穴不在上不在下，而在膝下足三里穴。膀胱经从头至足共67个穴位，合穴分布在委中央。胆经从头至足44个穴位，合穴分布在膝下外侧的阳陵泉。

胃经、胆经、膀胱经的经络体表线均从足沿下肢通过躯干到头面部，循行路线比较长，不仅到达支配胃、胆、膀胱的神经节段的水平，而且大大超过了这些脏器神经节段支配的部位到达头面部。这3个合穴分布在与胃、胆、膀胱相关或邻近节段内，没有一个分布在远离节段的部位。

分布在其他经上的特点：大肠、小肠、三焦（下腹部病症）的经络体表线远离支配该脏器神经节段的部位，分布在上肢外侧及头面部，恰好这3个腑的合穴也离开了本经的经络体表线，分布到与该腑相关及邻近的神经节段范围的下肢。

为什么支配该脏器神经节段的范围很广，合穴却集中地分布在膝下周围呢？为进一步探讨这种分布的原因，特将穴位的位置和周围神经的位置进行对比，详见表4-3。从表4-3中可知，这些合穴的位置均位于周围神经干上。据此证明，六腑的下肢合穴是膝下周围神经干之部位。

表4-3 下合穴的位置与周围神经的对应关系

穴名	神经名称
上巨虚	腓深神经
足三里	腓深神经
下巨虚	腓深神经

穴名	神经名称
委阳	腓总神经
委中	胫神经
阳陵泉	腓总神经

3. "必中气穴"

中气穴则针游于巷与针刺中周围神经干。经文中论述的针刺下肢合穴治疗六腑病症时，必须针刺中气穴，刺中气穴则出现特殊感觉沿一定方向循行，如刺中肉节时，则仅有皮肤痛。西医学知识和实验证明，当用针在下肢合穴针刺时，如果刺中周围神经干，则会立刻出现特殊感觉（抽麻、触电感等）向远方传导。如果刺不中神经干，则无此种感传，仅有局部疼痛。中气穴与刺中周围神经，中气穴后针游于巷与针刺中周围神经干出现特殊感传相一致。据此证明，中气穴即指刺周围神经干，针游于巷即指针刺中神经干时针感沿一定方向传导。

4. "中筋则筋缓，邪气不出，与其真相搏，乱而不去反还内著"

经文之意即是在下肢的合穴进行针刺时，因为合穴的直下是周围神经干，针刺入即刺中神经干。在这里提到"中筋则筋缓"，显然是指用针刺中周围神经干后，使其损伤出现运动障碍，证明在当时，中国古代医学家们已经发现用针刺中神经干可引起运动障碍。"邪气不出，与其真相搏，乱而不去，反还内著"即指在针刺时如损害神经干，下肢出现的运动障碍，有些可在短期内消失，这即是与体内真气相搏，乱而已去，邪气已出之结果。有些运动障碍则长期存在，这是与体内真气相搏后仍乱而不去，邪气不出则病情复杂或加重。

5. "用针不审，以顺为逆也"

即是在用针刺周围神经干时，要求有很高的技术，如果不审损伤神经干就可引起运动障碍等严重后果。

综上所述可知，中国古代医学家们在两千五百多年以前，就从理论到实践系统地总结出针刺下肢合穴治疗六腑病症的方法和经验，实指在腹腔脏器相关和邻近节段——下肢的神经干针刺，治疗腹腔脏器病症的方法和经验。据此证明，针刺下肢合穴治疗六腑病症，是在四肢选穴治疗六腑病症的最佳方法，其疗效是满意的，其理论是正确的其方法是科学的。

八、关于经络系统和针刺治病原理的再认识

笔者总结分析了经典医著中对经络系统和针刺治病的若干论述，将经络系统理论与现代的人体神经系统相比较，发现两者在人体的重要地位上与脊髓的关系上，以及全身分布的网络性、躯肢两侧的对称性、支配的节段性等诸多方面极其相似。因而认为中国医学家们所发现的经络系统即指现代医学中的神经系统，针刺治病即是针刺躯肢神经。

运用针刺治病的方法，是中国医学家在很久很久以前发明的，同时发现了人体的经络系统。早在春秋战国时期，针刺治病的方法已普遍使用，并发展到相当的水平，成为中华民族医疗保健的重要方法之一。当时，学术思想非常活跃，医学家们通过尸体解剖、临床病候、穴位功能等，对经络和针刺治病原理进行研究，取得了丰硕成果，出现了《黄帝内经》等一批有价值的专著。历经数千年的漫长岁月，针刺治病仍然是兴盛不衰的好方法，并在世界很多国家流传。但是，在针刺治病的原理方面，特别是对经络实质的认识，众说纷纭，无确切结论。目前，对经络的认识，在针灸界有两种主要观点：一种观点认为现用各种《针灸经络穴位挂图》中（多转折、多死角为特征的）的线，即是经络在体表的线，是有别于神经、血管的独立系统。此论点仅为学说，尚未找到论据支持。另一种观点是据上述论点，在"所谓"十四条经线范围内，利用现代科技知识和方法，几十年来开展了深入细致的研究，寻找经络的实质，包括运用电子显微镜观察，但还没有找到其物质结构。据此，他们宣布经络是古人提出的一种假说，在人体根本不存在。

经络是中国古代的人发现的，要阐明经络系统的实质，首先要搞清古人对经络是怎样描述的。《黄帝内经》是一部医学和哲学相结合的巨著，在当时的条件下，对针刺治病及经络系统有精辟的论述，能有如此辉煌的成就是十分可贵的。现将四大经典医著对经络系统和针刺治病方法的主要内容，归纳、概括为9点，简述如下。

（一）脊骨空里的髓为经络系统的重要部分

1. 经典医著中对脊骨、脊骨空里的髓的记叙

《灵枢·骨度第十四》曰："项发以下至背骨长二寸半，膂骨以下至尾骶二十一节三尺，上节长一寸四分，分之一奇分在下，故上七节至于膂骨九寸八分分之七，此众人骨之度也。所以立经脉之长短也。"该段经文描述的上节、背骨、膂骨、尾骶骨即是指脊骨。

《素问·骨空论篇第六十》曰："……脊骨上空在风府上。脊骨下空，在尻骨下空。"经文论述了脊骨上空和下空的位置，说明古人已清楚地知道脊骨上空和下空之间为脊骨空。

《素问·骨空论篇第六十》曰："髓空在脑后三分，在颅际锐骨之下……一在脊骨上空在风府上。"经文中的"髓空"是指脊骨空里的"髓"占有的空间，也可以说"髓空"是脊骨空里的"髓"通往脑的空。因颅际锐骨之下空，风府上的脊骨上空，即是脊骨空里"髓"通往脑的空，简称"髓空"。

《灵枢·海论第三十三》曰："脑为髓之海。"因入脑的髓空，在颅际锐骨之下，与脊骨上空相邻，脑又和脊骨空里的髓在脊骨上空处相连，所以"脑为髓之海"，即是脑为脊骨空里的髓之海。

2. 脊骨空里的髓与《难经》中的督脉

《难经·第二十八难》曰："然：督脉者，起于下极之俞，并于脊里，上至风府，入属于脑。"经文中下极之俞，是指长强穴处，即脊骨下空处。"并于脊里"即是就在脊里。"上至风府"即是在脊骨空里往上至风府穴处（脊骨上空）。"入属于脑"即是在脊骨上空处，入颅际锐骨之下髓空，往上与脑相连。上述经文之意，非常清楚表明《难经·第二十八难》所说督脉，系指脊骨空里的髓。

3. 脊骨空里髓的病候

《素问·刺禁论篇第五十二》曰："刺脊间中髓，为伛。"即指用针在棘突间针刺，由于刺入过深，刺中脊骨空里的"髓"，出现了下肢或（和）四肢屈曲状瘫痪。

《素问·骨空论篇第六十》曰："督脉为病，脊强反折。"《难经·第二十九难》曰："督之为病，脊强而厥。"即指脊骨空里的髓病损后，出现脊骨强直、反折，可有昏厥。

4. 脊骨空里髓病损的治疗

《素问·骨空论篇第六十》曰："督脉生病治督脉，治在骨上……"经文之意即是督脉生病要在督脉治疗，但必须要在骨上治疗，强调的是在治疗中绝不能将针刺在脊骨空里，而使督脉损伤。

5. 脊骨空里的髓与脊里经络之海

《针灸甲乙经·奇经八脉》曰："冲脉任脉者，皆起于胞中，上循脊里，为经络之海。其浮而外者，循腹上行，会于咽喉。"经文中"冲脉、任脉皆起于胞中"即指冲脉任脉皆起于子宫等部位。"上循脊里"即是上循脊骨空里。"为经

6. 脊骨空里髓与"枢"

《针灸甲乙经·卷三》曰："悬枢，在十三椎节下间。"经文中的悬枢虽然是穴位的名称，但其真实的含义即是被悬吊的"枢"。"在十三椎节下间"即是从大椎穴处往下第13椎节下间。概括起来讲，就是在13椎节下间处悬吊的"枢"。

从上述文献可知，中国医学家在春秋战国时期以前，即发现了人体的脊骨、脊骨空，并肯定脊骨空里是"髓"。也清楚地知道，脊骨空里的髓，上端在脊骨上空处，入颅际锐骨之下的"髓空"，与脑相连，下端被悬吊在第13椎下间。并根据它的功能、位置及特殊作用，将脊骨空里的髓分别命名为"经络之海""枢""督脉"，还特别强调脊骨空里的髓病损后，会出现脊骨强直、昏厥或屈曲状瘫痪，对脊骨空里"髓"（督脉）的病候，只能治在脊骨之上，绝不能将针刺进脊骨空里，使"髓"受损。表明古人已确定脊骨空里"髓"为经络系统的重要部分。

（二）脑为髓之海，是经络的总督

《灵枢·海论第三十三》曰："脑为髓之海。"经文中"脑为髓之海"即指脑为脊骨空里髓之海。因人脑的髓空，在颅际锐骨下，与脊骨上空相邻，脑又和脊骨空内的髓在脊骨上空处相连，所以"脑为髓之海"即是脑为脊骨空里髓之海。因脊骨空里髓是经络之海，脑又为脊骨空里髓之海，所以也可以说"脑应为经络之大海"。因脊骨空里髓为经络之督脉，督脉在风府穴处又入属于脑，所以又可以说"脑应为经络之总督"。既然，脑是经络之大海、经络之总督，脑在经络系统中就应该占有相当重要的地位。

（三）冲脉、任脉是支配五脏六腑的经络

全身的绝大多数经络均与脏腑有联系。《灵枢·海论第三十三》中"夫十二经脉者，内属于腑脏，外络于肢节"之论述，即是佐证。在近代和现代针灸专著中，没有论述过专门支配五脏六腑的经络，本人研究整理四大经典医著对冲脉和任脉描述的原文发现，冲脉、任脉主要部分位于胸腹腔之内，且支配五脏六腑。

1. 经典医籍中对冲脉的记述

《灵枢·逆顺肥瘦第三十八》曰："冲脉者，五脏六腑之海也……其上者，出于颃颡……其下者，注少阴之大络，出于气街，循阴股内廉，入腘中，伏行骬骨内，下至内踝之后属而别；其下者，并于少阴之经，渗三阴；其前者，伏行出跗属，下循跗，入大指间，渗诸络而温肌肉。"

《灵枢·动输第六十三》曰："冲脉者，十二经之海也……"

《灵枢·海论第三一三》曰："冲脉者为十二经之海，其输上在于大杼，下出于巨虚之上下廉。"

《素问·痿论篇第四十四》曰："冲脉者，经脉之海也，主渗灌溪谷，与阴阳合于宗筋，阴阳惚宗筋之会，会于气街，而阳明为之长，皆属于带脉，而络于督脉。"

《难经·第二十八难》曰："冲脉者，起于气冲，并足阳明之经，夹脐上行，至胸中而散也。"《针灸甲乙经·奇经八脉》的记载与此相同。

2. 经典医籍中对任脉的记述

《素问·骨空论篇第六十》曰："任脉者，起于中极之下，以上毛际，循腹里上关元，至咽喉，上颐循面入目。"《难经》《针灸甲乙经》记载与此基本相同。

《灵枢·五音五味第六十五》曰："冲脉、任脉，皆起于胞中，上循背里，为经络之海。其浮而外者，循腹右上行，会于咽喉，别而络唇口。"《针灸甲乙经》记载与此相同。

从经典医著11处有关冲脉、任脉之论述中可知，当时对冲脉和任脉有多个学派在研究，而且意见极不一致。《黄帝内经》对冲脉和任脉的描记，有仅位于胸腹腔之内的，也有位于胸腹之内和外的。到《难经》对冲脉和任脉之描记，各仅选择了1条："任脉者，起于中极之下，以上毛际，循复里，上关元，至喉咽。""冲脉者，起于气冲（街），并足阳明之经，夹脐上行，至胸中而散也。"到《针灸甲乙经·奇经八脉》记载为："冲脉任脉者，皆起于胞中，上循脊里，为经络之海。其浮而外者，循腹上行，会于咽喉，别而络唇口。"并且特别将《灵枢·五音五味第六十五》中"背里"改为"脊里"。

关于"背里"改为"脊里"，在现代一些针灸专著中解释为脊为背的误写，笔者认为这种解释不确切。因为当时古人认为背骨是指脊骨的一部分（《灵枢·骨度第十四》：'项发以下至背骨长二寸半"），《灵枢·五音五味第六十五》篇描述的"上循背里"，可能不是指脊背的背，而是背骨之里。《针灸甲乙经》的作者为了使言人更加清楚《灵枢·五音五味第六十五》"上循背里"的真正含义，特改成"上循脊里"。这一字之改，即是对经络系统认识的深化。冲脉、任脉皆起于胞中，即是冲脉、任脉都起于子宫等部位。所谓上循脊里为经络之海，即指从子宫等部位起，往上循行到脊骨空里，会于髓，形成经络之海。其浮而外者，循腹上行，即指上循脊里相对而言，实指浮在脊里外的经络。因为它起于腹腔内的子宫等部位，所以浮而外者，是指在脊里之外、腹腔之内浮起的经络。会于咽喉，是指从腹腔之内到咽喉。别而络唇口，是冲脉之别，不是冲脉本身。

从以上各篇对冲脉、任脉之描述可知，冲脉、任脉主要部分位于腹腔、胸腔之内，冲脉不仅为"五脏六腑之海"，而且还支配五脏六腑。《灵枢·逆顺肥瘦第三十八》曰："五脏六腑皆禀焉。"即是佐证。因为禀，即是禀报及领受，五脏六腑都接受冲脉之领导，当然冲脉是支配五脏六腑的了。

（四）脏腑、躯肢经络会于脊骨空里的髓

在经典医著中有多处描记脏腑、躯肢经络与脊骨空里的髓的关系。

1. 脏腑经络与脊骨空里的髓

《灵枢·五音五味第六十五》曰："冲脉、任脉皆起于胞中，上循背里，为经络之海……""上循背里"即是"上循脊里"。《针灸甲乙经》特意将"背里"改为"脊里"。说明古人认为支配脏腑之经络"上循脊里"，会于髓后，方形成了"经络之海"。

2. 躯肢经络与脊骨空里的髓

经脉会于脊骨空里的髓，《灵枢·经脉第十》中描述的十二条经脉都络属于一脏一腑，但细读有关论述，即发现很多描述与会于脊骨空里的髓有关。如大肠手阳明之脉"上出于柱骨之会上"，即是在大椎处的脊骨空里相会之意。这条经脉在脊骨空里与髓相会后，再与肺、大肠属络。膀胱足太阳之脉"挟脊抵腰中，入循膂，络肾属膀胱"，即是在腰部入循脊骨空里，会于髓后，络肾属膀胱。肾足少阴之脉"上股内后廉，贯脊属肾络膀胱"，即是从股内后廉上，在腰部会于脊骨空里髓，属肾络膀胱。

上述文献说明，古人已经发现上肢的经脉在大椎处脊骨空里髓相会后，与胸内之脏相属络；下肢的经络在腰部脊骨空里髓相会后，与腹内脏腑相属络。

（五）经络能决死生、处百病、调虚实、视万物、别白黑、审长短

古人已经清楚地知道经络的功能是复杂而重要的，在经典医著中描述的也比较多。《灵枢·经脉第十》曰："经脉者，所以能决死生，处百病，调虚实，不可不通。"

决死生是经脉系统最重要的功能，是经脉系统重要而复杂功能的高度概括。处百病，即是指经络系统在健全时，能抗御病邪，保持人体健康。该系统有病损或不健全时，人体就会发生多种病症。调虚实指人体的虚与实，虚指不足，实指有余，调虚实即是调节人体的不足和有余。针刺治疗就是调虚实，使人体处于相

对平衡状态。调虚实之论述，充分肯定了经脉系统是人体最重要的调节系统。不可不通之论述，虽然不是具体的功能，但是它却很重要，因为它深刻地论述了经脉系统之重要而复杂的功能，只有在畅通的情况下才能完成，如果经脉系统某个部位出现不通，立刻就会使经络系统的功能受到破坏，还说明人体中确实存在着经络系统。

另外，既然知道脑为经络之首，脑的功能也应是经脉系统之功能。《素问·脉要精微论篇第十七》曰："夫精明者，所以视万物，别黑白，审短长。"又曰："头者精明之府……"确切地讲，应该是脑为精明之府，因头部的头皮、颅骨、脑膜等组织都不会视万物、别黑白、审短长，只有脑才有此功能。

经脉能决死生、处百病、调虚实，是脊骨空里的髓和脑起着重要作用，特别是脑起着决定性的作用。

（六）经脉的主要病候是疼痛、痛厥、肿厥、不用、痿厥、不仁等

经脉的病候是复杂的，《灵枢·经脉第十》一一列举了十二经脉的各种病候。纵观全篇，就可发现，躯肢经络病损后，主要是在经络所过部位出现疼痛、痛厥、肿厥、不用、痿厥、不仁等症候，说明躯肢经络与疼痛、不仁、不用等症候的关系密切。

（七）针刺躯肢经络治疗病症

针刺治病，是通过针刺躯肢经络达到治病目的的，在经典医著中很多描述都说明了针刺的具体要求。

1. 针刺要求得气

《灵枢·九针十二原第一》曰："刺之而气不至，无问其数；刺之而气至，乃去之，勿复针。"经文之意是针刺时如不得气，不为准，应连续针刺，直至得气为度，得气后即去针，不再继续刺了。说明针刺一定要得气，"得气"即是刺中经络的具体表现，所以说："经络若刺中，得气为佐证。"

2. "得气"后疗效好

《灵枢·九针十二原第一》曰："刺之要，气至而有效，效之信，若风之吹云，明乎若见苍天，刺之道毕矣。"经文之意是说在针刺时，如果能"得气"，不仅疗效较好而且非常快，若风吹云，立刻就见到了苍天。也就是说，只有刺中经络才能出现明显疗效。

（八）支配脏腑、躯肢的经络有节段性

《灵枢·经脉第十》和《针灸甲乙经·奇经八脉》虽然描述了上肢经脉到头或胸，下肢经脉到腹、胸，有些可达头面，但是在其他篇中很多论述脏腑与躯肢的经络却呈现节段性的支配关系。

1. 脏腑经络分节段性支配

《灵枢·背腧第五十一》曰："愿闻五脏之腧，出于背者……胸中大腧在杼骨之端，肺腧在三焦之间，心腧在五焦之间，膈腧在七焦之间，肝腧在九焦之间，脾腧在十一焦之间，肾腧在十四焦之间……按其处，应在中而痛解，乃其腧也。"从五脏之腧所在脊椎旁的部位可知，支配五脏的经络位于脊椎的不同节段，即三椎间支配肺，五椎间支配心，七椎间支配膈，九椎间支配肝，十一椎间支配脾，十四椎间支配肾……

2. 躯肢经络分节段支配

（1）《灵枢·卫气第五十二》曰："胸气有街，腹气有街，头气有街，胫气有街。故气在头者，止之于脑。气在胸者，止之于膺与背腧。气在腹者……止之于气街（腹股沟处）与承山踝以上下。"《灵枢·动输第六十二》曰："四街者，气之径路也。"

经文中论述的"四街"是经气运行的径路，经气是靠经络运行的，所以经气在头、胸、腹、胫四个部位之间运行，即是经络按头、胸、腹、胫分节段支配的结果。

（2）《灵枢·海论第三十三》曰："人有髓海，有血海，有气海，有水谷之海……胃者水谷之海，其输上在于气街（腹股沟处），下至三里。冲脉者，为十二经之海，其输上在于大杼，下出于巨虚之上下廉。膻中者，为气之海，其输上在于柱骨之上下，前在人迎。脑为髓之海，其输上在于其盖，下在风府。"

经文中描记的四海，除冲脉外，将头、胸、腹分成三个节段，各节段之间，在躯体内外的经气有特殊连系，经气在各节段之间特殊运行，即是经络分节段支配的结果。

从上述可知，支配脏腑、躯肢的经络是有节段性的。

（九）按经络节段性支配关系进行针刺治病

在针刺治病的临床实践中，医师们常以"循经取穴"为主要选穴方法，因为在针灸学专著中描述的十二条经络，每一条所属一个脏腑。既然如此，该经上每一个穴位均对它所属脏腑的病症有治疗作用。

为了证实"循经取穴"的价值，笔者特据每个穴位的主治性能进行探讨，选取20世纪50年代常用的针灸专著，将其各条经的每一个穴位对该经所属脏腑病症的治疗有无作用，分别进行查对及统计，结果发现十二条经的穴位，对它所属脏腑的病症有治疗作用的占31.1%。这一结论证明，治疗脏腑病症不能完全遵照"循经取穴"的原则。

统计结果还表明，上肢内侧的三条经，每一个穴位都有治疗该经所属（胸腔）脏腑病症的作用。而上肢外侧三条经的穴位，绝大多数对本经所属（腹腔）脏腑的病症无治疗作用。下肢六条经的218个穴位，对本经所属（腹腔）脏腑的病症有治疗作用的77个，其中76个穴位分布在腹、腰、骶及下肢。这就说明，上肢的穴位对胸腔脏腑之病症有治疗作用，腰、腹、骶及下肢的穴位对腹腔脏腑之病症有治疗作用。

据此可知，在针刺治病的临床实践中，经络节段性支配规律亦是重要的选穴原则。追溯到《黄帝内经》，发现其治疗脏腑病症也是按经络节段性支配选穴的。

为了进一步探讨取穴规律，特将脏腑器官与相对应体表穴位进行探讨。首先将脏腑、器官分成部位，并将相对应体表穴位之功能进行统计，观察脏腑、器官与相对应体表穴位的关系。研究结果表明，在头颅表面或（和）周围的穴位均对头颅病症有治疗作用，在胸前背后的穴位，均对胸腔脏腑病症有治疗作用，在腹、腰、骶部位之穴位，均对腹腔脏器之病症有治疗作用，四肢的穴位均对四肢病症有治疗作用。此结论表明按经络节段性支配选穴的临床价值和重要性。

除此之外，在经典医著中还有多种特殊治疗方法，如俞募穴治疗脏腑病症，背俞穴治疗脏腑病症，下合穴治疗六腑病症，"四街""四海"等论述也都是按经络节段性支配取穴治疗的。

从上述可知，从古到今针刺治病实际是以按经络节段性支配规律选穴为主的。

（十）结语

综上所述可知，在两千五百年以前古人就已发现了人体经络系统中，脊骨空里的髓为经络之督，脑为经络之首，经络在全身分布具有网络性，躯肢两侧具有对称性，具体支配具有节段性，针刺其上能"得气"，按节段选穴疗效显著。总之，经络系统有着决定人死生和调节平衡的功能。

现代医学知识证明，人体共有九大系统，其中神经系统是人体的主导系统，是全身最重要的系统，能决定人的死生，有良好的调节作用。其结构是脊髓和脑为中枢部分，躯肢内脏神经为周围部分，布满全身具有网络性，躯肢两侧具有对称性，从头、上肢、胸、腹、下肢呈分节段性支配，用手按和针刺其上，有异常感觉突然出现，针刺之疗效显著。

将现代医学中的神经系统和古代的经络系统进行对比分析，发现两者都能决死生，都是人体最重要的系统，都是人体最大的调节系统。两者最重要的部分都是脊骨空里的髓（脊髓）和脑。另外，布满全身的网络性，躯肢两侧的对称性，头、胸、腹、下肢的分节段性，针刺其上有异常感觉出现，针刺之有明显疗效等方面两者一致。因此，中国医学家们所发现的经络系统即指现代医学中描述的神经系统。即可以说，中国医学家们在两千五百年以前，就已发现了人体的神经系统，发明了针刺躯肢神经治疗全身多种病症之科学方法。

（本文摘选于《中国针灸》1995年第6期）

第四编　针刺部位治病

附：报刊文章

一、焦顺发对针刺治病机理提出新看法

焦顺发认为，针刺治病起主要作用的是中枢和周围神经，不是"沿经感传"；取穴是按神经节段，不是"循经"。

编者按：焦顺发同志在钻研中医经典医著的基础上，经过多年研究和临床实践，对经络学说以及针灸学中一些学术观点提出了新见解。我们把他的观点介绍出来，在于活跃学术空气，促进百家争鸣，推动中医学理论的发展。

本报讯（记者：刘俊琪、李德元）：头针发明者，山西运城地区头针研究所所长焦顺发，通过其最近出版的《中国针灸学求真》一书，向"经络学说""循经取穴"观点提出了挑战。

焦顺发对经络的实质进行了认真研究。他根据祖国经典医著表述的原意，结合现代医学科学知识和大量临床验证，经过25年的整理研究，发现《黄帝内经·灵枢》中描述的"经脉"不是沿体表纵轴循行的带状感传，即沿经感传本身，而是在沿经感传部位进行尸解（粗略）后所见的血管、神经等；穴位不是经气运注的部位，而是针刺周围神经的最佳进针点；针刺穴位治疗全身多种疾病的经验，主要不是"循经取穴"，而是在脊神经节段性支配的范围或邻近节段范围内选穴治疗。

古人选穴的原则实为按神经节段取穴。

焦顺发按照现代针灸界所遵循的"循经取穴"原则，对目前针灸著作中记载的穴位主治功能进行验证分析后发现，在十二经的309个穴位中，对本经所属脏腑病症有治疗作用的仅占31.71%，其余多数穴位则无治疗作用。例如手太阳小肠经有19个穴位，没有一个穴位经针刺对小肠病症有疗效。他按照神经解剖学理论分析了这些穴位的主治功能，发现分布在神经某节段范围的穴位，对它们所支配的脏腑病症100%的具有疗效。也认为，这表明"循经取穴"的观点是不科学的。针灸治病，起主要作用的不是沿经感传本身，而是现在已知的中枢和周围神经。

焦顺发经过对6万余人的检查，发现沿人体纵轴循行的体表感传线与现用的

经络体表线有相似之处，但也有很大差别：前者呈弧形弯曲，后者多转折、多死角。现用的以多转折、多死角为特征的体表线，是受"穴位归经"观点影响描绘出来的，不是正确的。

（《健康报》1987年9月26日）

二、焦顺发在我国经络理论研究中提出新观点

我国头针发明者焦顺发，根据经典医著及现代医学理论，经过30余年潜心研究，对我国针灸学的主要理论——经络，提出了独特的见解。他认为：

经络是针灸学中核心理论，它是几千年以前中国人民发现的人体能决死生、处百病、调虚实的重要系统，它不仅在人体内部存在，而且是重要而巨大的系统。国内有些学者认为经络在人体内部根本不存在的理论是错误的。

目前针灸界认为，十二正经的经气运行是有规律的，即从肺经起，止肝经，逐经相传。但到目前为止，不仅找不到理论依据，而且也没有人能证明它的存在。他认为，正经在人体根本不是十二条，经气运行规律并不存在。

目前针灸界认为"沿躯肢纵轴带状感传"是经络现象，其本质即是经络实质。他认为：该现象仅仅是针灸治病中发现的多种现象的一种。"沿躯肢纵轴带状感传"是几千年以前中国人的发现，它在针灸临床和研究中都证明是存在的，但是它绝对不是经文中描述的针刺治病的经络系统的整个部分或主要部分。他认为"沿躯肢纵轴带状感传"为唯一的或主要的经络现象是错误的。

目前针灸界有些学者认为：经络系统是"沿经循行线部位有别于神经、血管，至今还未找到的独特系统。"他认为：这一观点是错误的，这种独特的系统在人体根本不存在，经文中描述的经络系统也根本不是指这个独特的系统。产生这种观点的原因是多方面的，其中沿躯肢纵轴带状感传的部位和已知的周围神经的部位不完全一致，沿躯干肢纵轴带状感传移行的速度与周围神经传导速度不同是重要原因之一。

目前针灸界认为"循行取穴"是针灸治病的主要取穴规律，它可以提高疗效。他认为：目前所讲的"循经取穴"与经文中所讲的"取其经"有质的不同，所谓"循经取穴"根本不是针灸治病的主要取穴规律，在针灸的临床实践中，无任何意义。它不能指导针灸的临床实践，更不能提高疗效，从古到今，根本没有人真正完全地应用。此说法的出现明显地阻碍了针灸学业理论的研究和发展。

他认为：经文中描述的经络系统，不是学说，也不是假说，更不是古人想象中的产物，而是古人在实践中发现的人体中最重要的系统。这个重要系统，是内

连脏腑，外络肢节，存满全身的巨大网络系统，该系统具有决死生、处百病、调虚实、行气血的重要功能。经文中描述的经络系统，几千年来一直在人体存在，并且起着决生死的重要作用，在中医、针灸的临床实践中起着重要的指导作用。

他认为：中国在战国时期以前即发现了人体的神经系统，并发明了针刺神经系统躯肢部分治疗全身多种病症的方法。这一发现不仅对中医针灸的临床有重要价值，而且对理论研究将有重要的意义。

如果能科学而全面地理解针灸的理论，真正继承针灸的精华，发展针灸学术思想，我国古老的针灸学就会变得年轻而富有活力。

（《中国医药报》1991年4月4日）

针道——针刺治病解析

附：报刊文章

主要参考资料

1. 邱茂良.针灸学.上海：上海科学技术出版社，1985.

2. 周世荣（绘制）.从三种古经脉文献看经络学说的形成和发展（①《足臂十一脉灸经》的十一脉循行示意图；②《阴经十一脉灸经》的十一脉循行示意图；③《内经·经脉篇》的十二经脉体表循行示意图）.合肥全国感传会议交流资料.中国中医研究院医史文献研究所，1977.

3. 宋·王惟一.铜人腧穴针灸图经.北京：人民卫生出版社（影印），1956.

4. 明·高武.针灸聚英.上海：上海科学技术出版社，1978.

5. 人民卫生出版社.经络敏感人.北京：人民卫生出版社，1979.

6. 焦顺发.脑性感传.内部资料，1979.

7. 灵枢经.北京：人民卫生出版社.1997.

8. 晋·皇甫谧.针灸甲乙经.第2版.北京：人民卫生出版社，1984.

9. 宋·王执中.针灸资生经.上海：上海科学技术出版社，1959.

10. 明·杨继洲.针灸大成.沈阳：辽宁科学技术出版社，1999.

11. 裘沛然，陈汉平.新编中国针灸学.上海：上海科学技术出版社，1992.

12. 邱树华，刘国隆.解剖生理学.上海：上海科学技术出版社，1980.

13. 焦顺发.中国针灸学求真.太原：山西科学教育出版社，1987.

14. 焦顺发.中国针灸魂.北京：北京外文出版社，1993.

15. 黄帝内经素问.北京：人民卫生出版社，1994.

16. 难经.北京：人民卫生出版社.1956.

17. 杨甲三.针灸学.北京：人民卫生出版社，1989.

18. 程莘农.中国针灸学.北京：人民卫生出版社，1986.

19. 邱树华.正常人体解剖学.上海：上海科学出版社，1991.

20. 胡耀民.人体解剖学标本彩色图谱.广州：广东科技出版社，1995.

21. 郭光文，王序.人体解剖彩色图谱.北京：人民卫生出版社，1993.

22. 焦顺发.针灸原理与临床实践.北京：人民卫生出版社，2000.